英国口腔医生临床指南
BDJ Clinician's Guides

本系列丛书旨在针对口腔医学临床工作常见的关键问题或话题，为处于职业生涯不同阶段的医生提供最新的知识与理念。每一本都有精美的插图，能为临床医生提供实用、具体的指导和解决方案。本系列丛书的作者都是相关领域的知名专家。本系列丛书是临床医生值得信赖的"身边专家"，能够满足不同类型读者的需求。与《英国牙科杂志（British Dental Journal）》这本知名期刊一样，本系列丛书不但能为正在学习的本科生和刚刚开始临床工作的年轻医生提供指导，为积累了较多临床经验的高年资医生提供最新的知识与理念，还能为口腔研究生的临床和科研工作提供良好的帮助。

《英国口腔医生临床指南（BDJ Clinician's Guides）》由英国口腔医生协会、英国口腔医生工会和口腔医生专业协会合作编写。

更多关于本系列丛书的信息请查阅https://link.springer.com/bookseries/15753。

牙齿磨损
Tooth Wear

牙科专业人士和学生的权威参考
An Authoritative Reference for Dental Professionals and Students

第 3 版

主　编	（英）安德鲁·埃德尔 （Andrew Eder） （英）莫里斯·费根布卢姆 （Maurice Faigenblum）
主　审	赵铱民　宋应亮
主　译	周　炜
副主译	马　赛

北方联合出版传媒（集团）股份有限公司

辽宁科学技术出版社

图文编辑

张 浩 刘玉卿 肖 艳 刘 菲 康 鹤 王静雅 纪凤薇 杨 洋 戴 军 张军林

First published in English under the title
Tooth Wear, by Andrew Eder and Maurice Faigenblum, 3rd edition.
Copyright © Springer Nature Switzerland AG 2022
This edition has been translated and published under licence from
Springer Nature Switzerland AG.
Springer Nature Switzerland AG takes no responsibility and shall not be made liable
for the accuracy of the translation.

© 2025，辽宁科学技术出版社。
著作权合同登记号：06-2024第241号。

图书在版编目（CIP）数据

牙齿磨损：第3版 /（英）安德鲁·埃德尔（Andrew Eder），
（英）莫里斯·费根布卢姆（Maurice Faigenblum）主编；周炜
主译. -- 沈阳：辽宁科学技术出版社，2025. 1. -- ISBN 978-7
-5591-3931-3

Ⅰ. R783.5
中国国家版本馆CIP数据核字第202414PL22号

出版发行：辽宁科学技术出版社
　　　　　（地址：沈阳市和平区十一纬路25号　邮编：110003）
印 刷 者：深圳市福圣印刷有限公司
经 销 者：各地新华书店
幅面尺寸：170mm×240mm
印　　张：19
插　　页：4
字　　数：380千字
出版时间：2025年1月第1版
印刷时间：2025年1月第1次印刷
出 品 人：陈　刚
责任编辑：金　烁
封面设计：袁　舒
版式设计：袁　舒
责任校对：李　硕

书　　号：ISBN 978-7-5591-3931-3
定　　价：298.00元

投稿热线：024-23280336
邮购热线：024-23280336
E-mail：irisin0120@163.com／cyclonechen@126.com
http://www.lnkj.com.cn

衷心感谢我们的家人，

所有的贡献者，

我们的老师，

我们的同事，

我们的学生，

以及我们一直尽力服务的所有患者。

中文版序一
Foreword

　　这是我读到的第二本系统介绍牙齿磨损的译著。它是由同一组译者翻译的不同时期、不同作者但主题相同的一本新作。我用了近1周的时间读完了本书，掩卷长思，更感到自己对牙齿磨损认知的肤浅，读有所获。我们通常只是将牙齿磨损看作一个司空见惯、常被忽略的临床症状，只是当它引起严重的牙齿症状时，才会想到去治疗，却很少想到去深入研究它的发生机制、病因、预防、治疗手段及临床管理。本书让我对牙齿磨损有了较深入的系统性认识。

　　在口腔博物馆中保存着一批距今7000年左右新石器人的牙齿，牙齿上大多有较严重的牙齿磨损，医学家和史学家一直认为它们是由强力咬合、咀嚼所产生的机械性摩擦所引起的。而在今天，人类的咀嚼力已明显下降，但牙齿磨损却有增长的趋势，除去老龄化进展和老年人余留牙数量增多的原因外，各种酸性物质（例如酸性饮料）作用于牙齿的化学作用已成为导致牙齿磨损高发的另一个重要原因。对于这一因素，目前我们的认识还是不足的。进而，对牙齿磨损致病机制、临床表现及规律，以及有针对性的临床诊疗技术的认知也有明显的不足。

　　以Andrew Eder教授和Maurice Faigenblum教授为首的《牙齿磨损》第3版一书的作者们，是一群长期工作在口腔临床第一线，并对此问题有着同样热情、同样兴趣的专家。对牙齿磨损的病因、发生机制、临床表现以及诊疗方法都进行了深入、持久的研究，依据他们丰富的经验对牙齿磨损提出了应用最新技术的高效治疗方法。我高度赞赏和支持他们提出的早期诊断、有效预防以及尽可能采取"微创和最小干预"的治疗理念。本书从2000年第1版问世后，不断提升、不断深入、不断创新，现已修订出版到了第3版，已成为欧洲第一本牙齿磨损系统诊疗模块化多学科混合课程的教材，也是各类口腔医生诊疗牙齿磨损的权威指南。

　　在"面向人民生命健康"的战略目标引领下，"全生命周期的口腔健康守护"已成为广大口腔医务工作者的努力方向。牙齿磨损则成了其中一个重要组成部分，关注牙齿磨损的预防和高品质的诊疗，既是对口腔健康维护的更高要求，也是口腔医疗工作者应高度关注和努力提升的工作领域。可喜的是，国内已有越来越多的医生、学者关注到这一问题。粘接技术、微创诊疗、美容修复等多种先进技术也被应用于牙齿磨损的治疗。相信本书会给大家带来更广阔的视野和更多的诊疗技术。

值得钦佩的是周炜博士、马赛博士和他们的伙伴们，对这个常常被人们忽视的"小问题"保持着长期的兴趣和热情，深耕不辍。这是他们有关牙齿磨损的第二本译著，希望他们的辛劳能为中国的口腔医生提供帮助，并指导他们为牙齿磨损患者提供更系统、更好的预防和诊疗服务。

周炜博士私下里还是一名优秀的长跑运动员，我也祝愿他在自己热爱的事业的"马拉松跑道"上跑出更加出色的成绩。

赵铱民

2024年10月28日

中文版序二
Foreword

　　《牙齿磨损》第3版将由辽宁科学技术出版社口腔图书出版中心出版，这对于从事口腔医学的医学生和医生来说，是很大的福音，因为口腔中的天然牙担负人类的咀嚼、美学、语音、社交、心理等功能的实现，需要伴随人的一生。但是，任何一个物体行使功能就会出现磨损，天然牙也不例外，并且随着年龄增长会加重，进而影响口颌面部及全身健康。如何去认知其规律、减缓磨损进度以及预防并处置？答案是必须要通过学习和实践来完成。加之"牙齿磨损"作为专题章节内容在大学和研究生学习期间讲述深度及广度也不够。因此，本书的出版恰逢其时。

　　本书内容丰富，涵盖了天然牙牙齿磨损相关的人口健康学和风险管理、牙齿磨损的发生机制、临床上针对牙齿磨损治疗计划的制订与实施、修复后维护及预防等内容。读者学习后肯定会受益匪浅，因为本书编写思路是理论指导实践、实践补充理论，"接地气"地解决临床天然牙的牙齿磨损问题。

　　本书主译及其团队成员都有博士、硕士科学研究培养经历，且是多年从事口腔修复临床工作的一线医生。读者从本书中也能体会到自己在学习、工作过程中对科学知识、技术技能的认知过程，相信定会有所收获。

　　感谢赵铱民院士、我的硕士研究生周炜副主任医师对我的信任，请我作序。谢谢大家。

宋应亮

2024年10月25日

中文版前言
Preface

  本书是我第二本关于牙齿磨损的译著，也同样是一本经受住时间考验的经典图书。目前，它已经更新至第3版，是一本针对牙齿磨损预防、诊疗以及临床管理的权威参考图书，为临床医生和口腔医学生诊疗牙齿磨损提供了详细的理论及临床指导。

  随着人们生活水平的提高、生活压力的增加，牙齿磨损已经成为继龋病、牙周病后排名第三的牙齿疾病。根据英国一项最新的调查，75%的成年人以及50%的儿童的天然牙列都存在不同类型、不同程度的牙齿磨损。牙齿磨损的普遍性和严重性，已经开始困扰很多人的生活日常。在我们国家，由于饮食结构的变化、生活模式的改变，牙齿磨损的问题也越来越多见，而且呈现年轻化的趋势。如何延缓磨损、阻断磨损、修复磨损，已经成为当下亟待关注和解决的问题。

  牙齿磨损的预防和诊疗涉及了牙体牙髓保存、微创粘接修复、牙周维护、咬合定位、颞下颌关节稳定以及心理调整和饮食控制等多方面的内容。事实上，很难简单地通过一种技术解决所有的问题，而且整个的治疗周期和费用也是影响治疗效果的重要因素。如何平衡治疗的各种影响因素之间的关系，以及设计最适合、最可行的治疗方法去帮助患者解决问题，是非常值得去深入思考的。而本书恰是从多个方面论述了牙齿磨损的病因、分类以及治疗方法，构建了系统诊疗管理的思路，为临床医生提供了详细的理论和临床参考。

  认真"读"一本书的提升远大于"听"很多次讲座，只有构建系统的知识体系才能有真正意义的进步，这也是我们这么多年坚持翻译图书的初衷，但是翻译并不是简单的重复，而是需要结合译者自己的思考和实践、用我们的语言再次"创作"的过程，既忠于原作而又不局限于原作。最近这几年，我们也一直致力于在临床上解决牙齿磨损的问题，积累了一定的临床经验，正好利用本书，对我们的临床治疗思路和方法进行了验证及改进。

感谢我的老师赵铱民教授、宋应亮教授在口腔种植修复领域给予我的指导和帮助，鼓励我坚持临床、踏实积累，去帮助更多的患者和医生，他们在百忙之中还专门审校了本书，并为本书作序；感谢副主译马赛医生在本书翻译过程中所给予的建议和指导；感谢我的好朋友高阳教授和他的爱人潘翀老师对本书翻译的支持；感谢陈莉医生、张燕婷医生在本书翻译过程中所做的贡献；也感谢我的爱人韩春医生对于我翻译工作的支持和理解，并协助翻译了正畸相关的内容。最后感谢辽宁科学技术出版社陈刚总编辑、金烁编辑认真、负责的审阅和校对。

由于本人水平有限，肯定会有知识盲区，本书若有不尽准确和完善的地方，恳请各位老师和读者见谅，并及时给予指正。

周炜

2024年10月11日晨

于西安

主审简介
Reviewers

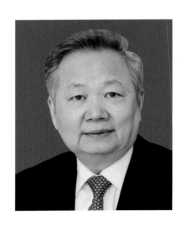

赵铱民

· 中国工程院院士，中国医学科学院学部委员

· 空军军医大学（原第四军医大学）口腔医学院，教授，
  主任医师，博士研究生导师

· 世界军事齿科学会荣誉主席

· 国际颌面修复学会荣誉主席

· 中华口腔医学会名誉会长

· 《中华口腔医学杂志》名誉总编

· 日本大阪齿科大学名誉教授

· 美国加利福尼亚大学洛杉矶分校（UCLA）客座教授

· 国务院学位委员会口腔医学学科评议组专家

· 第十一届至第十三届全国政协委员

· 陕西省口腔医学会名誉会长

· 承担国家军队重点重大课题等科研项目23项

· 发表论文284篇，其中SCI收录80篇

· 独著《颌面赝复学》，主编第6版至第8版国家卫生
  健康委员会"十三五"规划教材《口腔修复学》

· 获国家科技进步一等奖1项（第一完成人）、二等
  奖2项，军队科技进步一等奖3项，何梁何利基金
  科学与技术进步奖、全国先进科技工作者奖、全军
  "十五"重大科技贡献奖、军队院校育才金奖、中
  国医师奖，荣立一等功1次

· 获授权国家发明专利15项

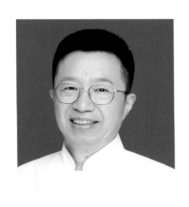

宋应亮

· 空军军医大学（原第四军医大学）口腔医院种植科，教授，主任医师，博士研究生导师，口腔修复学博士

· 中华口腔医学会第六届理事会理事

· 中华口腔医学会口腔激光医学专业委员会主任委员

· 中华口腔医学会口腔种植专业委员会副主任委员

· 陕西省口腔医学会口腔种植专业委员会副主任委员

· 主持国家自然科学基金项目5项，参研"九五"国家重点科技项目课题

· 参编全国高等学校研究生规划教材《口腔种植学》第1版及第2版

· 获军队科技进步二等奖2项，陕西省科技进步二等奖2项

· 获授权国家发明专利12项

译者简介
Translators

主 译

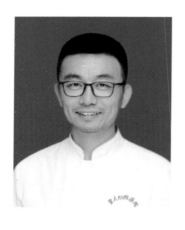

周 炜

- 空军军医大学（原第四军医大学）口腔医院修复科，副主任医师，讲师，博士
- 中华口腔医学会口腔种植专业委员会青年委员
- 陕西省口腔医学会口腔修复学专业委员会青年委员
- 2011年，获全军优秀博士论文
- 主译《龈上微创修复———一种更健康的美学修复方式》《可摘义齿临床指南》《牙齿磨损修复与控制：临床实用流程及方法》《无牙颌患者的全口义齿治疗》

副主译

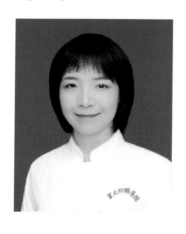

马 赛

- 空军军医大学（原第四军医大学）口腔医院修复科，主治医师，讲师，博士
- 日本大阪大学齿学部联合培养博士
- 承担国家自然科学基金项目1项，省级基金项目1项
- 发表SCI收录论文10余篇，核心期刊论文5篇

译 者

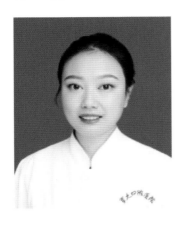

陈　莉

· 空军军医大学（原第四军医大学）第三附属医院修
  复科，主治医师
· 四川大学华西口腔医学硕士
· 中华口腔医学会口腔修复学专业委员会会员
· 中华口腔医学会口腔美学专业委员会会员
· 美国皓齿美白大师
· 2022年，获第四届BEGO全球病例大赛第二名
· 2017年，获中国（西部）种植诊疗病例大赛二等奖
· 2016年，获四川省种植年会口腔种植外科手术及修
  复病例比赛一等奖

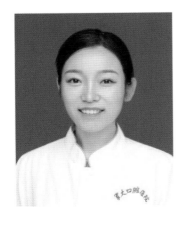

张燕婷

· 空军军医大学（原第四军医大学）口腔医院修复科，
  主治医师
· 中国医科大学硕士
· 中华口腔医学会口腔修复学专业委员会会员
· 参与发表中英文论文10篇，其中以第一作者身份发
  表5篇
· 2022年，获第四届BEGO全球病例大赛第三名
· 2017年，获辽宁省口腔"种植沙龙"三等奖
· 2016年，获第五次BITC口腔种植大奖赛优胜奖

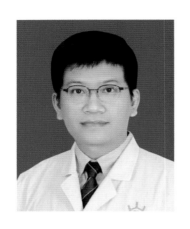

高　阳

- 山西白求恩医院口腔科，教授，副主任医师，硕士研究生导师
- 空军军医大学（原第四军医大学）口腔医学博士
- 中华口腔医学会口腔美学专业委员会委员
- 山西省口腔医学会数字化口腔医学专业委员会副主任委员

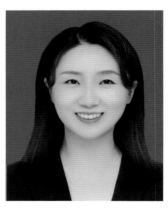

潘　翀

- 中国人民警察大学（原中国人民武装警察部队学院）安全及技术工程硕士
- 医学口译笔译员（主攻口腔医学）
- CATTI英语口译三级

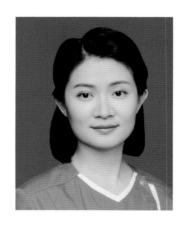

韩　春

- 西安向阳花齿科，主治医师
- 空军军医大学（原第四军医大学）口腔医学博士
- 中华口腔医学会口腔正畸专业委员会会员
- 已发表SCI收录论文7篇
- 参编《疑难口腔科学》《正畸临床矫治技艺的探索》

序
Foreword

2000年，本书发布了第1版并受到广泛好评。当时Ian Gainsford爵士在前言中强调，牙齿磨损是我们牙科专业面临的"巨大挑战"。20多年后的今天，酸蚀性磨损在各年龄段人群中的发病率升高，同时老龄化进展和老年人余留牙数量的增多使更多老年人需要面对严重牙齿磨损的问题。当前牙齿磨损这一挑战已变得更加严峻。

因此，今年我们发布了本书的第3版，这一权威指南对口腔临床医生和学生而言都将带来巨大帮助。本书的32名编者中的每一名都在牙齿磨损的临床研究和临床诊疗方面积累了丰富的经验。本团队拥有多学科融合背景，我们将相关研究与自身经验相结合，完成了本书的编著。

在团队的共同努力下，我们编写了这样一部内容丰富、适用于各类口腔医生的指南，其内容涵盖了牙齿磨损的多因素病因和多样临床表现，还介绍了牙齿磨损的临床系统诊疗和管理方法，并通过临床病例一步一步向读者介绍如何通过最新的技术方法在临床上对牙齿磨损进行高效治疗。本书从始至终一直强调在牙齿磨损系统诊疗中要重视早期诊断、有效预防以及在适当和可能的情况下采取"微创和最小干预"措施进行治疗。

本书将作为推荐书目，用于英国皇家外科学院口腔外科学院开发的第一个牙齿磨损系统诊疗模块化多学科混合课程的教学。我感谢编辑和编者团队在这部牙齿磨损临床系统诊疗指南编写及出版中的辛勤工作。本书将给各国的牙科专业人士带来巨大帮助，指导他们更好地为日益增多的牙齿磨损患者提供有效的诊疗服务。

Matthew Garrett

英国皇家外科学院口腔外科学院 院长

英国伦敦

牙齿磨损：编者引言
Tooth Wear: Editors' Introduction

摘要

　　除了龋病和牙周病，牙齿磨损已逐渐成为口腔医生在日常临床诊疗工作中需要经常处理的一种常见口腔疾病。和口腔癌等其他口腔原发疾病的防治策略类似，提高口腔医生对牙齿磨损的认知水平、尽量做到早期明确诊断对牙齿磨损的防治与有效诊疗具有重要意义。接下来，我们将对这本由多名相关领域专家合著的关于牙齿磨损权威指南的最新版本进行介绍。

介绍

　　人类学家认为人类的牙齿萌出是由基因决定的，自人类出现以来就一直伴随我们。目前所知，牙齿持续萌出的目的是补偿切缘和𬌗面的自然磨损[1]。

　　虽然牙齿磨损这一现象自生命起源以来就一直伴随人类，但是近年来引起牙齿磨损的主要病因和过去相比发生了巨大的变化。在过去很长一段时间内，机械性摩擦都是引起牙齿磨损的最主要原因。然而近年来，引起当代人发生牙齿磨损的主要病因已经变为机械性摩擦与化学性酸蚀的共同作用[2]。

　　历史上，对于牙齿磨损这一临床现象的描述有过数个同义词。1997年，Smith等人提出统一使用"**牙齿磨损（Tooth wear）**"这个术语，这一建议得到了同行们的广泛认可。"牙齿磨损"这个术语强调牙体硬组织潜在的、不可替代的破坏。使用这个术语能够引起患者对牙齿磨损这一疾病的关注[3]。这也提示我们在牙齿磨损的系统诊断、监测、诊疗过程中与患者的密切合作具有至关重要的意义。

　　"**磨牙症（Bruxism）**"是一个常与牙齿磨损相关联甚至会产生混淆的词语。多数口腔医生及患者一直认为磨牙症就是夜间磨牙的行为及其所导致的损害[4]。以往，磨牙症被认为是一种有害的病理性活动，然而现在有一种观点认为磨牙症可能从病理性活动转变为一种生理性运动，甚至可能具有生理性意义甚至保护作用[5]。因此，对个体而言，磨牙症有可能是一个风险因素，也有可能是一个保护因素（有学者常引用"太阳辐射"作为类似的既可能是风险因素又可能是保护因素的例子）[6]。因此，用"无害行为""风险因素""保护因素"来描述磨牙症的各种可能后果"仍然是最佳选择"[6]。

定义牙齿磨损

在最新的《口腔健康促进：基于循证的预防方案》[7]中，牙齿磨损首次与龋病、牙周病、口腔癌和功能障碍一起被纳入概要指南。在该预防方案中，牙齿磨损被定义为"由化学和/或机械因素造成的牙齿矿化硬组织的渐进性缺损"，其病因中不涉及牙菌斑因素。

牙齿磨损的病因通常是多因素的（图1），包括**酸蚀**（在外源性或内源性酸的化学作用下引起的牙体硬组织缺损）、**磨耗**（由牙齿与牙齿机械性摩擦引起的牙体硬组织缺损）和**磨损**（由牙齿与除牙齿以外的其他物体机械性摩擦引起的牙体硬组织缺损）[7]。**非龋性牙颈部缺损**（楔状缺损，发生在龈缘附近的牙体硬组织磨损或缺损）也被纳入了牙齿磨损中，但目前仍缺乏充足的临床证据支持牙齿磨损是导致牙

图1 牙齿磨损的常见表现

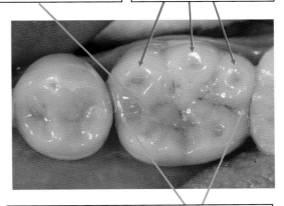

酸蚀（Erosion）：导致牙齿𬌗面解剖细节的丧失以及牙冠体积的缺损

磨损（Abrasion）：失去坚硬牙釉质保护后硬度较低的牙本质更容易发生磨损

磨耗（Attrition）：通常发生在与对颌牙有咬合接触的区域，例如老年患者由于多年牙齿之间的𬌗面磨耗导致牙齿邻接面由点接触变为面接触，邻接面接触面积逐渐增大

颈部楔状缺损的一个独立的致病因素[7]。在牙齿磨损的最早期，牙釉质有可能发生再矿化[7]。但是，一旦牙体硬组织发生了实质性缺损或牙齿的外形与形态发生了变化，牙齿磨损就变得不可逆转[7]。

近年来，学者们在对牙齿磨损这一现象进行描述时使用了多种不同的词语，包括时间依赖性、与年龄无关、病理性和快速牙体硬组织缺损等[7]。在旧版的指南中曾使用"**牙齿表面缺损（Tooth surface loss）**"这一术语，但是目前已经被"**牙齿磨损（Tooth wear）**"这个在国际范围内得到认可的术语取代[7]。

正如Loomans等人在2017年发布的关于严重牙齿磨损病例管理的欧洲共识声明中所述，判断一名患者的牙齿磨损是生理性还是病理性，需要结合患者年龄和牙体硬组织缺损程度进行判断[8]。随着年龄的增长，牙齿磨损可能会持续进行，导致牙体硬组织大量缺损、牙本质暴露和临床牙冠体积的大量缺损（≥1/3）[8]。如果患者的牙齿磨损程度与其年龄不符，可诊断为病理性牙齿磨损。病理性牙齿磨损会引起疼痛或不适、功能障碍以及美学缺陷，如果继续发展下去可能会导致更加复杂的病理性并发症[8]。

背景与现状

牙齿磨损（图2）已经成为英国口腔健康调查的一项关键内容[9-10]。牙齿磨损从病因学上主要分为酸蚀（Erosion）、磨耗（Attrition）和磨损（Abrasion）3种，然而每种病因又可能包含多种不同的致病因素（例如酸蚀既可能由酸性饮料引起，也可能由胃酸反流引起）。更复杂的是牙齿磨损往往不是由一种病因单独引起，而是由多种病因混合或交替引起。牙齿磨损系统诊疗成功的关键和难点就在于如何从多种可能的病因中找到导致每名患者发生磨损的具体病因并予以控制（图3）。通常，在酸蚀、磨耗和磨损这3种病因中会有一个主导病因在患者牙齿磨损的发生过程中发挥主要作用（图4）。

图2 56岁男性患者，酸蚀、磨耗和磨损3种病因共同作用导致牙齿磨损

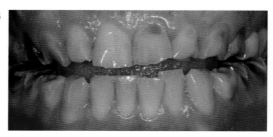

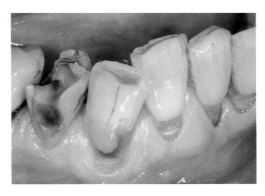

图3 78岁女性患者，多种病因共同作用导致牙齿磨损

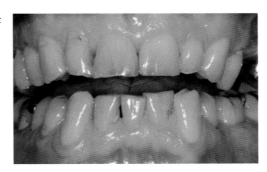

图4 71岁男性患者，牙齿磨损的主导病因是牙齿与牙齿物理性摩擦引起的磨耗

　　牙齿磨损患者来就诊的主要原因通常是口颌功能障碍或美学缺陷，但其实这时磨损一般已经发展到了较为严重的状态。牙齿磨损的早期可能表现为牙齿敏感和/或牙尖/切端变薄。如果不对牙齿磨损进行早期控制和治疗，它会逐步恶化，最终给患者的生活质量带来负面影响。对口腔医生而言，如何对重度牙齿磨损患者进行治疗，以改善其生活质量也是我们必须考虑的重要问题。

　　任何年龄都可能发生牙齿磨损。年轻的患者可能因大量、高频饮用果汁导致牙齿磨损；青少年可能因大量、高频饮用含糖的碳酸饮料导致牙齿磨损。不同年龄段的患者也可能由于各种原因引起的胃酸反流发生牙齿磨损。老年人可能因为生理性咀嚼运动而导致牙齿逐渐发生磨耗。随着老龄化进程的加剧以及口腔医学的发展，老年人余留牙数量增加，老年人中重度牙齿磨损也越来越常见。

　　与龋病或牙周病的防治不同，牙齿磨损的临床治疗需要建立一个系统的防治、监测和诊疗体系。本书将对这些内容进行系统介绍。然而，以下几项基本原则贯穿了牙齿磨损系统诊疗的整个过程，希望读者们高度重视。

- 早期明确诊断和对患者进行健康宣教是牙齿磨损诊疗的关键
- 明确诊断后尽快采取预防措施
- 在适当和可能的情况下，首选微创手段对牙齿磨损进行治疗

　　绝大多数牙齿磨损患者由口腔全科医生以及与其配合的牙科卫生士完成系统诊疗，但也有一些患者可能需要口腔专科医生多学科合作进行诊疗。牙齿磨损系统诊疗策略的制订需要综合考虑磨损病因、进展程度和速度。有一些患者牙齿磨损的进展比较缓慢，并且其磨损程度与年龄相匹配，这种情况通常被称为年龄相关的生理性牙齿磨损。也有一些患者牙齿磨损的程度较严重、与其年龄不符，这种情况通常被称为病理性牙齿磨损或加速磨损（图5）。还有一些患者可能存在特定不良习惯（例如啃咬笔尖等）或日常过度重视口腔卫生（存在过度刷牙行为），也可能出现一些特征性的牙齿磨损表现（图6）。

　　临床上，可以使用"基本酸蚀性磨损检查（Basic erosive wear examination，BEWE）"[11]指数等分级指数来量化描述牙齿磨损的范围和程度。这类指数对牙齿磨损诊疗计划的制订具有一定的帮助，但一般更适合于牙齿磨损的流行病学研究。这类分级指数的出现标志着对牙齿磨损程度的评估发生了从以往单纯的主观评价向可量化客观评价记录的巨大进步，对于最大限度维护患者的口颌健康具有重要意义。在牙齿磨损的诊疗中需要综合考虑患者的治疗需求与牙齿磨损的客观程度（轻度、中度、重度）。除了牙齿磨损分级指数，临床上也可以借助照片、研究模型以及数字化牙列三维（3D）影像信息（图7）等监测患者牙齿磨损的进展情况，为临床管理决策提供有用的信息和证据。

图5　22岁女性患者，病理性前牙局部磨损

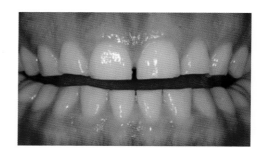

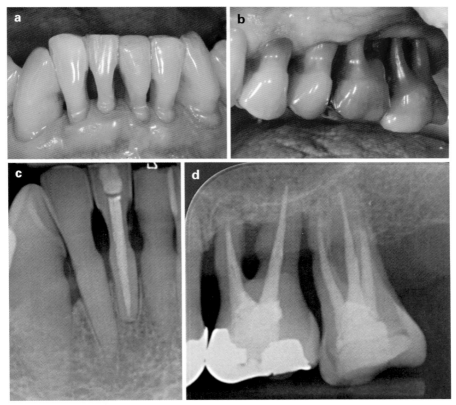

图6 （a~d）78岁女性患者，过度重视口腔卫生维护（包括过度刷牙和过度使用间隙刷清洁邻间隙）导致严重的牙根表面磨损

图7 CBCT三维扫描显示上颌切牙腭面发生严重磨损

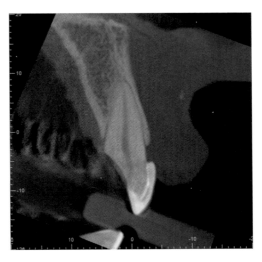

挑战

正如笔者在本书前两版中所强调的，读者们必须认识到，牙齿磨损的诊疗是非常有挑战性的，主要集中在以下3个方面：

- 牙齿磨损诊断的困难性
- 牙齿磨损控制的困难性
- 牙齿磨损修复的困难性

基于本书的2名主编在牙齿磨损诊疗方面积累了数十年的经验，我们希望读者在牙齿磨损的诊疗中还要特别注意两个方面：第一个方面是治疗决策的制订，这关系我们何时从预防、健康宣教和行为管理等保守措施转向干预性治疗（目前推荐在适当和可能的情况下尽量采取微创的干预措施）。第二个方面是我们医生能否有效防止牙齿磨损的渐进性发展，在患者整个生命周期中帮助患者维持良好的口颌系统功能和美学。

除了前面提到的两个方面的考虑，在牙齿磨损的系统诊疗中我们还需要特别注意另一个方面，那就是尽早识别出年轻牙齿磨损患者。这些患者如果不进行早期干预，随着年龄的增长最终将需要花费大量的时间、金钱由修复专家通过大范围咬合重建来增加咬合垂直距离。图8和图9的两个临床病例就显示了早期诊断、预防、健康宣教甚至微创治疗（图8）在年轻牙齿磨损患者诊疗中的重要意义。通过对年轻牙齿磨损患者实施早期干预，可以避免其在老年时接受复杂、费时、昂贵的修复重建治疗（图9）。

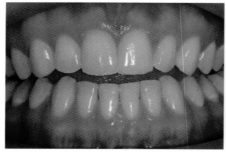 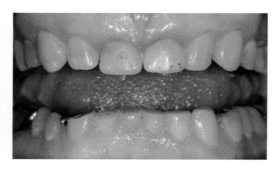

图8 20岁女性患者，因磨耗导致前牙磨损　　**图9** 58岁女性患者，多种病因引起的全牙列牙齿磨损

结论

本书适合所有口腔医生和口腔医学生阅读。与以前的版本相比，最新版本能帮助读者对牙齿磨损获得更加系统和深刻的认识。本书内容涵盖牙齿磨损相关的人口健康学和风险管理、唾液在牙齿磨损中的作用、牙齿磨损如何发生、牙齿磨损临床诊疗计划的制订与实施，以及修复后的维护和修复失败的处理方法等。

一旦考虑对牙齿磨损患者进行修复治疗，一个至关重要的话题就是如何获得足够的修复空间以保证修复体的远期效果，因为严重的牙列磨损通常需要在增加咬合垂直距离后进行复杂的修复治疗。本书中关于牙齿磨损治疗的章节强调在可能的情况下，尽量应用微创技术及"加法（Additive approach）"修复技术进行修复，其中将有大量篇幅用于讨论如何获得修复空间、如何选择适当的修复材料。

致谢

- 感谢Simon Cunnington博士允许使用图7中的图像

Andrew Eder

UCL伊斯曼牙科研究所

哈利街牙科和种植诊所

英国伦敦

a.eder@ucl.ac.uk

Maurice Faigenblum

UCL伊斯曼牙科研究所

英国伦敦

m.faigenblum@ucl.ac.uk

参考文献

[1] Ainamo A, Ainamo J. The dentition is intended to last a lifetime. Int Dent J 1984;34(2): 87–92.

[2] d' Incau E, Couture C, Maureille B. Human tooth wear in the past and the present: tribological mechanisms, scoring systems, dental and skeletal compensations. Arch Oral Biol 2012;57(3):214–29.

[3] Smith BGN, Bartlett DW, Robb ND. The prevalence, etiology and management of tooth wear in the United Kingdom. J Prosthet Dent 1997;78:367–72.

[4] Teeth grinding — what really happens when you sleep. The London Times; 3 September 2020.

[5] Manfredini D, Ahlberg J, Lobbezoo F. Bruxism definition: past, present and future. What should a prosthodontist know? J Prosthet Dent 2021. Available at: https://doi.org/10.1016/j.prosdent.2021.01.026.

[6] Lobbezoo F, Ahlberg J, Aarab G, Manfredini D. Why using 'harmless behaviour' , 'risk factor' and 'protective factor' as terms describing the various possible consequences of bruxism is still the best option. J Oral Rehab;2020:001–2.

[7] Office for Health Improvement and Disparities, Department of Health and Social Care, NHS England, NHS Improvement. Delivering better oral health: An evidence–based toolkit for prevention, Version 4. London: OHID, DHSC, 2021. [Available from: https://www.gov.uk/government/publications/delivering–better–oral–health–an–evidence–based–toolkit–for–prevention.

[8] Loomans B, Opdam N, Attin T, Bartlett D, Edelhoff D, Frankenberger R, Benic G, Ramseyer S, Wetselaar P, Sterenborg B, Hickel R, Pallesen U, Mehta S, Banerji S, Lussi A, Wilson N. Severe tooth wear: European Consensus Statement on Management Guidelines. J Adhes Dent 2017;19(2):111–119. https://doi.org/10.3290/j.jad.a38102.

[9] NHS Digital. Adult Dental Health Survey 2009 — Summary report and thematic series [NS]. London: The Health and Social Care Information Centre; 2011. https://digital.nhs.uk/data–and–information/publications/statistical/adult–dental–health–survey/.

[10] NHS Digital. Child Dental Health Survey 2013, England, Wales and Northern Ireland. London: NHS Digital; 2015. https://digital.nhs.uk/data–and–information/publications/statistical/children–s–dental–health–survey/.

[11] Bartlett D, Ganss C, Lussi A. Basic Erosive Wear Examination (BEWE): a new scoring system for scientific and clinical needs. Clin Oral Investig. 2008;12(Suppl. 1):65–8. Published online 2008 Jan 29. https://doi.org/10.1007/s00784–007–0181–5.

致谢
Acknowledgements

旧版的《牙齿表面缺损（Tooth Surface Loss）》由一系列主题文章组成，这些文章由笔者在1995年和1996年给Alpha Omega伦敦牙科学会发表演讲之后刊登于1999年的《英国牙科杂志》。

此最新版本扩展到了19个章节。笔者团队也由旧版的13人增加至32人，他们主要来自英国和欧洲其他国家。所有版本的版税将继续在Alpha Omega伦敦慈善信托基金和英国牙科协会慈善基金之间平均分配。

我们衷心感谢参与本书旧版和新版编写的所有编者，以及《英国牙科杂志》与Springer出版社的所有同事们，感谢他们在本书的编写和出版过程付出的所有努力。我们约于3年前开始这一最新版本的编写，这一时间刚好是全世界人民共同抵抗新型冠状病毒感染的困难时期。

我们还要衷心感谢Richard Ibbetson教授，他是前两版的共同编者之一。另外，我们也感谢Nairn Wilson CBE教授，感谢他在图书成稿过程中给予我们巨大的鼓励和中肯的建议。

目录
Contents

扫一扫即可浏览
参考文献
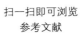

第一部分
牙齿磨损的介绍
Introduction to Tooth Wear

牙齿磨损概述
An Overview of Tooth Wear

Deepesh Patel, Raelene Sambrook

1.1 介绍

　　近年来，年轻人中牙齿磨损的发生率逐年增高，因此牙齿磨损这一口腔疾患也越来越受到关注，并成为一个令人担忧的问题[1]。对1998年和2009年公布的英国成年人牙齿健康调查数据进行比较，发现16～24岁的年轻人中牙齿磨损的发病率从35%增加至50%。同样，在25～34岁人群中，牙齿磨损的发病率也从58%增加至68%[2]。2015年发表的一篇系统综述中指出，8～19岁人群中30.4%的患者恒牙有酸蚀性磨损的表现[3]。年轻人群中牙齿磨损发病率的日益升高，应该引起口腔医生的高度注意，因为这些患者需要终生接受预防性治疗。如果不进行及时干预，这些患者随着年龄的增加最终可能需要接受更昂贵、更复杂的修复重建治疗。

　　造成年轻人群中牙齿磨损发病率升高的原因有很多。首先，年轻人群中软饮料和能量饮料的摄入量较从前增加[4]。英国5种最受欢迎的能量饮料pH从最低的2.72到最高的3.37不等[5]。pH<5.5时牙釉质就会发生脱矿，而这些饮料的pH均低于这一临界值。其次，现代人对健康生活方式的追求使他们倾向于摄入更多pH较低的果汁、营养水和运动饮料[6]。这些饮料消费的增加往往与强大的营销活动和社交媒体渠道的影响有关。

　　虽然牙齿磨损是伴随我们一生的自然现象，但口腔医生必须能够分辨生理性牙

D. Patel (✉)
UCL Eastman Dental Institute, London and Private Practice, Cambridge, UK
E-mail: deepesh.patel.13@ucl.ac.uk

R. Sambrook (✉)
Prosthodontics Unit, UCL Eastman Dental Institute, London, UK
E-mail: r.sambrook@ucl.ac.uk

© Springer Nature Switzerland AG 2022
A. Eder, M. Faigenblum (eds.), *Tooth Wear*, BDJ Clinician's Guides,
https://doi.org/10.1007/978-3-030-86110-0_1

齿磨损（或正常磨耗）与病理性牙齿磨损。就前磨牙和磨牙而言，其生理性磨损的速度分别约每年25μm和38μm[7]。恒切牙的生理性磨损速度约每年18μm[8]。口腔医生在分辨一名患者的牙齿磨损是生理性还是病理性时，必须参考患者的年龄。如果患者表现出与其年龄不符的、更快速的牙齿磨损时，则可认为该患者发生了病理性牙齿磨损[9]。例如，中切牙切端1mm的磨损对于70岁的老年人来说属于生理范围[8]，而对于20岁的年轻人而言就属于病理范围[8]。

1.2 牙齿磨损的类型和临床表现

导致严重牙体硬组织缺损的病理性磨损常是多种病因共同引起的，通常可分为4类：磨耗（Attrition）、酸蚀（Erosion）、磨损（Abrasion）和楔状缺损（Abfraction，牙颈部非龋性缺损）。

1.2.1 磨耗

磨耗是由牙齿与牙齿之间机械性摩擦引起的，主要影响牙齿的𬌗面和切端。磨牙症指因闭颌肌群反复不自主收缩导致的紧咬牙或磨牙症和/或因下颌运动范围受限导致的下颌牙齿对上颌牙齿的过度冲击，这是引起牙齿发生磨耗的一个主要原因[10]。目前学界已经公认磨牙症既可能发生在睡眠时（夜磨牙症），也可能发生在清醒时（清醒磨牙症）（第7章）。关于磨牙症的病因，目前研究仍无定论，但是大部分学者认为其可能是由多种致病因素共同引起的疾患（表1.1）[11]。

牙齿磨耗临床上通常表现为切缘和牙尖变平，常发生在上下颌牙齿的咬合接触区（图1.1a）。当牙齿因磨耗变短时，人体的补偿机制就会发挥作用，牙槽骨会代偿性增生以维持上下颌牙齿之间尖窝锁结的紧密接触和垂直距离。一旦牙釉质层被磨穿，牙本质就会暴露出来（图1.1b）。由于牙本质硬度更低、更易发生磨损，因此磨

表1.1 增加磨牙症风险的因素

较低年龄	
女性	
烟草	
酒精和咖啡因	
社会心理因素（例如压力和焦虑）	
睡眠障碍（例如睡眠呼吸暂停）	
遗传学因素	
某些药物	

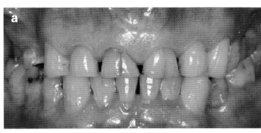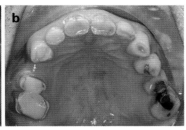

图1.1 （**a**）可见前牙切端以及𬌗面的磨损，但由于牙槽骨代偿性增生上下颌牙齿之间的紧密接触得以维持。（**b**）牙釉质被磨穿后暴露出了下层的牙本质

损的速度就会加快。另外，由于牙釉质和牙本质磨损的速度不同，𬌗面的磨耗区域通常会呈现凹坑状。

1.2.2 酸蚀

酸蚀是指非细菌来源的酸性物质引起的牙釉质和牙本质中羟基磷灰石结构的脱矿[12]，这也是引起牙齿磨损的一个主要原因（表1.2）。

牙齿被酸蚀的过程是动态的、复杂的。发生初期酸性物质引起牙体硬组织中钙离子和磷酸盐离子流失，进而导致牙体组织表面软化。牙齿的脱矿软化会使其更容易发生磨耗或因外物摩擦发生磨损。牙齿酸蚀发生的早期阶段很难被患者发现，但是口腔医生临床上在良好的照明和放大设备的帮助下，仔细检查是可以发现这些早期临床表现的。酸蚀性牙齿磨损的典型早期表现包括牙冠原始形貌细节丧失、切缘和牙尖变薄、变锐。

引起酸蚀性牙齿磨损的酸性物质可能是内源性或外源性的，或有时也可能是二者共同作用。内源性酸蚀的常见表现是上颌牙齿腭面的磨损（图1.2和图1.3）。一般情况下，内源性酸蚀很少累及下颌切牙[13]。

外源性酸蚀引起上颌切牙切缘变薄和透明度增加[14]（图1.3）。有时牙齿的颊面和颈部也可能受到影响。对后牙而言，酸蚀病变早期呈现为牙尖周围"杯状"缺

表1.2 引起内源性酸蚀和外源性酸蚀的原因

内源性	外源性
胃食管反流病（GORD）	碳酸饮料
神经性厌食症（AN）	果汁和冰沙
神经性贪食症（BN）	职业危害
慢性酒精中毒	泡腾维生素饮料
反刍	药物制剂［例如口服阿司匹林和抗坏血酸（维生素C）］
脱水	游泳类的运动

图**1.2**　28岁患者，患有未控制的胃食管反流病（GORD），可见其牙列的腭面酸蚀性磨损

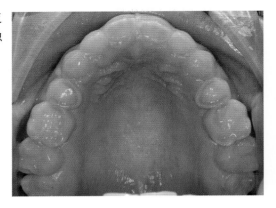

图**1.3**　40岁患者，有胃食管反流病（GORD）病史，同时又有饮用高酸性果汁的习惯，其牙列腭面发生酸蚀性磨损

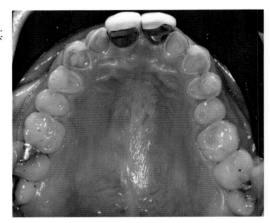

损，随着病变进一步发展可能呈现出"弹坑状"或"火山口状"外观。

脱水也可能引起牙体组织的酸蚀性磨损[15]。发生脱水时，唾液流速会降低，唾液的缓冲能力也随之降低[13]，导致牙齿硬组织更容易被酸性物质酸蚀。例如，某些药物可能会引起脱水和口干症。此外，运动也可能导致脱水，如果脱水后又饮用运动饮料，会进一步增加牙齿被酸蚀的风险。由于游泳池中水的pH较低，游泳等运动也可能会对牙列直接造成酸蚀[16]。

1.2.3　磨损

磨损是指外部物体与牙齿间机械性摩擦引起的牙体硬组织缺损。有些不良习惯可能会引起牙齿的磨损，例如过度刷牙（图1.4）或啃咬硬物（例如钢笔、铅笔和发夹）。职业或社会因素也可能引起牙齿磨损，例如理发师常用牙齿咬着发卡或管乐器演奏者常年用牙齿咬着乐器口部都可能导致牙齿发生机械性磨损。需要注意的

是，医源性因素也可能导致牙齿发生磨损。牙科材料的不当使用（例如全瓷修复体调磨后不进行充分抛光）就可能导致对颌牙的过度磨损[17]。

图1.4　58岁患者，其唇侧牙龈发生退缩，同时牙颈部有磨损

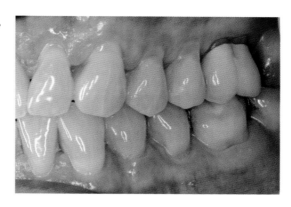

1.2.4　楔状缺损

"楔状缺损"这个名词最初是由Lee和Eakle提出的[18]，他们将其定义为"牙齿因承担前伸或侧方引导导致拉应力集中，进而在牙颈部形成V形缺损"（图1.5）。近年来，更多学者认为非龋性牙颈部缺损的发生可能是应力集中、机械性磨损和酸蚀等多种因素共同作用的结果[19]。

图1.5　典型的楔状缺损

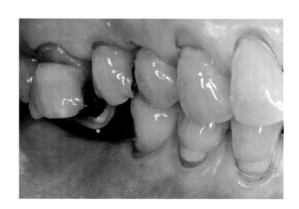

1.3　牙齿磨损的分级指数

基于主观评价的分级指数客观性和真实性有限，限制了其使用，但是用分级指数对牙齿磨损的程度进行评估在流行病学研究以及通过临床评估指导诊疗计划制订方面是非常有意义的[20]。基本酸蚀性磨损检查（Basic erosive wear index，BEWE）指

数就是一个常用的牙齿磨损分级指数[21]，用于牙齿磨损严重程度的测量、分类和记录。BEWE指数是公认的筛选牙齿磨损的有效指标[22]，其设计遵循基础牙周检查的原则和格式（BPE），比较合理，也易于口腔医生操作。使用BEWE指数进行评估时将牙列分为6个区段，需要记录下每个磨损最严重牙齿的评分。评分系统：0=没有酸蚀性牙齿磨损；1=表面纹理特征的丧失；2=明显的牙体硬组织缺损，但缺损面积＜50%；3=牙体硬组织大量缺损，缺损面积≥50%。记录每个区段的最高得分后将其求和就得到了风险等级指数。虽然我们可以基于BEWE指数在临床上指导诊疗计划的制订，并确定何时开始干预性治疗[23]，但是也不能绝对或机械化依赖这个指数，因为导致牙齿磨损的原因有很多，医生需要根据每名患者的实际情况制订最佳的个性化诊疗计划。

1.4　牙齿磨损对生活质量的影响

在对牙齿磨损患者进行系统诊疗时，必须考虑到生活质量这个重要的因素（第5章和第9章）。重度牙齿磨损患者通常会出现牙齿敏感和牙齿变薄、变锐等症状，现在越来越多的牙齿磨损患者因美学缺陷前来就诊[24]。

我们常用口腔健康影响量表（Oral health impact profile，OHIP）来衡量牙齿磨损严重程度及其对生活质量的影响。最近的一项多中心国际研究[25]对社区医疗机构的患者进行了调查，使用BEWE指数评估牙齿磨损的程度后发现，随着牙齿磨损的加剧，患者的生活质量会显著下降。

有很多证据表明，牙齿磨损和生活质量之间有密切联系，严重的牙齿磨损甚至会对患者的心理健康产生负面影响[26]。此外，病理性牙齿磨损患者极有可能同时伴有其他系统疾病［例如胃食管反流病（GORD）、抑郁、焦虑和高压力等[27]］。

因此，临床医生在对牙齿磨损患者进行诊疗时，必须全面考虑到疾病对患者身体及心理的广泛影响。

1.5　牙齿磨损患者的管理

无论医生多么博学，如果他/她不能与患者建立良好的沟通，就可能无法给患者带来任何帮助[28]。

良好的沟通在牙齿磨损患者管理中起着关键作用。医生必须高度重视建立融洽的医患关系。良好的医患沟通有助于在医患之间建立信任关系，这无论对医生还是患者都是非常有益的。"以患者为中心"的诊疗服务加上良好的医患沟通才能使患者从诊疗行为中获得最大的健康收益[29]。良好的医患沟通起始于患者第一次踏入我们的诊室。

询问病史时，医生必须注意沟通技巧，通过有针对性地询问相关问题获取必要的信息，对牙齿磨损的可能病因进行推断并做出准确诊断。舒适的就诊环境有利于医生与患者的良好沟通，进而使医生获得有用的医疗信息。

牙齿磨损患者的系统管理中需要注意几项原则，即病因的诊断和控制原则、"以患者为中心"的原则。为了明确诊断并为患者制订最佳诊疗计划，医生需要对患者进行全面的病史询问、口颌系统检查以及必要的特殊检查。特殊检查包括影像学检查、口颌系统数码图像采集、饮食习惯调查以及研究模型等。如果怀疑患者的牙齿磨损与胃酸反流等内源性酸蚀有关，还需要与患者的全科医生进行沟通及合作。

口腔全科医生具有发现牙齿磨损的早期迹象并及时做出诊断的能力，随后口腔全科医生应该与患者一起建立系统的牙齿磨损诊疗和管理计划。通常这一诊疗计划中要包括预防性管理措施、持续监测措施以及必要和适时的修复干预措施。

1.6　牙齿磨损的预防性管理

风险评估及针对病因的预防管理是牙齿磨损成功诊疗的关键[23]。牙齿磨损的发展是进展活跃期和相对静止期交替发生的。因此，医生应通过全面的病史采集和临床检查找到引起磨损的可能病因，采取有效措施对病因进行控制。例如，如果患者的牙齿磨损主要由副功能运动引起，那医生需要及时为患者制作覆盖全牙列的硬质丙烯酸树脂𬌗板以保护牙齿、减少磨耗（第11章）。但是，如果患者存在胃食管反流病引起的酸蚀性牙齿磨损，那医生就要仔细评估是否可以通过𬌗板预防牙齿的进一步磨损，因为患者口内的酸性物质可能会积聚在𬌗板与牙齿之间，进一步加剧牙齿的酸蚀。

对酸蚀性牙齿磨损而言，除了找到引起酸蚀的具体原因并予以控制以外，使用氟化物来预防酸蚀的进一步发展也非常重要。氟化物可以促进牙釉质的再矿化，在牙齿表面形成氟磷灰石。与羟基磷灰石相比，氟磷灰石在低pH下更稳定、更耐受酸性物质的酸蚀，因此可以减少牙体硬组织的脱矿[30]。尽管如此，氟化物也无法完全阻止酸蚀的发生[31]。除了氟化物以外，目前还开发出了许多可替代使用的再矿化剂［例如无氟制剂和生物活性制剂等（表1.3）］，也可以预防和阻碍牙体硬组织的酸蚀。

表1.3　再矿化剂及其作用方式

再矿化剂	作用方式
氟化钠（含量为22600ppm、5000ppm、2800ppm、1450ppm）	促进氟磷灰石的形成使牙齿表面更耐酸[30]
酪蛋白磷酸肽–无定形磷酸钙（CPP–ACP）	增加钙和磷酸盐的利用率，促进再矿化[32-33]
氟化亚锡	锡离子能与牙齿表面的获得性膜结合，形成屏障[12]
硅酸钙	促进牙齿表面形成羟基磷灰石样保护层，发挥物理屏障作用[34]

对于牙齿磨损处于初始阶段的患者，除了进行健康宣教和病因控制以外，使用促进再矿化制剂在治疗牙齿磨损患者的初始阶段是也是非常重要的。再矿化制剂可以抑制牙体硬组织的渐进性缺损，建议长期维持使用并定期对效果进行监测。

1.7　牙齿磨损的监测

在预防阶段，牙齿磨损的监测对评估磨损的进展速度至关重要。患者每次复诊时的记录只能显示牙齿磨损漫长进展周期的某一瞬间状态，因此只有通过持续的记录才能获得牙齿磨损进展情况的信息。可以利用各种技术对患者的牙列磨损情况进行检测，例如研究模型、硅橡胶导板和口内扫描等（图1.6）。这些技术虽然不能保证100%准确反映患者牙列情况的变化，但可以为我们提供重要的参考，进而辅助诊疗计划的制订与执行。

如前所述，BEWE指数等牙齿磨损分级指数可以反映患者牙列磨损状态的变化。但是，这类量化分级指数依赖医生的主观评价，敏感性较低，因此无法准确监测磨损的进展速度，也就无法为牙齿磨损的综合诊疗和管理提供充足的信息。

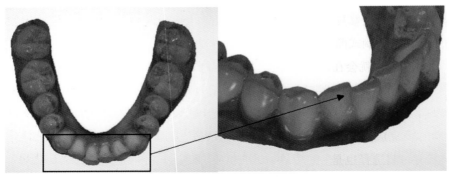

图1.6　口内扫描图像显示该患者下颌切牙有早期磨耗征象（由Devonshire House牙科技工室提供）

近年来，数字化技术在口腔领域的应用越来越广泛。有研究显示，利用接触式扫描仪对石膏模型进行数字化处理，可以较准确地在1年时间内对牙齿磨损情况进行监测和比较。这一结果显示了数字化技术在牙齿磨损检测方面良好的应用前景[35]。

最近，口内扫描仪也逐渐被用于牙齿磨损进展情况的监测。通过将每次就诊的口内扫描数据与基线数据进行定量比较可以较准确地反映牙齿磨损的进展。但是，口内扫描技术更适用于严重牙齿磨损的监测，因为其难以发现磨损的早期病变，在磨损早期的监测中敏感性不高。此外，对口内扫描数据进行量化分析需要首先对模型进行精确配准再利用特殊软件进行分析，而目前这些软件尚没有商业化，因此口内扫描监测技术目前仍无法广泛推广，但是这种技术的应用前景是非常令人鼓舞的[36]。

1.8 牙齿磨损的修复处理

是否接受牙齿磨损的修复治疗有时是由患者决定的。临床上经常有患者因磨损产生不适症状或美学缺陷而要求修复治疗。当牙齿磨损比较严重，医生预测如果继续推迟修复治疗可能导致牙体硬组织的进一步缺损、加大未来修复治疗的难度时，临床医生也可以发挥主导作用建议开始修复治疗[23]。尽管如此，还是需要向读者强调，牙齿磨损的系统诊疗管理中必须遵循"最小干预"的治疗理念，这是得到大量文献支持的[37-39]。修复治疗时应尽可能选择最微创的方式，最大限度地保留健康牙体组织并力求良好、可控的长期预后[17,40-41]。

对牙齿磨损进行修复治疗时，应尽量使用粘接修复技术[42]。因为牙釉质粘接的强度和稳定性远高于牙本质粘接，所以粘接修复技术的远期成功率与牙釉质的质和量密切相关。粘接修复的材料可选择复合树脂、玻璃陶瓷、贵金属或非贵金属。

如果修复空间不足，则须对患者的咬合状态进行调整后再进行修复治疗。医生可以通过"加法"或"减法"的方式获得修复空间。例如，"Dahl技术"就是一种效果可预测的创造修复空间的方法[43]。多年前，Dahl教授利用钴铬合金制作出覆盖上颌牙齿腭面的可摘式前牙殆板。Dahl矫治器戴入患者口内后会引起前牙压低和后牙萌出，一段时间后就会在前牙区创造出一定的修复空间。但是，在开始使用"Dahl技术"之前，必须告知患者咬合改建需要较长的时间，以及如果在合理的时间范围没有获得预期的咬合改建和修复空间该如何处理。另外，还要告知患者佩戴Dahl矫治器期间以及完成修复治疗后仍需要长期坚持维护治疗。

修复材料选择也是一个需要考虑的关键问题。对于每名患者，医生都需要综合考虑每种修复材料的美学效果、使用寿命、所需修复空间以及治疗时间和费用等，做出最佳选择。例如，部分患者可以选择复合树脂直接修复技术进行牙齿磨损的修复治疗。Gulamali等人的研究[44]显示，复合树脂直接修复用于牙齿磨损修复时中位存留期为5.8年。复合树脂直接修复后各类并发症发生率比较高，但是这些并发症多数可以通过简单的椅旁操作进行维修处理。目前，有不少研究支持使用复合树脂来进行牙齿磨损的修复治疗[45-46]。

1.9 如何进行合理的决策？

对于许多临床医生来说，何时对牙列磨损患者介入治疗是一个困难的决定，也是一个灰色地带。患者一旦开始修复治疗就意味着需要接受终生修复体的维护和管理，这一点必须在修复治疗前就充分告知患者。但是，如果不进行及时的修复干预，只是一味延长磨损的临床监测，可能会导致牙体硬组织的进一步缺损、临床牙冠变短、牙釉质的质和量变差，最终导致医生难以通过粘接技术进行修复治疗，只能选择在复杂的牙冠延长术后利用传统的固定修复技术进行处理（第13章）。而且，由于传统的修复技术需要大量磨切牙体组织，一旦这些修复体出现问题，可能会带来灾难性结局。如果在牙齿磨损早期采用粘接和"加法"修复技术来修复磨损的牙齿，就可能避免上述常规修复带来的后续问题。

在牙齿磨损的系统诊疗管理中，任何决策的制订都不仅要考虑患者的意愿，还要考虑如何将患者的利益最大化。必须在对每名患者进行仔细评估的基础上，结合患者的诉求和临床医生的建议制订系统诊疗管理计划。有研究表明，主动寻求并接受治疗的牙齿磨损患者治疗后生活质量能够得到改善[47]。然而，这项研究也发现，那些没有修复治疗诉求的中度到重度牙齿磨损患者1年后的生活质量也没有发生显著下降。这些没有进行修复治疗的患者只是接受了口腔健康宣教和牙齿磨损情况的监测，这二者也是牙齿磨损系统诊疗管理的重要组成部分。因此，在牙齿磨损的诊疗管理中，必须为患者制订短期、中期和长期的管理计划，并让患者积极参与到相关决策的制订中。

1.10 结论

牙齿磨损的发病率正在逐年升高，患者群体的年龄也越来越小。作为口腔医生，我们必须能够尽早发现牙齿磨损。牙齿磨损的系统诊疗管理是一个医患合作、积极主动的过程，而且由于牙齿磨损是一种渐进性疾病，医生治疗可能需要伴随患者整个漫长的生命周期。

对患者进行口腔健康宣教并通过有效措施预防磨损的进展是牙齿磨损系统诊疗管理中的关键，也是医生和患者需要首要关注的内容。有效的健康宣教和预防措施可以延迟牙齿磨损的进展，甚至可以避免患者进入"修复–修复后维护"的周期循环。

牙齿磨损的诊疗是一个包括诊断、健康宣教和预防随访的综合管理系统。必要时也需要进行修复干预，但是应尽可能采取微创的粘接修复技术，尽量在少磨切牙体组织的基础上对患牙进行"加法"修复。除此之外，还有一个非常重要的原则就是要找到引起牙齿磨损的病因，并尽量消除病因或降低其影响。

牙齿磨损与人群口腔健康的关系

Tooth Wear and Population Oral Health

Jenny Gallagher, Jenny Godson, Rebecca Harris

2.1 公共卫生视角下的牙齿磨损

近数十年来，口腔医疗保健的理念发生了变化，预防口腔疾病和促进口腔健康已成为高质量疾病管理的重要内容。医疗保健模式的转变得到了相关研究的支持，并且在一定程度上也得到了卫生健康政策的支持。这种转变也反映了社会的变化：随着临床医生和研究人员认识到许多口腔疾病是可以预防的，大众对健康的期望已经从以往的治疗现有疾病转变为对未来可能发生疾病的风险管理。

近年来，英国等国家的口腔健康状况有了很大改善。随着人口寿命的延长和疾病模式的改变，越来越多的老年人保留了部分或全部牙齿。这一变化使更多人和更多颗牙齿有罹患口腔疾病的风险。目前，大众对预防口腔和牙齿疾病的必要性已经有了更深刻的认可，同时口腔医务人员也更有信心通过有效的预防措施进一步改善大众的口腔健康状况。

从公共卫生视角制订牙齿磨损的干预措施可能与从临床医生角度为诊室中医生面前的某一名患者制订最佳治疗方案略有不同。公共卫生视角下要遵循广泛适用的原则，需要考虑到公平享有健康的权利以及人群中健康结果的分布。杜绝健康不平等是当代医疗保健的基本考虑因素，应当在实施医疗行为时就予以充分关注而不是

J. Gallagher (✉)
Faculty of Dentistry, Oral and Craniofacial Sciences, King's College London and Public
Health England, London, UK
E-mail: jenny.gallagher@kcl.ac.uk

J. Godson
Public Health England, London, UK

R. Harris (✉)
Dental Public Health, The University of Liverpool, Liverpool, UK
E-mail: r.v.harris@liverpool.ac.uk

© Springer Nature Switzerland AG 2022
A. Eder, M. Faigenblum (eds.), *Tooth Wear*, BDJ Clinician's Guides,
https://doi.org/10.1007/978-3-030-86110-0_2

仅在事后进行弥补[1]。在做出建议和行动决策时，必须权衡成本和收益，以便最有效地为全体人民服务。

上述原则既适用于疾病预防，也适用于健康促进项目以及临床干预。食用水果和牙齿磨损的关系就是一个很好的例子。人口健康专家鼓励每人每天至少吃5份新鲜水果和不含淀粉的蔬菜。但一些健康意识很强的人可能会过量摄入水果，从而增加牙齿发生酸蚀性磨损的风险。但是，这类"健康意识"和"预防意识"都很强的患者，同时也可能更倾向于定期去口腔诊所进行口腔检查及治疗。

在经过仔细风险评估后，口腔医生可以给这类因过量摄入水果而发生严重牙齿磨损患者制订限制水果摄入的个性化饮食建议，确保他们每天最多吃5种水果（同时确保餐间不食用酸性的零食）。这些患者可能因遵循这些建议而受益。但是，限制水果摄入这一饮食建议对于一般人群而言可能并没有益处。在针对整个人群制订水果摄入量相关的建议时，必须考虑到水果摄入的各种益处，例如作为维生素和矿物质的良好来源、提供膳食纤维以保持健康的肠道，以及降低心脏病、脑卒中和某些类型癌症的风险等。与吸烟这种无论对个人或社会都有害无利的行为不同，水果的摄入可能既有益处也有潜在危害。就吸烟而言，戒烟这个建议无论对个人还是整个社会群体都是有益的[3]。但是，关于水果的摄入，我们则无法这样简单做出建议，需要结合每个个体的情况给出个性化建议。在本章节的后面，我们将在回顾牙齿磨损的定义和流行病学的基础上重新讨论这个问题。

牙齿磨损是随着时间推移而发生的牙体硬组织渐进性缺损（表2.1）。这是一个由化学和/或机械因素引起的复杂过程，可能是缓慢而稳定的，也可能是间歇性的，乳牙和恒牙都有可能受到影响[4-5]。

对患者而言，只有当牙齿磨损引起美学缺陷等症状时才会意识到，并来医院求诊。对医生而言，当我们发现患者出现病理性磨损或磨损加速时就应予以干预[4]，因为如果置之不理，患者可能很快就会出现临床症状。临床上判断一名患者是否存在病理性磨损必须考虑患者的年龄，并可以借助一些筛查量表[4,6-9]。例如，如果12岁或

表2.1　定义

标签	定义
牙齿磨损	矿化的牙体硬组织的渐进性缺损
酸蚀	在没有牙菌斑的情况下，由内源性或外源性非细菌酸引起的牙齿矿物质的化学缺损/溶解
磨耗	由于牙齿与牙齿的机械性摩擦而造成的牙体硬组织缺损
磨损	由牙齿与外物（例如牙刷或金属物品）的机械性摩擦而造成的牙体硬组织缺损

来源：Loomans等人[4]；Shellis和Addy[5]

15岁青少年发生上颌前牙的中度磨损，应该引起医生的高度重视；但是老年人发生同样程度的磨损则可以被判断为自然的增龄性变化而不予处理。

学者们已经开发了一些量化指数来测量和监测牙齿磨损[4,6-9]，但是由于大多数调查数据来自横断面研究，并且研究中使用了不同的分级指数[10]，因此目前仍没有关于牙齿磨损发生率（进展速度）的可靠数据。

2.2　牙齿磨损的流行病学

国家口腔健康调查能够为我们提供国家层面人口中口腔疾病的发生概况。与局限的区域调查或医院调查相比（常包含找专科医生就诊的患者），国家级的调查能更清楚地反映疾病在人群中的流行程度，但是国家级的调查也有一定局限性。表2.2显示了英国最新的口腔健康调查数据和结果。

2009年进行的最近一次成年人口腔健康横断面调查范围涵盖了英格兰、威尔士和北爱尔兰的人群[11]，而且近期英格兰的相关调查即将更新。这项调查以及2013年在这几个国家进行的儿童口腔健康调查，为我们了解牙齿磨损的发病情况提供了非

表2.2　英国牙齿磨损的流行病学调查

	牙齿磨损	检查内容及分级指数
儿童：乳牙列	• 33%的5岁儿童上颌乳切牙的一个或多个唇面有牙齿磨损的迹象。舌面的牙齿磨损更常见，占57% • 只有4%的5岁儿童有累及牙本质或牙髓的磨损	• 检查上颌乳中切牙的唇面和腭面是否有牙釉质表面特征丧失和/或牙本质或牙髓的暴露 • 数据编码： 　　0=无表面结构特征丧失 　　1=有一些表面结构特征丧失
儿童及年轻人：恒牙列	• 38%的12岁青少年和44%的15岁青少年切牙舌腭面有磨损迹象 • 12岁和15岁年龄组分别有2%和4%的人有累及牙本质或牙髓的磨损 • 牙齿磨损在上颌中切牙的腭面比唇面更常见，在前磨牙的颊面比腭面更常见	• 检查乳牙或恒牙列中上颌中切牙的唇面和腭面以及第一恒磨牙拾面是否有牙釉质表面特征丧失和/或牙本质或牙髓的暴露。检查上颌恒切牙和第一恒磨牙 • 数据编码： 　　0=无表面结构特征丧失 　　1=有一些表面结构特征丧失
成年人	• 2%有严重磨损 • 15%有中度牙齿磨损的迹象 • 中度磨损在男性（19%）中比在女性（11%）中更常见 • 磨损程度随年龄增长而加剧：16~24岁人群中4%有中度磨损，75~84岁人群中44%有中度磨损	• 仅对上颌和下颌前牙进行检查 • 对上颌前牙：记录每颗牙齿唇面、切端和腭面的磨损指数 • 对下颌前牙：记录每颗牙齿3个面中磨损指数的最高值 • 如果指数牙上有修复体则无法计分 • 所用指数：简化的牙齿磨损指数

来源：英国国家口腔健康调查[11-12]

常有意义的信息[12]。对调查人员之间的评分一致性进行分析可以发现，口腔医生对早期牙齿磨损迹象的识别和评分可靠性及一致性较低。此外，人类寿命的延长以及越来越多的老年人保留更多天然牙，使调查数据显示全国范围内牙齿磨损发病率呈上升趋势[11]。这一数据的变化可能是老龄化社会的一个正常反映，并不一定意味牙齿磨损已成为严重的公共健康问题。

2009年的调查发现，有天然牙的成年人中，已累及牙髓或引起继发性牙本质暴露的严重牙齿磨损发生率较低，为2%；中度牙齿磨损的发生率为15%[11]。我们可以把这个数据与龋病和牙周病这两种口腔多发病进行比较。该调查显示，31%的被调查者的牙冠或牙根上有龋坏[11]，同时85%的成年人的牙齿上有充填体（有患龋经历）。牙周病方面，几乎一半（45%）的成年人有超过4mm深的中度牙周（牙龈）袋，而8%的成年人有超过6mm深的牙周袋。由此可见，龋病和牙周病仍是影响大多数成年人的最常见口腔疾病。与这二者相比，中度和重度牙齿磨损的发病率相对较低。

2013年的儿童口腔健康调查数据显示，12岁和15岁青少年中，上颌恒切牙和第一恒磨牙发生累及牙本质或牙髓重度磨损的比例与2003年的调查数据相似[12]。

乳牙的龋坏与未来恒牙的患龋风险有正相关性，而爱尔兰的纵向研究显示乳牙和恒牙的牙齿磨损也具有类似的相关性[13]。调查发现，乳牙期出现牙本质暴露的牙齿磨损与12岁时第一恒磨牙牙合面发生牙齿磨损之间存在显著的正向关联[13]。这一现象提示我们，临床医生应该重视对幼儿进行牙齿磨损的筛查，为恒牙牙齿磨损的早期预防提供线索和支持。

Salas等人近期发表的系统综述和分析中以牙齿磨损指数（Tooth wear index）为指标，对8~19岁的儿童和青少年进行调查，发现30%的被调查者有牙齿磨损的表现[10]。这一结果让我们进一步认识到了早期发现并诊断牙齿磨损的重要意义。

美国最近的一项人口研究发现，美国成年人中肥胖与牙齿磨损呈正相关。含糖酸性饮料的过量摄入是肥胖和牙齿磨损的共同风险因素，这可能是造成上述现象的原因之一[14]。这一猜测目前已获得越来越多研究结果的支持[15-16]。

当患者的牙齿磨损发展到较为严重的程度时，口腔全科医生一般会将他们转诊给专科医生。对专科医生接诊的转诊患者分析发现，牙齿磨耗患者求诊最常见的主诉是美学缺陷，其次是敏感，而因功能障碍和疼痛就诊者相对较少[17]。这一现象提示我们，口腔全科医生早期发现牙齿磨损的迹象、明确可能病因并对病因进行相关风险因素管理是非常重要的。

对流行病学横断面研究结果进行分析时应注意：第一，调查样本可能无法代表整个人群。第二，分析调查对象现在的行为习惯与疾病水平之间的关联性可能是无意义的，因为现在的疾病是过去不良行为习惯等风险因素的累积效应，患者现在的行为习惯可能并不是已发生疾病的直接风险因素。未来应该开展更多设计科学的纵向研究，帮助我们深入了解人群中口腔和牙齿疾病的发病状况，以及风险和保护措施对疾病发生的影响等。此外，在口腔健康水平和及时接受口腔诊疗等权益方面的不平等性，可能也与牙齿磨损有一定相关性，值得进一步研究。

2.3　风险因素

研究和临床实践证实牙齿磨损是多种病因共同或交替作用引起的，与多种风险因素相关（图2.1）[18-21]。大部分相关研究是体内和横断面研究，因此我们在对这些研究结果进行分析时要考虑到证据等级的问题。正如前文强调，越来越多的证据表明，酸性饮料（尤其是含糖饮料）是与酸蚀性牙齿磨损相关的一个主要饮食风险因素[14-16]。有关风险因素的更多信息，请参见第3章。

图2.1　牙齿磨损的多种风险因素。
来源：Lussi等人[18-19]；Ganss等人[20]；Sovik等人[21]

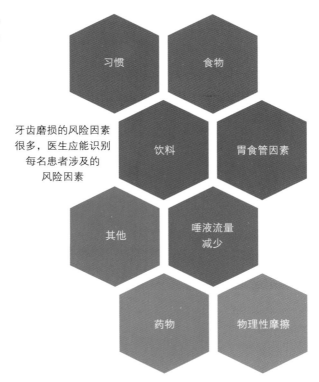

习惯

食物

牙齿磨损的风险因素很多，医生应能识别每名患者涉及的风险因素

饮料

胃食管因素

其他

唾液流量减少

药物

物理性摩擦

2.4　针对大众人群预防牙齿磨损的建议

在本章的开始部分，我们谈及了疾病预防的重要性，这很容易让大众认为他们应该避免或根除一切可能加速牙齿磨损的风险因素。然而，如前所述，根除所有牙齿磨损相关风险因素并不一定符合患者整体健康的最佳利益。实际上，社会中的大多数人并不存在病理性牙齿磨损（即牙齿磨损情况与他们实际年龄不符）；而且，大多数人的饮食习惯本身就并不健康（例如存在水果摄入不足）。此外，一般大众可能会定期到口腔诊所进行检查和治疗（虽然不同人的就诊频率大不相同），在医生的帮助下早期发现牙齿磨损并接受针对性预防和监测处理。基于以上原因，针对健康人群预防牙齿磨损的建议和针对个别牙磨损患者的病因控制建议是有所不同的，甚至可能看起来有所矛盾。

图2.2列出了针对一般健康人群的全身及口腔健康的建议。预防建议中提到的内容包括健康饮食、口腔卫生维护和使用标准含氟牙膏（DBOH 3）等，并不建议健康人群为了预防牙齿磨损而限制新鲜水果的摄入，因为水果是人体所需健康酸的常见来源。实际上，近几年英国的全国性调查证据表明，大多数儿童和成年人并没有健康、均衡的饮食习惯，每天摄入的水果和蔬菜达不到5份的推荐标准。虽然对少数牙齿磨损患者而言，来自水果的酸可能是引起牙齿发生酸蚀的主要风险因素，但对绝大多数健康人群而言，水果的摄入并不是牙齿磨损的主要饮食风险因素。流行病学研究表明，含糖饮料，而不是水果，才是与牙齿磨损相关的主要饮食风险。因此，对于健康人群，我们建议最大限度地减少糖的摄入，尤其是含糖饮料，以降低牙齿磨损风险[3]。相比之下，水果是一种健康食物，为了维护整体健康，应该鼓励食用。

另外，建议大众定期、规律进行牙科检查和治疗，这非常有利于牙齿磨损的早期发现和早期控制[22-23]。

2.5　针对牙齿磨损患者的预防建议

对于所有口腔医务人员来说，预防口腔和牙齿疾病是当代口腔保健的一个重要任务。牙齿磨损是一个持续终生的渐进性过程，因此记录并监测乳牙和恒牙磨损的变化趋势是系统诊疗的重要内容[13]。一旦诊断出病理性或加速牙齿磨损，接下来最重要的就是识别引起磨损的可能病因，包括化学和/或机械风险，辨别引起酸蚀的酸性物质是外源性的还是内源性的、是健康的酸（例如来自水果）或不健康的酸（例如含糖饮料）。接下来的章节中，将由在牙齿磨损领域积累了丰富经验的临床医生和研究人员

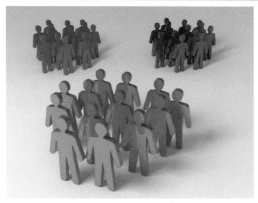

本图由CC BY-SA授权

规定饮食
- 参照Eatwell指南确保健康均衡的饮食
- 每天至少吃5份水果和蔬菜
- 保持糖的摄入量低于饮食总量的5%，并尽量减少糖摄入的频率
- 避免或尽量减少饮用含糖饮料（尤其是碳酸饮料）及果汁和/或冰沙（每天限150mL）

口腔卫生
- 每天临睡前必须进行有效的刷牙（至少2分钟）
- 使用牙线、间隙刷等进行辅助齿间清洁

氟化物
- 根据年龄使用适合的含氟牙膏
- 刷牙后吐出泡沫即可，避免过度用水漱口，以免稀释氟化物浓度

烟草
- 戒除所有形式的烟草

酒精
- 对于饮酒者，提倡低风险饮酒：每周14单位，每周保证有2天不饮酒（男性/女性）

定期牙科检查
- 儿童和青少年至少每12个月1次
- 成年人至少每2年1次

睡眠
- 18~65岁，每晚7~9小时；65岁以上，每晚7~8小时

锻炼
- 成年人每周至少累积进行150分钟（2.5小时）的中强度运动（例如快走或骑自行车）
- 或75分钟的高强度运动（例如跑步）
- 或持续时间更短的更高强度运动（例如短跑或爬楼梯）
- 或组合进行中强度、高强度和非常高强度的运动（1分钟中强度运动=2分钟高强度运动）

Sources: UK Gov (2016) Eatwell guide[2]
Office for Health Improvement and Disparities et al. (2021) Delivering better oral health: An evidence-based toolkit for prevention. London: GOV.UK[3]
NICE (2004, 2018) Dental Recall Guidance[22-23]
UK Chief Medical Officers' Alcohol Guidelines Review[24]
UK Chief Medical Officers' Physical Acvity Guidelines[25]

图2.2　针对一般健康人群的全身及口腔健康的建议

为读者提供详细的见解。本章中我们结合《口腔健康促进：基于循证的预防方案》[3]这一文献资料，仅在图2.3为大家提纲挈领地针对牙齿磨损患者给出预防病变进一步发展的建议。

在牙齿磨损的风险管理中口腔医生需要与患者的家庭医生和其他专科临床医生进行密切联系及合作[26]。只有通过多学科协同合作才能为牙齿磨损伴有胃食管反流病（GORD）或贪食症、药物滥用等系统疾病的患者提供更好的整合医疗服务。

对饮食相关风险因素的控制需要医生与患者进行密切合作，并使用现代的行为模式进行管理。很多饮食相关的风险因素，例如频繁饮用含糖饮料等，不但有害于口腔健康，也有害于全身健康。我们应该使患者意识到行为方式的改变会带来广泛的健康效益。可以鼓励患者将不健康的饮料更换为更安全的饮料，特别是在三餐间隙的饮料摄入中更应注意。

个别情况下，患者的某些生活习惯（例如过量饮用果汁或水果）是有利于整体身体健康的，但却是牙齿磨损的风险因素，医生该如何处理？第一，我们应该通过仔细检查和问诊确定酸蚀确实是引起患者牙齿磨损的病因之一，并排除可能的内源性因素，例如呕吐或胃食管反流病等。第二，医生应遵循健康饮食指南[2]中的推荐，建议患者每天仅少量饮用果汁（每天限150mL），而且最好随三餐饮用（不要在餐间

1. 筛查患者是否有牙齿磨损的表现：儿童和成年人
2. 识别可能的风险因素：内源性因素、外源性因素和机械性摩擦因素
3. 支持患者对相关风险因素进行管理和控制
4. 采取适当的预防措施
5. 根据风险程度进行磨损监测和分析

发布许可：Open Government Licence (nationalarchives.gov.uk)

来源：Office for Health Improvement and Disparities et al. (2021) Delivering better oral health: An evidencebased toolkit for prevention. Version 4, 2001. GOV.UK (www.gov.uk)[3]

图2.3 针对牙齿磨损患者的风险管理。来源：《口腔健康促进：基于循证的预防方案》第3.1版和第4版[3]

饮用），或用其他健康饮料替代果汁。此外，应告知患者，果汁的摄入只能占每天5份水果和蔬菜摄入中的一份。第三，如果确定过量摄入水果是引起患者牙齿酸蚀的因素，建议患者在维持均衡饮食的前提下减少水果的摄入，尤其是降低酸性水果摄入的频率，可以建议患者用不含淀粉的新鲜蔬菜替代水果。

2.6　未来的研究方向和行动方案

需要进一步的研究证据来支持政策和行动方案的制订，特别是关于牙齿磨损二级和三级预防措施效果的纵向研究以及将医疗资源在社会中分布不公平的因素纳入考量的研究。我们需要更深入地认识引起牙齿加速磨损的原因，以及更准确地早期识别磨损及其风险因素，进而制订有效的干预措施控制磨损的进展、维护患者的口颌健康。这些措施的有效实施尤其会让青少年磨损患者受益，避免他们进入老年后因磨损进展到严重程度而影响生活质量。

2.7　结论

随着龋病发生率的下降以及越来越多的老年人保留较多的天然牙，牙齿磨损已经成为一种常见的口腔疾病。多数情况下，牙齿磨损是伴随年龄增长的自然现象，因此在当今的老龄化社会中，牙齿磨损越来越常见是可以理解的。与年龄相符的牙齿磨损无须引起口腔医生过度担忧，但是对于发生了中度甚至重度牙齿磨损或与年龄不符的加速磨损患者，医生必须高度重视。由于牙齿的病理性磨损可能出现在所有年龄段，因此不同亚专业的口腔医生都应具备早期发现和处理牙齿磨损的能力。一旦确诊牙齿磨损，医生首先需要对引起磨损的可能风险因素（内源性因素或外源性因素）进行分析、识别，并和患者配合做好风险管理。必须强调，对风险因素的管理是成功实施牙齿磨损系统诊疗最重要的一环。就一般大众而言，建议促进全身健康、定期进行口腔检查和治疗，每天刷牙2次（用含氟量与年龄相适合的牙膏）、坚持健康均衡的饮食（包括新鲜水果和蔬菜）。定期、规律的口腔检查对于早期发现病理性牙齿磨损、早期采取措施控制磨损具有重要的意义。

致谢

作者感谢《口腔健康促进》牙齿磨损指南制定小组的支持，该小组制定的第4版（2021）中牙齿磨损循证预防方案为本章接提供了重要信息。

Jenny Gallagher（临床学术负责人）和Jenny Godson（高级负责人）领导了《口腔健康促进：基于循证的预防方案》第4版指南项目的编写，该项目由前英国公共卫生部负责，他们是牙科监督小组、指南工作组和所有指南制定小组的成员。Rebecca Harris是牙齿磨损指南编写小组的主席。

有用的资源

https://www.gov.uk/government/publications/physical-activity-guidelines-uk-chief-medical-officers-report

https://www.gov.uk/government/publications/alcohol-consumption-advice-on-low-risk-drinking

https://www.gov.uk/government/publications/the-eatwell-guide

https://www.gov.uk/government/publications/delivering-better-oral-health-an-evidence-based-toolkit-for-prevention

牙齿磨损的风险因素

Risk Factors in Tooth Wear

Lucy Slater, Andrew Eder, Nairn H. F. Wilson

3

3.1　介绍

　　我们是否应该更积极地对出现早期牙齿磨损迹象的患者进行筛查和干预？如果不进行有效预防和早期治疗，龋病和牙周病将会引起牙体及牙周组织的破坏，导致疼痛、牙齿脱落、功能受限和美学缺陷。同理，牙齿磨损如果不进行早期预防和干预也会引起牙列的严重破坏，最终导致口颌功能障碍、美学缺陷并影响心理健康，甚至可能引起下颌运动方式、颌位关系以及下颌闭合路径（根据磨损程度决定）的改变。

　　无论是龋病、牙周病还是牙齿磨损，在很大程度上都是可以预防的。但是以往关于口腔保健预防的国家指南，例如《口腔健康促进：基于循证的预防方案》，都只关注龋病和牙周病的预防。直至最近，在大量研究证据的支持下，才制定出了针对牙齿磨损的预防指南[1]。与龋病的防治一样，在牙齿磨损的评估和系统诊疗计划制订过程中也需要区分疾病的"活跃期"和"静止期"。

　　忽略对活跃期牙齿磨损的预防和管理是与"以患者为中心，以预防为导向"的治疗原则以及"最小干预"的治疗理念背道而驰的，正是这些理念推动了当前临床实践的发展。如果不能对无症状牙齿磨损进行有效干预，日后患者将需要承担巨

L. Slater
Dental Officer, CNWL Dental Services, Buckinghamshire, UK

A. Eder (✉)
UCL Eastman Dental Institute and Harley Street Dental and Implant Clinic, London, UK
E-mail: a.eder@ucl.ac.uk

N. H. F. Wilson
College of General Dentistry, London, UK

© Springer Nature Switzerland AG 2022
A. Eder, M. Faigenblum (eds.), *Tooth Wear*, BDJ Clinician's Guides,
https://doi.org/10.1007/978-3-030-86110-0_3

大的健康和经济负担。无论未来牙齿磨损诊疗的社会医疗保险政策可能发生什么变化，口腔医生都应将早期发现和监测病理性牙齿磨损作为患者定期口腔健康评估中不可缺少的内容。

本章的目的是强调早期识别患者可能存在的病理性牙齿磨损风险的重要性、对牙齿磨损特征的临床表现进行概述并探讨开发牙齿磨损易感性评估系统的必要性。

3.2　牙齿磨损已逐渐成为常见的口腔问题

在当今这个人口老龄化社会中，越来越多的老年人保留了更多的天然牙。因此，口腔医生可能会面对更多中度和重度牙齿磨损患者。

如图3.1所示的人口金字塔中可见英国已进入人口老龄化社会。《全国人口预测：2018年的统计公报》指出，老年人口的数量将持续增加，预计在未来25年内（至2043年），85岁以上的人口比例将翻一番[2]。

2009年的《成年人牙齿健康调查》显示，与1978年相比，2009年牙列缺失的人口数量下降了22%。自1998年以来，龋病的发生率从46%降至28%，而牙周袋≥4mm的牙周病发生率也从55%降至45%[3]。

与此同时，牙齿磨损的发生率却增加了10%，而且16～44岁的年龄组中增加更为显著[4]。

虽然中度和重度的牙齿磨损多见于老年人群，但医生更应该关注的是目前有一定磨损迹象且进一步发展风险较高的患者，特别是年轻患者。因为如果不对这些患者的磨损进行控制，未来数十年的存留期里他们的牙齿磨损会进展到更严重的程度。因此，我们必须找到一些与牙齿磨损相关的风险标志，并研究这些标志在磨损发展过程中的变化及其对诊疗计划制订的影响。

3.3　牙齿磨损相关的风险标志

本章后面一部分将集中讨论对牙齿磨损发生有预测和识别意义的物理、医学及社会学风险标志，这些标志的出现可能提示患者有较高风险发生病理性的、导致口颌功能障碍和美学缺陷的牙齿磨损[5]。通过风险标志准确识别出病理性磨损高风险人群，有利于我们早期对风险因素进行控制进而预防牙齿磨损的进展。

"龋蚀图"是一种用于显示和预测患龋风险的工具，其可以通过个体患龋经历、口腔卫生、饮食、唾液分泌、牙菌斑量和细菌种类及数量（特别是变形链球

图3.1 2018年中期和2043年中期英国人口的年龄结构，可见老年人口数量的增长。来源：全国人口预测——国家统计局，是更新后的最新数据

发布许可：http://www.nationalarchives.gov.uk/doc/open-government-licence/version/3/

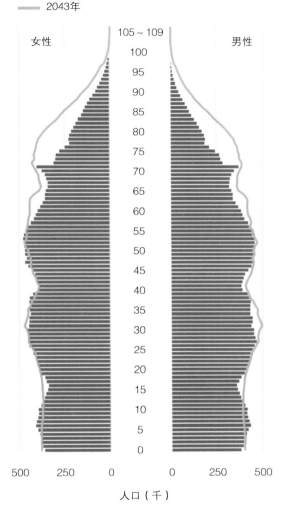

菌）、氟化物暴露及医生临床判断等指标对患者的患龋风险进行综合评估[6]。这个工具可以在互联网上免费获得，能够帮助临床医生预测患者的患龋风险并对患者进行监测和宣教[6]。同样，在牙周炎的系统诊疗中，疾病进展和牙齿缺失的预测也是热门话题，2015年发表的一篇系统综述对这个问题进行了探讨[7]。

牙周病风险预测模型的这篇综述中指出使用预测工具的重要性，呼吁在该领域进行进一步的研究[7]。在牙齿磨损方面，也可以考虑设计类似的工具（可被称为"磨损图"），这将有助于识别发生病理性牙齿磨损的高风险人群，从而有助于预测和防止健康牙体组织的不必要磨损。在开发牙齿磨损风险预测工具时，需要考虑表

3.1～表3.3中列出的因素。这类预测工具将对现有的磨损分级指数［例如基本酸蚀性磨损检查（BEWE）］起到很好的补充作用[8]。

　　表3.1～表3.3详细列出了牙齿磨损相关的风险标志，分为生理性标志、全身健康性标志和社会学标志。这些风险标志能帮助我们区分早期病理性磨损和生理性磨损。例如，一名22岁的青年（图3.2）由于4颗尖牙发生磨损而丧失尖牙引导，发展

表3.1　牙齿磨损相关的生理性标志

口外标志	肥大的咬肌[10]（图3.3）
口内标志——软组织	颊黏膜角化白线[5]（图3.4）
	咬颊——口干症使其恶化[10]（图3.5）
	舌缘齿痕[14]（图3.6）
	失去尖牙引导（图3.7）
口内标志——硬组织	磨牙缺失形成短牙弓且时间超过15年，并因此导致前磨牙的明显磨损[15]
	有磨损小面

表3.2　牙齿磨损相关的全身健康性标志

遗传因素	最近一项研究表明，牙釉质形成基因的变异（例如釉原蛋白变异），与酸蚀性磨损及其严重程度相关[16]。这表明牙齿对磨损和酸蚀的敏感性可能除了与外在环境因素相关外，也与内在遗传因素相关；这说明未来需要在寻找牙齿磨损相关生物标志物方面进行研究
疼痛	一项关于夜磨牙症的探索性研究表明，晨起的面部疼痛在伴有牙齿磨损的磨牙症患者中更常见。然而，这项研究显示唾液流速和缓冲能力、咀嚼肌紧张及最大开口度与牙齿磨耗状态之间没有显著关联[17]。因此，可以将面部疼痛作为磨牙症严重程度的指标，并将其看作牙齿磨损的一个风险标志
心理学因素	患有多动症、注意力不集中和/或多动-冲动等疾病的患者发生磨牙症的可能性较大[18]
	磨牙症患者常伴有焦虑和不良情绪[10]。2015年发表的一项研究表明，磨牙症、紧咬牙、焦虑都与γ-氨基丁酸（GABA）和谷氨酸等抑制性神经递质的水平呈负相关[19]。这提示，如果我们怀疑某患者的牙齿磨损是由磨牙症引起的，就应该与其家庭医生进行密切的多学科协作治疗
唾液	唾液在保护牙齿、缓冲酸蚀、牙釉质再矿化和获得性膜形成方面有至关重要的作用[10,20]。如果一名患者同时患有夜磨牙症和口干症，唾液的减少会加剧牙齿的磨损[10]
	引起唾液减少的系统疾病，包括： • 先天性风疹综合征 • Prader-Willi综合征 • 干燥综合征[20]
	药物引起的口干症
	运动引起的脱水也是牙齿磨损的一个风险因素[20]，所以积极参与某类运动也可以被看作牙齿磨损的一个风险标志
睡眠障碍	睡眠呼吸暂停和打鼾会加重磨牙症[10]
胃酸反流	酸性反流会导致牙齿发生酸蚀性磨损[10]
	厌食症与贪食症患者常呕吐，使患者的口腔反复暴露在酸性环境中，导致牙齿发生酸蚀性磨损[11]

表3.3 牙齿磨损相关的社会学标志

酒精滥用	对英国伦敦东南部的107名酒精滥用者（其中80%的人每周饮酒100单位）的口腔健康调查发现，酒精滥用人群中牙齿磨损程度更严重，提示酒精滥用是牙齿磨损的一个重要的风险标志[13]
咖啡因	加重磨牙症[10]
酸性饮食	酸性食物和饮料会加速牙齿的磨损。嗜食这类食物也是牙齿磨损的风险标志
消遣性毒品	消遣性毒品使用者更有可能出现牙齿的问题，包括牙齿磨损[12]。A类药物摇头丸尤其需要引起重视。内政部报告指出2013—2014年至2014—2015年使用摇头丸的16~24岁的青少年增加了95000人（从3.9%增加至5.4%）[21]。使用摇头丸可能引起唾液减少和牙关紧闭，进而导致牙齿磨损。此类患者后牙胎面的磨损比切牙切端的磨损更严重[12]
吸烟	加重磨牙症[10]
运动	运动可能引起的口腔干燥，进而加速磨损[20] 尽管目前仍没有确切的证据证实举重运动与紧咬牙或牙齿磨损之间有联系，但日常观察可见举重时常会伴随牙关紧闭。因此，我们认为举重运动员是发生牙齿磨损的高危群体。另外，举重运动员在运动前后摄入氨基酸和蛋白质补剂可能引起牙体硬组织脱矿，进一步加剧牙齿磨损 游泳运动员和其他运动员都可能大量饮用运动饮料，因此有更大的磨损风险

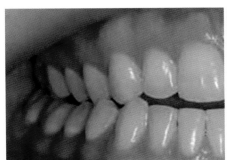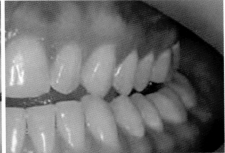

图3.2 22岁女性患者，因尖牙磨损，导致侧方运动时呈组牙功能粭

图3.3 25岁女性患者，咬肌肥大

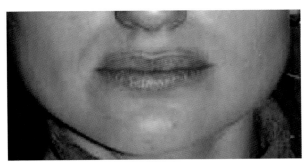

图3.4 22岁女性患者，双侧颊黏膜出现咬合摩擦性角化

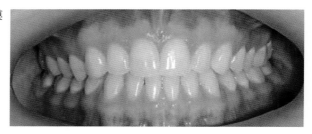

图3.5 25岁女性患者，出现功能异常性咬颊

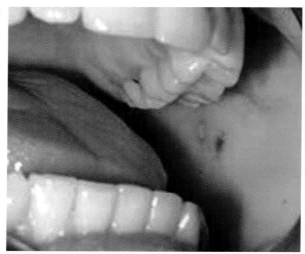

图3.6 25岁女性患者，舌缘齿痕

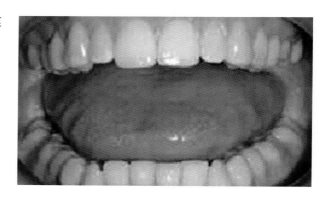

为组牙功能殆。虽然目前患者的磨损程度较轻，但是这是否可以看作患者未来发生更严重的病理性磨损的风险标志呢？磨牙症是引起牙齿磨损的一个原因[9]，因此在表3.1～表3.3中也列出了磨牙症相关的风险因素。值得注意的是，心理压力大[10]、进食障碍[11]以及滥用药物[12]和酒精[13]的人群中磨牙症的发病率相对较高。

临床上，我们只能通过问诊去识别患者牙齿磨损相关的全身健康性标志和社会

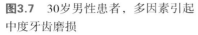

图3.7 30岁男性患者，多因素引起中度牙齿磨损

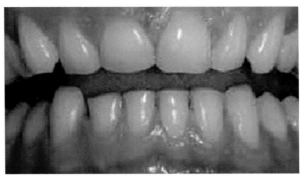

学标志，但是我们常很难仅通过问诊就获得患者的上述个人信息，尤其是在初次就诊时。因此，口腔医生必须与全科医生甚至其他专科医生紧密合作。如果观察到患者有严重的牙齿磨损，我们必须通过详细的问诊获得患者全面的病史信息，帮助我们确定引起磨损的病因并决定是否需要将患者转诊给全科医生或专科医生对系统疾病进行治疗。

3.4 磨损的进展

图3.2和图3.4中的22岁女性患者，有多因素引起牙齿磨损的迹象。检查发现她的中切牙出现了轻度折裂缺损、尖牙失去引导、颊黏膜有摩擦性角化，问诊发现有咬肌疼痛和高风险酸性饮食。图3.7中的30岁男性患者有多因素引起的中度牙齿磨损，其体征和症状与图3.4中的女性相似。对这类患者，医生什么时候开始介入治疗比较合适呢？

如果这些患者早期就通过树脂修复恢复尖牙引导，是否对患者有好处？如果不进行预防性干预，患者会持续发生活跃性磨损并最终需要接受复杂的全口咬合重建吗？口腔医生什么时候开始介入干预才能获得最好的效果？图3.8中的45岁男性患者直至磨损引起功能障碍和美学缺陷后才来医院寻求诊疗。但是，图3.8中的45岁男性患者和图3.7中的30岁男性患者如果在他们20岁时就来就诊，我们当时能否发现一些磨损相关的风险标志呢？

复杂的修复重建治疗，包括修复后的维护，会给患者带来巨大的健康和经济负担。随着牙齿磨损患者的增多，如果能够通过早期干预控制牙齿磨损的进展及其引起的功能障碍和美学缺陷，可以很大程度减轻患者和医疗体系的负担。因此，在探索牙齿磨损风险标志方面投入资金进行研究是非常值得的。

图3.8　45岁男性患者，因酸蚀和磨牙症导致的多因素严重牙齿磨损

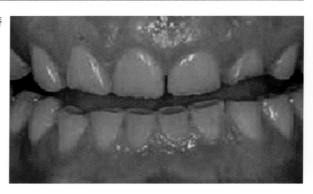

3.5　结论

大多数（76%）英国人都有牙齿磨损[4]。而且，随着预期寿命的增加以及龋病和牙周病管理的改善，牙齿磨损的发生率还将继续上升。因此，无论是对患者，还是对口腔医生，牙齿磨损的系统诊疗都会带来巨大的时间和经济负担。鉴于牙齿磨损诊疗需求的日益增加，很有必要建立一套准确、高效的风险评估工具（例如"磨损图"）以辅助牙齿磨损风险标志的识别，进而支持医生通过健康宣教和早期非侵入性干预手段预防牙齿磨损的进展。尽早识别病理性牙齿磨损的风险标志，并采取积极的预防措施，将减少重度牙齿磨损的发生以及与之相伴的对复杂重建治疗的需求。

致谢

本章改编自以下文章，该文章最初由英国普通牙科实践学院发表在《初级牙科杂志（Primary Dental Journal）》上。

Slater L, Eder A, Wilson N. Worn'ing: Tooth Wear Ahead. Prim Dent J. 2016 Aug 1; 5(3): 38–42. https://doi.org/10.1177/205016841600500304.

牙齿磨损与唾液的关系
Saliva and Tooth Wear

4

Raelene Sambrook

4.1 介绍

《牛津词典》将"唾液"描述为"由腺体分泌到口腔中的水样液体，为咀嚼和吞咽提供润滑，并帮助消化"。这个简单的定义不能说明这种生物液体的复杂性或异质性，也不能说明它在维持口腔健康中的关键作用。由于唾液质和量的降低以及酸蚀频率增高或持续时间增加，唾液对牙体组织的保护能力会持续下降，最终导致酸蚀性磨损发生。

4.2 唾液分泌

在没有外源性刺激的情况下，静息或非刺激性唾液主要由下颌下腺（60%）、腮腺（25%）、舌下腺（7%）和数百个小唾液腺（8%）分泌[1-2]。小唾液腺遍布口腔，包括唇、颊、腭、舌和磨牙后区域[3]。静息或非刺激性的唾液流速约0.3mL/min[4]，而睡眠期间的唾液流速几乎降至零[2,4]。在外界刺激下，唾液流速可以增加至1.5~2mL/min，也有报道称流速可高达7mL/min[2,5]。

唾液分泌由自主神经系统控制，副交感神经系统和交感神经系统通过反射途径调节唾液分泌。例如，味觉、咀嚼和嗅觉受体的激活都会引起唾液分泌的增加。除了食物和饮料的摄入，恶心和/或呕吐导致的胃内拉伸受体激活也会刺激唾液的分泌[3]。唾液分泌还会受到昼夜和周期节律的影响。此外，影响高级脑中枢和中枢神经

R. Sambrook (✉)
Prosthodontics Department, UCL Eastman Dental Institute, London, UK
E–mail: r.sambrook@ucl.ac.uk

© Springer Nature Switzerland AG 2022
A. Eder, M. Faigenblum (eds.), *Tooth Wear*, BDJ Clinician's Guides,
https://doi.org/10.1007/978–3–030–86110–0_4

系统的情绪状态（抑郁、焦虑、压力）也会影响唾液的分泌[1-2]。影响唾液分泌的其他因素还包括环境温度和身体的水合状态（例如脱水）。关于年龄对唾液分泌的影响目前仍缺乏足够的证据[1,6-8]。除了上述因素外，系统疾病、药物和某些治疗也会影响唾液的分泌量和成分[1-2,7,9-10]。据估计，每人每天分泌的唾液总量约600mL[11]，但不同个体之间可能存在一定的差异[2]。

4.3 唾液的组成和物理特性

唾液主要由水组成（99%）。另外，1%包括可溶于水的盐和蛋白质[12]。这些蛋白质来自唾液腺或脱落的口腔上皮细胞和微生物[1]。主要的唾液蛋白包括黏蛋白（20%～30%）、免疫球蛋白（5%～15%）和少量的糖蛋白，在刺激条件下这些蛋白的含量会增加。主要唾液蛋白约占唾液总蛋白的50%[13]，其他唾液蛋白还包括具有酶活性和非酶活性的抗微生物蛋白。唾液中的电解质包括钠（Na^+）、钾（K^+）、钙（Ca^{2+}）、镁（Mg^{2+}）、氯化物（Cl^-）、磷酸盐（HPO_3^{2-}）和碳酸氢盐（HCO_3^-）[12]。此外，唾液中还存在尿素和氨（NH_3）等含氮化合物。

唾液的组成和物理性质受到流速和分泌唾液的腺体影响[1]。不同的腺体因细胞组成不同，所分泌的唾液会含有不同比例的浆液性（水样，富含蛋白质）或黏液性（富含黏蛋白）唾液（表4.1）。

非刺激性唾液具有较高浓度的黏蛋白，因此黏液性唾液含量更高，呈现为黏性流体，具有润湿和润滑口腔及食管黏膜的功能。相比之下，刺激性唾液分泌流速更高，更具浆液性（呈水样），具有辅助咀嚼和清除口腔中食物的作用[4]。但是，不同唾液腺会在不同的刺激下发挥主要分泌作用[14]。例如，在机械刺激（即咀嚼）时，腮腺主导唾液的分泌，其所分泌的唾液占总体积的50%。来自味觉物质（酸、苦、鲜味和甜味）或嗅觉物质的化学刺激也会引起腮腺和下颌下腺的差异性唾液分泌。

表4.1 各唾液腺的腺泡细胞类型、分泌产物及其分泌量在静息和刺激状态下占唾液总量的比例（改编自Pedersen等人，2018[1]）

	腺泡细胞类型	分泌产物	占唾液总量的比例（%）	
			静息状态	刺激状态
大唾液腺	浆液性、混合性、黏液性		**92%**	**92%**
腮腺	浆液性	水样，富含淀粉酶	25%	50%
下颌下腺	混合性，但以黏液性为主	黏液性，富含黏蛋白	60%	35%
舌下腺	混合性，但以黏液性为主	黏液性，富含黏蛋白	7%～8%	7%～8%
小唾液腺	浆液性、混合性、黏液性		**8%**	**8%**

唾液的正常pH为6~7，但是根据流量的不同，pH范围可以介于5.3（低）至7.8（高）[2]。

4.4 唾液在口腔健康中的作用

唾液是一种独特的生物液体，包含有机物和无机物，其各种组分的独立功能和相互作用尚未完全探明。唾液在维持口腔健康方面具有重要的作用，包括润滑、抗菌、抗病毒和抗真菌作用、促进口腔清洁、促进牙齿矿化、缓冲酸以及在牙齿表面形成获得性膜等[4,15]。图4.1显示了唾液的各种成分是如何发挥保护作用的。

富含黏蛋白的非刺激性唾液具有润滑并保护口腔组织的作用。唾液中的黏蛋白与其他蛋白质（糖蛋白、免疫球蛋白和抗微生物蛋白）一起，还能发挥抗菌、抗病毒和抗真菌的功能[1-2,4]。唾液的流量对口腔健康也有影响。由于唾液是不断产生的，因此我们需要将口内的唾液吞咽下去，这个过程有助于口内有害微生物群的清除。除了消除口腔微生物之外，唾液的持续产生和吞咽还有助于清除口内残余饮食中的糖类物质并通过稀释作用将口内pH保持在中性范围内。

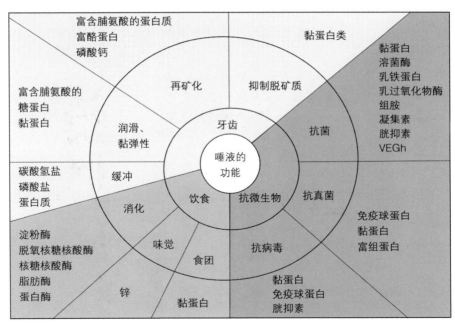

图4.1 唾液及其成分的主要功能（来自van Nieuw Amerongen等人，2004[13]）*

*经巴塞尔S. Karger AG许可复制

　　在非刺激状态下，唾液中的钙（Ca^{2+}）和磷酸盐（HPO_3^{2-}）离子浓度与牙齿保持平衡，从而维持牙齿矿化状态。换句话说，唾液中的钙离子和磷酸盐离子含量处于饱和状态，可以阻止牙齿中矿物基质羟基磷灰石的溶解。维持唾液中特定矿物质处于饱和状态的pH被称为"临界pH"[16]。在酸性食物作用下，唾液的pH会下降到临界pH以下，导致唾液中钙（Ca^{2+}）和磷酸盐（HPO_3^{2-}）等矿物质饱和度的降低，进而引起牙体硬组织发生溶解流失。

　　虽然唾液流量和唾液口腔清除率在维持唾液pH高于临界pH方面具有关键作用，但唾液的pH也受到其缓冲能力的影响。对于非刺激性唾液，有两种缓冲系统在起作用，即碳酸氢盐和磷酸盐缓冲系统。相反，对于刺激性唾液，碳酸氢盐缓冲系统占总缓冲容量的90%。在这两种缓冲系统中，最有效的缓冲是通过碳酸氢盐（HCO_3^-）与酸的相互作用实现的。非刺激性唾液中磷酸盐（HPO_3^{2-}）离子和含氮产物（例如尿素）的相互作用仅提供少量缓冲能力[17]。

　　有学者提出，发生酸蚀时，牙釉质脱矿的临界pH范围为3.9～6.5[18]。然而，对于牙本质而言，临界pH目前仍不明确，因为牙本质中的胶原基质也具有缓冲作用[19]。迄今为止，对牙本质脱矿过程的了解相对较少。

　　酸性物质引起的牙齿脱矿和牙齿的再矿化能力也受到获得性膜的影响。这种获得性膜是一种有机的、蛋白质类的、无菌的薄膜，能在牙齿表面立即形成[20]。获得性膜可以通过机械方式或长时间的强酸蚀去除。虽然牙本质和牙釉质表面的获得性膜的成分相似，但研究表明它们在功能上有所差异。对于牙釉质，获得性膜具有选择性渗透功能，能够形成扩散屏障调节脱矿和再矿化[21]。相比之下，牙本质上的获得性膜只具有离子渗透网的作用，因此保护牙本质对抗酸蚀的作用有限[21-22]。获得性膜具有物理隔绝的作用，被认为是保护牙齿免受酸蚀的关键因素之一[20,22]，而不同个体在获得性膜的组成、厚度和成熟时间上会有所差异，也会影响其保护能力[15]。

4.5　唾液和酸蚀性牙齿磨损

　　酸蚀性牙齿磨损是牙齿在化学和机械原理共同作用下发生的非细菌性矿化组织的渐进性缺损[23]。虽然酸是引起酸蚀性磨损的主要原因，但是磨耗和磨损等机械因素也会加速这一过程。

　　发生酸蚀性牙齿磨损时（第6章），酸性物质会引起牙釉质表面矿物质的丧失，进而导致牙釉质硬度下降（软化），更容易在机械性摩擦下出现破坏[19]。牙釉质的逐渐缺损会导致牙本质的暴露[19]。由于牙本质的成分与牙釉质不同，其受到酸蚀后的表现也与牙釉质不同。目前对牙本质被酸蚀的过程仍认识较少[7,19]。在酸的作用下，牙本质中的矿物质被溶解，而有机成分被保留。有学者认为与脱矿的牙釉质相比，牙本质脱矿后暴露的胶原纤维网在一定程度上更不易发生机械性磨损[19]。

唾液被认为是对酸蚀过程有调节作用的主要生物因素之一[24]。对于每个个体而言，都存在一个阈值，一旦这个阈值被突破，唾液的保护作用就无法抵消酸的作用[15]。因此，唾液会影响个体对酸蚀的易感性。唾液清除酸性食物和饮料、形成并维持获得性膜、缓冲pH变化和促进再矿化的能力都会影响酸性物质引起牙齿酸蚀的过程[15]。在唾液保护牙齿免受酸蚀的各种机制中，获得性膜的重要性得到了越来越多的认可。例如，最近的一项研究发现，健康受试者与患有酸蚀性牙齿磨损的受试者相比，二者获得性膜的抗酸蚀能力是不同的[20]。目前还不清楚获得性膜的成分和厚度是如何影响其抗酸蚀能力的[21]。尽管如此，目前已基本确认唾液的个体间差异是引起不同人群对酸蚀性磨损易感性不同的重要原因之一[23]。除此以外，个体对酸性物质（内源性或外源性酸）的暴露频率和持续时间也是影响酸蚀的重要因素。

牙齿对酸蚀的易感性还受到牙齿在牙弓中位置的影响[16]。酸蚀原因可能与牙齿与各个唾液腺的相对位置、不同唾液腺产生的唾液成分的差异和所形成的获得性膜厚度有关[24-25]。

唾液流速降低引起的唾液功能障碍会对口腔健康产生显著影响，但是唾液过少、口腔干燥并不一定引起酸蚀性牙齿磨损[10,26]。虽然由疾病或放射治疗等原因引起的严重唾液过少会导致牙齿脱矿并抑制再矿化，但临床观察却发现患有严重口干症的患者最常见的表现只是牙齿表面变光滑和根面龋。相比之下，口腔干燥虽然会导致牙齿受酸蚀的风险升高，但酸蚀性磨损却并不是口腔干燥最常见的并发症[26-30]。最近，在Wetselaar等人的一篇综述中（2019）评估了口腔干燥与牙齿磨损之间直接和间接的关系。他们指出，现有研究证据提示，口腔干燥与机械性和化学性牙齿磨损之间都具有直接的关系[31]，目前正在开展进一步的研究（包括使用动物模型的研究）探索酸蚀过程中口腔环境中的各种因素（唾液、牙釉质表型、饮食）之间的复杂交互作用[32]。

4.6　唾液测试（唾液测定）

在对酸蚀性牙齿磨损进行系统诊疗管理时首先需要确定引起酸蚀的病因[23]。酸蚀的病因可能与患者自身因素、营养状况或职业因素有关。患者自身因素包括唾液腺功能减退、唾液缓冲能力不良或内源性酸（可由胃食管反流病等引起）等。有学者提出可以利用非侵入性的唾液测试对唾液流量进行客观测量，进而辅助确定酸蚀病因[33]。也有学者建议使用唾液测试定量检测刺激性和非刺激性唾液的流速及缓冲能力，作为评估患者个体风险的依据[15]。然而，目前仅有有限的研究支持将唾液测试作为常规检查用于牙齿磨损风险的评估[34]。此外，还有学者对唾液测试能否准确反映患者的唾液流速提出了质疑[35]。针对牙齿磨损与唾液测试结果之间相关性的研究发现，唾液的质和量与酸蚀性牙齿磨损的临床症状之间并不存在明确的相关性[34,36-37]。

4.7　口干症

当患者的非刺激性唾液流速≤0.1mL/min和/或刺激性唾液流速≤0.5～0.7mL/min时，我们称之为"唾液过少（Hyposalivation）"[5]。与这种实质性唾液量减少不同，口干症（Xerostomia）是指一种口腔干燥的主观感受，患者可能有实质性唾液流速降低，也可能没有[5]。目前有学者正在研究开发并完善相关的调查问卷，以期为口干症的诊断提供有效和可靠的检测工具[30]。该问卷中的问题包括"我感觉口内很干燥""我在进食时感觉口内很干燥""我的嘴唇感觉很干燥"等。患有口干症的患者龋病发病率较高[38]。近年，也有证据表明口干症与牙齿磨损有关[39]。

唾液和新型冠状病毒感染

2020年3月11日，世界卫生组织总干事宣布全球发生新型冠状病毒感染疫情[40]。在写本文时（2021年1月），已有超过8200万人被诊断感染新型冠状病毒（简称新冠病毒），并有超过180万人因此丧生[41]。目前，我们对新冠病毒的传播、感染者的临床表现以及拯救生命的医疗干预措施等已经有了较多的认识。也有文献在探讨新冠病毒感染与唾液过少、口干症和味觉障碍之间的可能关系。我们已经知道新冠病毒感染常伴有口干症和味觉障碍等症状，这些有可能是引起新冠病毒感染的危险因素，也有可能是新型冠状病毒感染引起的症状表现。

口腔被认为是新冠病毒传播的主要途径之一[42]。有学者提出假设，唾液可能是抵御新冠病毒的第一道防线。唾液过少的个体因这道防线无法发挥作用，可能更容易发生新冠病毒引起的严重急性呼吸综合征[43]。唾液抵御新冠病毒的可能机制包括唾液中的抗病毒蛋白和肽（例如黏蛋白和胱抑素），唾液为软组织和黏膜提供的润滑及清洁作用等[2,43-44]。有研究证实，年龄＞50岁、合并有系统疾病且使用了影响唾液流量的药物的患者在感染新冠病毒后会有更严重的反应[42,45]。唾液过少这一指标是否是新型冠状病毒感染的危险因素目前还有待确定。如果能证实唾液与呼吸道感染之间的联系，未来可以考虑将唾液流量的客观测定结果用于急性呼吸道感染风险的评估。

有关新冠病毒感染后的口腔表现也已有文献发表，其可能表现为前驱症状或伴随症状。有文献指出口干症是新冠病毒感染后的临床表现之一[46]。口干症的具体表现包括吞咽困难或进食干性食物时需要频繁喝一些液体湿润口腔[47]。另外，许多感染新冠病毒且自述有口干症的患者同时也有味觉改变（味觉障碍）发生[47-48]。

有人提出，新冠病毒引起的急性呼吸综合征可能会导致急性唾液腺感染（涎腺炎）[44]。患者可能表现出唾液腺疼痛和功能障碍的症状。也不排除有新冠病毒引起唾液腺炎性破坏，进而导致慢性涎腺炎、长期影响唾液质和量的可能性[49]。

最后，也有研究评估了新型冠状病毒感染对神经心理系统的影响。新型冠状病毒感染患者出现焦虑和抑郁情绪在内的神经障碍风险较普通人有所增加[50]。由于神经心理障碍可能会引起唾液减少，因此新型冠状病毒感染患者也有唾液减少的风险。这一点对于那些患有"长新冠"的患者尤其重要。

虽然关于新冠病毒感染和口腔健康之间的关联仍需进一步的研究，但口腔医生必须认识到新冠病毒感染后可能会发生唾液腺的长期功能减退或口干症并且进一步引发其他口腔健康问题。

4.8　结论

酸蚀性牙齿磨损是一种引起牙齿硬组织破坏的疾病。唾液是保护牙体硬组织的一道关键防线。虽然唾液的重要性得到了广泛认可，但是酸蚀性牙齿磨损患者是不是存在唾液质、量或缓冲能力的下降，目前仍缺乏定论。最近有很多学者在研究获得性膜的组成和厚度在酸蚀性牙齿磨损高危人群中的作用。无论未来的研究结果如何，我们应该认识到，一旦牙齿在酸性环境中的暴露频率和暴露时间超越了唾液的保护能力，牙体硬组织就会发生酸蚀性磨损。

喂食和进食障碍：对口腔健康有不利影响的行为

5

Feeding and Eating Disorders: Behaviours That Adversely Impact Oral Health

Alex Milosevic, Fatemeh Amir-Rad

缩写

AN	Anorexia nervosa 神经性厌食症
BED	Binge eating disorder 暴食障碍
BN	Bulimia nervosa 神经性贪食症
DMFS	Decayed, missing and filled tooth surfaces 龋失补指数
DMFT	Decayed missing and filled teeth 龋失补牙
DSM	Diagnostic and statistical manual of mental disorders 精神障碍诊断和统计手册
ED	Eating disorders 进食障碍
EDNOS	Eating disorder not otherwise specified 非特异性进食障碍
GORD	Gastro-oesophageal reflux disease 胃食管反流病
HRQoL	Health-related quality of life 健康相关生活质量
ICD	International classification of diseases 国际疾病分类
OR	Odds ratio 优势比
OSFED	Other specified feeding or eating disorder 其他特异性喂食或进食障碍
QoL	Quality of life 生活质量
RD	Rumination disorder 反刍障碍
SF-36	Medical outcome study—short form 36 医疗结果研究—简表36
SIV	Self-induced vomiting 自主诱发呕吐

A. Milosevic · F. Amir-Rad (✉)
Department of Prosthodontics, Hamdan Bin Mohammed College of Dental Medicine,
Mohammed Bin Rashid University (MBRU), Dubai, UAE
E-mail: fatemeh.amirrad@mbru.ac.ae

© Springer Nature Switzerland AG 2022
A. Eder, M. Faigenblum (eds.), *Tooth Wear*, BDJ Clinician's Guides,
https://doi.org/10.1007/978-3-030-86110-0_5

5.1　介绍

自从1999年发表第一篇名为"进食障碍与口腔问题"的综述[1]以来，关于进食障碍的理解和分类已经有了很大的进展。口腔医生和口腔卫生保健专业人士在工作生涯中一定会遇到进食障碍的患者，了解进食障碍分类、心理背景、全身并发症和口颌临床表现对于进一步提高牙科团队的整体医疗服务质量具有重要意义。本章旨在对进食障碍类疾病进行叙述性回顾。

5.2　分类、诊断标准和流行病学

美国精神病学协会《精神障碍诊断和统计手册》的不同版本中，对进食障碍的分类在不断被修定。2013年，第5版《精神障碍诊断和统计手册》（DSM-Ⅴ）取代了之前的第4版（DSM-Ⅳ），同时世界卫生组织（WHO）也将原国际疾病分类（ICD-10）修订为目前的ICD-11[2-3]。在DSM-Ⅴ中，异食癖和反刍出现在"喂食和进食障碍"条目下，暴食障碍（BED）则被视为一种独立的疾病，其目的是减少"非特异性进食障碍（EDNOS）"类别中诊断名词的数量。研究表明，大量被诊断为EDNOS的患者实际上可能患有BED[4]。该领域的研究人员认为，新的分类实用性和有效性更佳，但他们同时也强调，由于进食障碍包含了一系列疾病，因此此分类仍具有局限性[5]。有学者提倡在诊断标准中增加一个额外的维度（例如暴饮暴食的频率）。

DSM-Ⅴ的分类中包括神经性厌食症（AN）、神经性贪食症（BN）、暴食障碍（BED）、异食癖、反刍障碍（RD）、回避型/限制性食物摄入障碍（ARFID）、非特异性进食障碍（EDNOS）、其他特异性喂食或进食障碍（OSFED）几个类别。表5.1显示了DSM-Ⅴ中进食障碍的上述诊断分类。

表5.1　DSM-Ⅳ与DSM-Ⅴ进食障碍诊断对比

DSM-Ⅳ	DSM-Ⅴ
异食癖	异食癖
反刍障碍	反刍障碍
婴儿期或幼儿期喂食障碍	回避型/限制性食物摄入障碍
神经性厌食症	神经性厌食症
神经性贪食症	神经性贪食症
	暴食障碍
非特异性进食障碍（EDNOS）	其他特异性喂食或进食障碍
	非特异性喂食或进食障碍

AN有两种亚型，限制型和暴饮暴食/排空型。AN的终生患病率为0.5%～2%，BN的终生患病率为0.9%～3%[6-7]。AN的发病高峰年龄为13～18岁，BN的发病高峰年龄为16～17岁[8-9]。BED的特点是在短时间内吃下过量食物，并伴有超重和肥胖。与女性相比，男性BED发病率更高，而AN和BN发病率相对更低。

然而，从个体角度来看，进食障碍往往会随着时间的推移而发生改变。在进食障碍的早期阶段，患者能成功控制他们的饮食并减轻体重，但随着时间的推移，患者的控制力丧失，开始进入暴饮暴食阶段。因此，进食障碍患者通常会从厌食症发展到贪食症，再到混合状态[5]。现在，各类进食障碍的诊断门槛降低了，因此其患病率呈现了增高态势[10]。最近一篇对符合纳入标准的7项研究进行的系统综述中指出，各类进食障碍的预期终生患病率为1.01%（95%CI：0.54～1.89）[10]。在各类进食障碍疾病中，BED发病率最高（2.22%），其次是BN（0.81%）和AN（0.03%）[10]。对496名美国青春期女学生的调查研究发现，20岁前发生各类进食障碍的比例为13.1%，其中BN的最早高峰发病年龄为16岁[11]。然而，AN在非洲、拉丁美洲和美国的西班牙裔/拉丁美洲人中的患病率要低得多，可能与这些民族的审美观念中更偏爱体重较高、曲线优美的身材有关[12]。进食障碍是一个全球性的健康问题，但是不同的文化背景下可能会有不同的表现。

5.3 异食癖和反刍障碍

异食癖是指持续1个月以上咀嚼和摄入非营养物质，且这一情况不被患者所处社会接受。这种疾病多见于儿童、怀孕女性、福利或收容机构人员或有学习障碍的人群中。患者进食的物质可能包括粉笔、黏土、煤、草、头发、土壤、石头、纸张、金属、烟头、沙子和肥皂。术语"食土癖"专指对土壤或黏土的异常进食[13-16]。"Ryzophagia"是指在巴基斯坦和印度女性中发现对生米的异常摄入[17]。异食癖，尤其是食土癖，在某些部落社会和文化中被认为是正常的行为[16]。异食癖或食土癖通常与饥饿无关，但与缺铁性贫血等营养缺乏有一定关系。例如，怀孕期间的贫血和产生进食煤等非营养物质的需求可能有关。例如，怀孕和哺乳期的蝙蝠可能为了满足高矿物质需求或为了缓冲有毒和致癌的植物代谢物而摄入黏土，这种机制是灵长类动物和大型哺乳动物食土最可能的解释[18]。据报道，20%的孕妇可能有异食癖，尤其是生活在农村地区且有异食癖家族史的黑种人妇女中发病率较高[19]。

异食癖可能对全身健康带来严重的不良影响。食用土壤或含铅涂料会导致铅中毒、食用纸类会导致汞中毒、食用火柴头或黏土会导致低钾血症[20-22]。文献指出异食癖还可能引起寄生虫感染、电解质紊乱、肠梗阻、穿孔和腹膜炎[16,23]。异食癖的死亡率可能很高[16]。也有研究报道了异食癖与缺铁性和小细胞性贫血有一定关联，但这二者异食癖到底是其原因还是结果目前尚不清楚[15]。

5.3.1　异食癖的口腔表现

异食癖会导致牙齿磨损[13,15,17,24]，2篇独立病例报告中分别报告了一名36岁咀嚼沙子与一名56岁咀嚼沙砾和石头的女性患者，两人的牙齿都出现了累及牙本质的广泛磨损[13,15]。这2例患者的烤瓷冠也有崩瓷，同时修复体表面变得锋利和凹凸不平。但是，这2个病例的牙周状况都较好，学者没有解释这是否与异食物质的物理性摩擦引起的牙菌斑清除或咀嚼引起的唾液流量增加和缓冲作用升高有关。一篇病例报告中报道了一名7岁的印度女孩，持续5年食用砖块，出现了铁和锌的缺乏以及严重的牙齿"磨耗（Attrition）"[24]。由于磨耗是指牙齿与牙齿之间的物理性磨损，因此我们推测学者可能想要说的是"磨损（Abrasion）"，但是也有可能患者的牙齿同时发生了磨损和磨耗。

异食癖在普通人群中是一种罕见的行为，但在某些高危人群中应予以重视，例如怀孕女性、发展中国家人群（因食物匮乏导致营养不良）以及福利院/收容所人员。需要注意的是，如果患者是异食癖引起的牙齿磨损，她/他可能会因为不想让医生知道自己的异食癖而有意对医生隐瞒。如果临床上遇到无法找到病因的牙齿磨损患者，并怀疑患者可能存在异食癖，一定要注意使用合适的方式进行详细、小心的问诊。

5.3.2　反刍障碍

反刍障碍也称反刍综合征，主要临床表现是餐后胃内容物逆流入口腔，患者对其再咀嚼、再吞咽或吐出[25]。由于缺乏相关研究，疾病的异质性特征以及此病与胃食管反流病（GORD）、胃轻瘫（胃无力）和贪食症等疾病的重叠，反刍障碍目前仍没有明确的分类和诊断指南。但是，反刍障碍的诊断标准在DSM-V中没有发生改变。由于前述的各种原因，关于反刍障碍的发病率仍缺乏可靠数据，但是研究提示该疾病在福利和收容机构人员以及有学习困难的个体中更常见（10%），但整体而言发病率还是很低[26]。先兆应激性事件（例如手术）与反刍障碍的发生有一定的关联，但目前尚不清楚反刍障碍到底是一种精神障碍疾病，还是生理障碍的表现，或二者都是[27]。反刍障碍被认为主要是一种主动躯体问题，与患者主动控制下胸部扩张导致的胸廓内压降低、腹壁肌肉的随意收缩和膈肌松弛导致的胃内压升高有关。

反刍障碍与GORD的区别在于前者是患者主动控制下发生的反流，而后者是患者无法控制的不自主反流。此外，异食癖患者可能同时存在反刍，也有患者出于各种原因向医生隐瞒自己的反刍情况。研究指出，如果反刍障碍无法得到及时、准确诊断，患者将会有长期的症状[27]。

反刍障碍的治疗措施包括膈肌呼吸控制法、认知行为疗法、厌恶疗法和药物疗法。在药物疗法中，抗痉挛性肌肉松弛剂巴氯芬可有效降低反流频率，质子泵抑制剂和止吐药等其他药物与安慰剂相比几乎没有效果或效果非常有限[28]。胃底折叠手术，即将胃上部包裹在下食管周围，可有效治疗胃食管反流病，但对反刍障碍却没有效果，因为后者是一种以心理障碍为主的疾病。

与年龄和性别匹配的健康儿童对照组相比，反刍障碍与酸蚀性牙齿磨损有一定相关性[29]。尽管学者没有报道相关性的比率，但是该研究指出平均年龄为10岁有反刍障碍的儿童中，77%发生了酸蚀性牙齿磨损，而对照组这一比例只有13%。该研究另一个发现是两组之间龋齿没有差异[29]。一名患有反刍障碍的16岁女性患者和一名患有自闭症并因"龋齿"拔掉了5颗牙齿的6岁男性患者都通过咀嚼口香糖成功控制了反刍障碍，治疗后两人的牙齿健康状况也得到了改善[30-31]。

1983年的一篇病例报告报道了一个家族三代人中出现了9名反刍障碍患者，这些患者因呼吸异味就诊，后被转诊到胃肠病专科医院进行治疗[32]。

反刍障碍患者可能发生酸蚀性牙齿磨损[33-34]。然而，和频繁呕吐引起的牙齿酸蚀不同，反刍引起的牙齿酸蚀影响的牙面更广泛，不但涉及𬌗面，还会涉及下颌牙齿的颊面，其原因在于反流的胃内容物会存留在颊间隙内[34]。反刍障碍还可能伴有与心理压力相关的磨牙症，福利院/收容所人员等这类反刍障碍高发人群发生磨牙症的风险也比较高。对于反刍伴有磨牙症的患者，如果酸蚀是引起牙齿磨损的主要原因，我们称之为酸蚀性磨损，但是使用牙齿磨损这个诊断也是可以的，因为牙齿磨损是指各种原因导致的牙体硬组织渐进性缺损[35]。

5.4　神经性厌食症

厌食症主要发生在少女和年轻女性中，它往往是由于患者对身材有扭曲性认识，因此出现过度节食和病理性的肥胖恐惧，最终导致体重严重下降。神经性厌食症患者的许多症状和体征都是由饥饿引起的。如果患者的体重比同性别、同年龄人群的正常体重低15%以上，且找不到其他可能引起体重过低的系统疾病，就可以诊断为神经性厌食症（表5.2）。以前的DSM-Ⅳ分类中对神经性厌食症的诊断还有一条标准，就是停经3个月以上，但是最新的分类中已经将这一条删除，因为它不适用于男性、初潮前少女、绝经女性以及服用口服避孕药的女性。在各类进食障碍疾病中，厌食症的总体发病率最低，约1%，但是在西方国家和青少年女性中其发病率相对比较高。在西欧，从20世纪70年代开始，包括2000—2009年，每10年、每10万人中会新增5例神经性厌食症[12]。总体来说，神经性厌食症仍然是一种相对罕见的疾病，患者中女性和男性的比例是5∶1。

表5.2　DSM－Ⅴ中关于进食障碍的诊断标准

进食障碍	
神经性厌食症	BMI小于同性别、同年龄组BMI中位数的85%
	>3个月或>75%的时间会担心自己体重增加
	对形体和体重过度在意
神经性贪食症	每个月至少4次无法控制的暴饮暴食，持续至少3个月
	每个月至少发生4次补偿性行为（节食或催吐等为防止体重增加而采取的行为），持续至少3个月
	在自我评价中非常看重体重和体形
暴食障碍	每个月至少4次无法控制的暴饮暴食，持续至少3个月
	在此期间，平均每个月发生不到一次的补偿性行为
	暴饮暴食后会有明显痛苦
	具有以下3种或3种以上特征就可以被称为暴饮暴食：
	①快速进食
	②吃到身体感觉不舒服才停止
	③没有饥饿感的情况下大量进食
	④因担心尴尬而独自吃饭
	⑤暴饮暴食后感到厌恶、沮丧或内疚

5.5　神经性贪食症

根据DSM－Ⅴ诊断标准，神经性贪食症患者每周至少发生一次暴饮暴食，随后患者为了弥补暴食的后果会出现自主诱发呕吐（SIV）、滥用泻药或利尿剂等代偿行为。据世界卫生组织精神健康调查报告，神经性贪食症的平均发病年龄为20.6岁，发病率为每年12/10万[36-37]。如前所述，神经性厌食症患者的体重是低于标准体重的，然而对于神经性暴食患者而言，其体重可能低于标准也可能高于标准。根据诊断标准，患者只有每个月出现4次以上的暴食发作才能被诊断为神经性贪食症（表5.2）。不是所有的神经性贪食症患者都会通过自主诱发呕吐来补偿暴食的后果，有些人会使用泻药、利尿剂、禁食和/或过度运动。这些呕吐以外的补偿方法潜在的影响将在后面进行讨论。神经性贪食症患者常会因自己的行为而感到羞耻，因此从这些患者中收集关于他们行为的自我报告数据是很有限的，并且可能是不准确的，所以这种疾病的发病率可能是被低估的[38]。神经性贪食症患者可能会通过成为运动员来隐藏自己的暴食行为，也有一些患者本身是运动员，但在训练期间出现神经性贪食症。术语"运动性厌食症"是指运动表现良好却出现能量摄入减少和体重减轻现象，同时不符合神经性厌食症或神经性贪食症诊断标准的运动员[39]。女性运动员中出现的进食障碍、闭经、骨质疏松症三联征已广为人知，但男性运动员也可能会发生这种问题[40]。一些运动员可能会发展为厌食症或贪食症，与团队运动项目相比参与个人项目的运动员更容易出现这类疾病。另外，这些问题在有重量分级的运动项目（例如划船、拳击）、美学运动（体操、花样滑冰）或反重力运动（跳高）中更为常见[41]。

5.6   暴食障碍

暴食障碍是指反复发作的、在短时间内（通常在2小时内）过量摄入食物的行为，暴饮暴食后患者会出现内疚、尴尬或厌恶的感受。暴食可能是一种私人或隐秘的行为，患者会出现无法控制的进食行为（无法停止），导致摄入常人无法承受的大量食物（比一般的"吃撑"的量更大）。这种情况每周至少发生1次，持续3个月，并且暴食之前没有饥饿感。发作的特点是快速进食，直至身体不舒服才停止，暴食后出现自我厌恶或抑郁情绪。与神经性贪食症不同，暴食障碍常不伴有呕吐等补偿性行为。暴食障碍的患者中肥胖比例较高，患者对身体形象也没有过度的关注。暴食障碍的性别分布大致是1∶1。

5.7   与进食障碍（ED）相关的心理、行为和医学并发症

进食障碍（ED）患者中常见的精神障碍有抑郁、焦虑、强迫症、创伤后应激障碍、人格障碍、物质滥用障碍和自残行为[42-43]。神经性厌食症（AN）患者中抑郁症很常见，终生发病率为50%～68%，焦虑症的发病率也高达30%～65%。神经性贪食症患者中，情绪障碍和焦虑症的终生发病率分别为50%～70%和13%～65%[44]。

一项Meta分析显示进食障碍（ED）会引起较高的死亡率，其中神经性厌食症的死亡率最高，至少为5%～6%，常见的死亡原因是自杀[45-46]。神经性贪食症（BN）和非特异性进食障碍（EDNOS）的死亡率相对较低且比较接近[45]。

节食可能会引起进食障碍。当节食未能达到预期的减肥效果时，患者就会产生

自尊心下降和失控感，并发展成进食障碍。发生进食障碍会加深患者罪恶感，进一步降低自尊，导致患者进入"限制饮食-身心问题"的恶性循环。另外，进食障碍患者，尤其是神经性厌食症患者，常感到无法控制外部压力，因此如果能帮助这些患者成功控制食物摄入会让他们更有力量感。各类进食障碍疾病都对人体许多器官系统有不良影响，患者无论体重高低都可能发生医学并发症。神经性厌食症和神经性贪食症患者中可能存在主动排空行为（例如催吐、催泄），这些是排空障碍的典型表现，而排空障碍是OSFED中的一种类型[2]。高达86%的进食障碍患者存在自主诱发呕吐（SIV）的行为，也有一部分患者会使用泻药和利尿剂进行排空[47-49]。

由于神经性厌食症发病年龄小且患者有极端的营养限制，因此可导致严重的发育问题。患者的身体生长速度低于正常值，骨密度也较正常低[50]。其他的常见全身并发症还包括低血压、低体温、心动过缓、贫血、白细胞减少、尿素氮升高和肝酶升高[51-53]。表5.3中列出了各类进食障碍常见的全身并发症。

Forney等人指出限制食物摄入、自主诱发呕吐、滥用泻药和利尿剂等会引起一系列严重的全身并发症[54]，包括心搏骤停、直肠脱垂、肾衰竭和肌肉骨骼效应（例如横纹肌溶解症）。有自主诱发呕吐行为和滥用泻药的患者中低钾血症及低磷血症也很常见。营养不良会导致胃排空延迟、便秘、血脂异常和轻度转氨酶升高（肝脏酶升高的表现，提示肝炎或肝脏细胞受损）[55-56]。呕吐会导致食管炎，严重时会导致食管破裂[57]。厌食症患者有时会主诉有腹胀和恶心，而暴食障碍患者则有胃扩张的风险[58]。神经性厌食症患者有发生再喂养综合征（营养不良患者接受再喂养时发生的一种有致命性风险的液体和电解质紊乱）的风险，这种综合征的特征生化表现是低磷酸盐血症[59]。

进食障碍患者到社区诊疗机构就诊时常主诉有疲劳、不耐寒冷、月经不规律和腹痛、便秘等胃肠道问题[60]。滥用泻药或限制液体摄入导致的脱水是医院急诊科接诊的进食障碍患者最常见的就诊原因[61]。

进食障碍还与酗酒及滥用药物（甚至毒品）等问题有一定的关联。进食障碍患者可能会通过可卡因、海洛因、安非他明、酗酒和吸烟等手段来控制食欲或体重[62]。与未患有进食障碍的正常人群相比，进食障碍患者人群中咖啡因摄入和吸烟的发生率更高[63-65]。

患有进食障碍的老年女性可能会出现严重的骨质疏松症、有心源性猝死风险的心肌病、肌肉流失和胃食管反流病[66]。

神经性厌食症患者的下丘脑受到抑制，会导致性激素水平降低，患有神经性厌食症的女性可能会出现青春期延迟、青春期退化和月经紊乱[67]。

厌食症患者的毛发会变得细软，出现闭经，并表现出情绪障碍。

患者用手进行催吐时，手背和上颌牙齿发生摩擦，会在手背和指关节形成老茧，这种体征被称为Russell征，其发生的频率比从前的估计值更低一些（图5.1）[68-69]。结膜下出血是另一个与自主诱发呕吐相关的体征[70]。

表5.3 进食障碍常见的全身并发症

器官系统	神经性厌食症（AN）	神经性贪食症（BN）	暴食障碍（BED）
心血管系统	• 心动过缓和低血压 • 二尖瓣脱垂 • 猝死（与QT间期延长有关） • 周围水肿 • 再喂养综合征	• 心律不齐 • 减肥药毒性 • 心悸 • 高血压 • 心肌病 • 二尖瓣脱垂	• 肥胖引起的高血压 • 饮食或肥胖引起的高脂血症
皮肤相关	• 皮肤干燥 • 胡萝卜素沉着症 • 毛发细软 • 饥饿相关性瘙痒	—	• 糖尿病引起的皮肤变化 • 肥胖引起的皮肤变化
消化系统	• 便秘 • 再喂养胰腺炎 • 再进食引起的急性胃扩张	• 牙齿酸蚀 • 腮腺肿大 • 食管破裂 • 慢性泻药滥用导致的胃食管反流病 • 急性胃扩张 • 暴食后急性胰腺炎 • 滥用泻药导致的便秘 • 泻药性结肠	• 腹胀 • 腹痛
内分泌和新陈代谢相关	• 闭经 • 不孕症 • 骨质疏松症 • 甲状腺异常 • 高皮质醇血症 • 胆固醇代谢受损引起的高胆固醇血症 • 低血糖 • 神经源性尿崩症 • 温度调节受损 • 体体和电解质紊乱	• 月经紊乱 • 低血糖 • 盐皮质激素过多 • 电解质失衡 • 脱水 • 肾病	• 肥胖性糖尿病
血液相关	• 饥饿引起的全血细胞减少症 • 红细胞沉降率降低	—	—
肺部/纵隔相关	—	• 吸入性肺炎 • 伴有体重减轻或由呕吐引起的纵隔气肿 • 气胸或肋骨骨折	

Walsh JME, Wheat ME, Freund[53]

图5.1　37岁男性患者，有20年的神经性贪食症病史，其手背上可见老茧形成（Russell征）

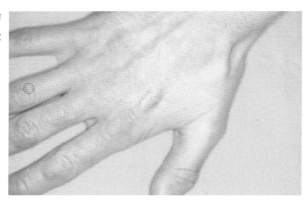

5.8　进食障碍患者的生活质量

　　健康相关生活质量（HRQoL）是反映调查对象的生理、心理、情感和社会方面的生活质量的一个指数，其与全身健康有密切联系[71]（第1章和第2章）。对进食障碍患者的生活质量进行评估可辅助医生对患者的临床治疗效果和复发可能性进行预测，因此是非常重要的[72]。医疗结果研究—简表36（SF-36）和简表12（SF-12）是一种由患者填写的量表，目前是评估HRQoL最常用的方法。最近一篇纳入7项研究的Meta分析研究显示，进食障碍患者的HRQoL评分显著低于正常人群的平均值，但是不同类型的进食障碍患者之间未发现显著差异[73]。2016年的一篇系统综述纳入了41篇用不同生活质量评分量表（QoL量表）对神经性厌食症、神经性贪食症和暴食障碍患者的生活质量进行研究的文章[74]。该研究指出神经性厌食症、神经性贪食症和暴食障碍患者的生活质量明显低于一般人群，尤其是在精神生活方面。该综述也未能发现各类进食障碍疾病对HRQoL影响的差异，因为所有进食障碍疾病都可能引起抑郁和焦虑进而降低生活质量评分[74-78]。此外，该综述还发现，在暴食障碍（BED）患者中，肥胖患者生活质量更低[79-82]。与非暴食障碍患者相比，暴食障碍伴有肥胖的患者生活质量评分也更低[83]。Hart等人最近的研究发现[84]，青年时期有过进食行为问题或曾被诊断为进食障碍的人群中，HRQoL显著下降。该研究还表明，进食障碍患者如果伴有体重过重或体重过低，其HRQoL会进一步降低[84]。

　　但是，有一些研究发现，神经性厌食症、神经性贪食症、暴食障碍患者的兄弟姐妹和照顾者的HRQoL也同样出现下降[85-88]。对101名神经性厌食症、神经性贪食症患者的研究发现，即使患者接受了治疗并且BMI恢复正常，8年后患者的HRQoL

评分仍低于正常人。因此，学者得出结论，对于这类患者，即使治疗能有效改善进食障碍的症状，但其生活质量仍会受到长期的不良影响[89]。对56名进食障碍患者和148名曾患有进食障碍的患者进行研究发现，低自尊是引起生活质量下降的最主要因素[90]。通常认为迁延不愈的慢性疾病更难治疗和管理，但对进食障碍疾病而言，疾病的持续时间似乎与生活质量无关，这可能与患者对功能障碍的适应性反应有关，被称为反应转移[91]。尽管如此，在暴食排空型谱系诊断中，特别是在暴食排空型AN亚型中寻求治疗的患者中，其功能障碍的程度更大[91]。

总之，进食障碍会对患者的生活质量带来显著不良影响。进食障碍伴发的焦虑和抑郁等疾病会影响患者应对日常生活的能力。但是，即使进食障碍疾病通过治疗得到了缓解，患者的生活质量可能仍在较长时间内处于较低水平。

5.9　口腔–牙齿表现

最早关于进食障碍对口腔健康影响的研究发表于1977年，那时还没有关于进食障碍的分类诊断，也没有将贪食症作为一个独立的分类[92-93]。早期研究发现呕吐和大量摄入酸性饮料会引起牙齿发生酸蚀。有些进食障碍患者会食用大量新鲜水果以引起腹泻，而这些水果具有潜在酸蚀性。口腔医生应能在临床工作中识别进食障碍患者并将他们及时转诊到临床医院和心理机构接受治疗，进食障碍患者的大多数口腔问题是由长期呕吐、营养缺乏和高糖摄入的不良饮食习惯、口腔卫生维护不良、心理障碍及药物滥用等引起的[94-95]。表5.4为相关的口腔–牙齿表现。

表5.4　喂食和进食障碍相关的口腔–牙齿表现

牙齿酸蚀	• 包括牙齿敏感
龋齿和口腔菌群变化	• 包括呼吸异味
唾液和唾液腺	• 包括腮腺肿大、唾液黏性增加、唾液流速降低或口干症
牙周病	—
软组织损伤	• 黏膜损伤——斑状出血
颞下颌关节紊乱病	—
牙齿磨损	• 由异食癖引起

5.9.1　牙齿酸蚀

牙齿酸蚀是自主诱发呕吐患者常见的口腔表现。进食障碍患者的牙齿酸蚀可能会迅速发展，导致牙齿出现冷热敏感、美学缺陷和日常生活质量下降[96-98]。牙齿发生酸蚀后会表现为失去光泽、牙釉质变薄且在牙嵴上形成凹槽、牙尖呈"杯状"凹陷并伴有牙本质暴露（图5.2）[99-100]。

　　许多研究表明，与无呕吐行为的进食障碍患者相比，有呕吐行为的患者发生牙齿酸蚀的比例更高，但是早期的研究使用的是DSM-Ⅲ和DSM-Ⅳ诊断标准[101-118]。通常，随着自主诱发呕吐行为持续时间的延长，受酸蚀牙齿的数量和严重程度都会增加。然而，呕吐频率、持续时间与牙齿酸蚀之间的关系也并不是一定的，有些患有进食障碍多年的患者（其中一些人有超过10年的呕吐史）并没有表现出明显的牙齿酸蚀[104,112-113]。对酸蚀性牙齿磨损严重程度进行准确评估有一定难度，原因之一就是目前有多种不同的酸蚀评估指标（其中有一些是在模型上进行评估的）。另外，酸蚀、磨耗和/或磨损之间的混淆也是导致牙齿酸蚀评估困难的原因之一。不同的酸蚀评估方法中，分级的阈值标准或分界点有所不同、缺乏统一的标准，这就造成难以对不同的研究结果进行比较。尽管如此，大多数研究表明，酸蚀最常发生在磨牙的𬌗面和上颌前牙的腭面[104,112-113]。随着呕吐病史的延长，后牙的颊面和腭面也可能受到影响[113]。

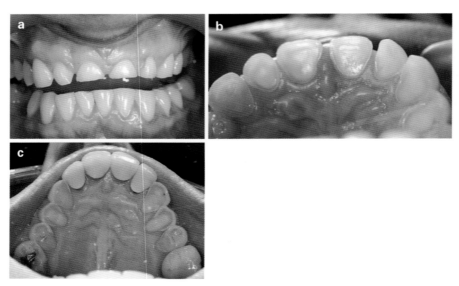

图5.2　（**a**）26岁患有贪食症的女性患者唇面照，酸蚀引起上颌切牙变短和腭面牙本质暴露。虽然以往另一例26岁患者的病例报告中发现患者下颌左侧牙龈退缩，但本病例患者的牙龈基本是健康的。（**b**）上颌𬌗面照，可见前牙腭面发生明显的酸蚀性磨损。（**c**）本病例患者的上颌牙腭面出现了明显的酸蚀性磨损。尚不清楚上颌前牙的烤瓷冠是否是在牙齿发生酸蚀性磨损之前就已经戴入口内，但笔者推测很可能患者戴用这些烤瓷冠后持续存在自主诱发呕吐

2014年和2015年发表的两项最新的系统综述和Meta分析中明确了呕吐造成牙齿酸蚀的概率[119-120]。Hermont等人（2014）对12项研究结果进行汇总，发现进食障碍与牙齿酸蚀之间有较高的关联，综合优势比（OR）为12.4（95%CI：4.1～37.5）[119]。厌食症、贪食症和有自主诱发呕吐行为的贪食症都与牙齿酸蚀密切相关，但不伴有自主诱发呕吐行为的贪食症患者发生牙齿酸蚀的概率最低。学者在文章中指出由于纳入的研究异质性较高，CI区间范围很大，提示文章得出的效应值可能并不精确。Kisely等人对10项符合纳入标准的研究进行分析，并报告称与对照组相比，进食障碍患者发生牙齿酸蚀的概率是对照组的5倍（95%CI：3.31～7.58）[120]。伴有自主诱发呕吐行为进食障碍患者的综合优势比为7.32，不伴有自主诱发呕吐行为的进食障碍患者的综合优势比为3.1，二者均显著高于对照组[120]。虽然这两项研究都是基于观察性研究的，因此具有一定的偏倚，但是二者都提示呕吐和酸蚀性牙齿磨损之间存在关联。一旦牙齿酸蚀导致牙本质暴露，患者就可能会出现冷热敏感的症状。

呕吐前喝水可以稀释胃内容物，中和呕吐物酸度，从而减弱对牙齿的酸蚀作用[121]。研究表明，呕吐或食用酸性食物后立即刷牙是有害的，这可能与酸性物质引起牙齿被酸蚀脱矿后变软有关[112,121-122]。因此，呕吐后应用水或含氟化物漱口水彻底漱口，以中和口腔中的酸促进再矿化，随后再认真刷牙维持口腔卫生。

过度食用高酸性食物和饮料可能会导致牙齿唇颊面酸蚀的进一步加剧[105]，这种情况可见于一些神经性厌食症患者，他们会食用生柑橘类水果来维持低热量摄入[121]。我们已经知道呕吐和各种酸性饮料都是引起牙齿酸蚀的风险因素，但应该注意的是，碳酸饮料中的碳酸因为酸性非常弱，因此并不会导致牙齿酸蚀，柠檬酸和磷酸是饮料中最容易引起牙齿酸蚀的酸。已发表关于进食障碍的牙齿酸蚀研究中很少有在研究设计中将酸性饮料的摄入作为混杂影响因素的。

5.9.2 龋齿和口腔菌群变化

很多进食障碍的患者依赖糖作为重要热量来源，因此他们非常容易罹患龋病。然而，突然停止摄入甜食和饮料可能会增加进食障碍引起的死亡[122]。因此，进食障碍患者应该通过逐步改变生活方式和减少糖摄入来预防可能的并发症。一项研究发现呕吐型贪食症患者的碳水化合物摄入量较高[123]。几项研究比较了进食障碍与健康对照组的患龋率（以DMFT或DMFS表示），但不同研究间的结果却并不一致。有研究发现进食障碍患者和健康对照组之间的患龋率没有明显差异[63,103-104,107,114,124-125]。而也有研究发现进食障碍患者患龋率更高[106,109]。一项纳入了4项研究的系统综述[120]指出，进食障碍患者经常表现出完美主义和强迫性特征，尽管可能在口腔卫生方面比较重视，但这些患者的患龋率却明显高于对照组[126]。

医生如果让进食障碍患者服用葡萄糖片和含蔗糖的维生素C饮料等会进一步增加患者的患龋风险[127]。尽管研究显示，进食障碍的患者可能会摄入更多酸性饮料（不是无糖饮料），但是总体而言大部分研究结果提示进食障碍与龋齿之间没有显著的关联。

也有很多学者研究了进食障碍患者口腔菌群的变化。每次自主诱发呕吐行为都会导致口内pH降低，理论上讲这种酸性条件应该有利于更耐酸的微生物群。据报道，与无神经性贪食症的人群相比，神经性贪食症患者唾液中可检出更多的变形链球菌、远缘链球菌、乳酸杆菌和酵母菌[128]。然而，对没有"明显呕吐习惯"的厌食症患者和对照组的比较研究发现，两组人群的唾液中变形链球菌和乳酸杆菌的数量没有显著差异[107]。Rytömaa等人和Johansson等人（2012）分别对神经性贪食症及合并进食障碍（纳入各种类型的进食障碍）患者唾液内乳酸杆菌、变形链球菌、假丝酵母菌的检出数量与正常对照人群进行了比较，也未发现差异[109,115]。

5.9.3　唾液和唾液腺

据报道，与匹配的对照组相比，进食障碍患者组单侧或双侧腮腺肿大或"肿胀"的发生率更高[115]，但患者刺激性唾液的流速并没有功能性损害[115]。一般认为腮腺肿大与自主诱发呕吐行为紧密相关[129-132]。然而，也有研究发现腮腺肿大并不是伴有自主诱发呕吐行为进食障碍患者的常见特征[57]。图5.3显示了一名男性贪食症患者的双侧腮腺出现肿大表现。

频繁呕吐或饥饿会导致唾液过少[96]。一项研究发现，与健康对照组相比，神经性贪食症患者发生口干症的风险更高、非刺激性唾液流速更低，但这一结果是值得质疑的，因为该研究中贪食症患者组正在服用会引起口干症的药物[112]。相反，也有研究发现进食障碍患者唾液的缓冲能力以及非刺激性唾液的流速与对照组没有显著差异，但是进食障碍组非刺激性唾液中的总蛋白和天冬氨酸较对照组显著升高[133]。有些令人困惑的是，进食障碍组患者是否服用药物与非刺激性或刺激性唾液的流速均没有关联，然而在健康对照组中，服用药物与非刺激性唾液的分泌存在负相关[133]。对贪食症患者的研究发现，与未发生酸蚀性牙齿磨损患者相比，出现牙齿酸蚀患者的唾液中蛋白酶、胶原酶和胃蛋白酶活性更高[134]。此外，该研究还发现，伴有酸蚀性牙齿磨损的贪食症患者在饮用酸性饮料后，牙齿表面的pH下降幅度更大，且pH恢复所需时间更长[135]。

进食障碍患者中唾液腺肿大的原因目前还不完全清楚。代谢紊乱相关的共生疾

图5.3 双侧腮腺肿大，无痛，偶发性。与图5.1是同一名患者

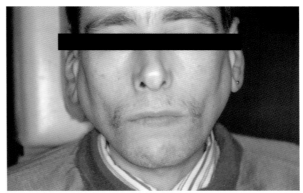

病（例如进食障碍患者中的脱水和饥饿）可能导致唾液腺结构和功能的改变。进食障碍是一类复杂的疾病，不同患者疾病持续时间及严重程度不同，加之患者可能会服用一些影响唾液分泌的药物，这些都可能导致患者发生口干症，进而增加患者发生龋病和牙齿酸蚀的风险（第4章）。

5.9.4 牙周病

学者们已经对进食障碍与牙菌斑指数、牙龈出血指数和附着水平等牙周相关参数之间的关联进行了研究。几项研究发现，厌食症、贪食症患者和对照组之间在牙菌斑指数、牙龈出血指数或附着丧失方面没有差异[63,102,104-105,109,117]。但也有研究发现进食障碍患者的牙菌斑指数和牙龈出血指数较对照组更低[106-107,115]。同时，还有一项研究发现进食障碍组与正常对照组相比，以及各类进食障碍组之间相比牙龈炎情况没有差异，但进食障碍患者中牙周炎发生率更高[118]。牙菌斑控制不良并不是进食障碍患者特有的口腔问题，现有大多数研究支持进食障碍患者和健康对照组之间的牙周参数不存在差异。

5.9.5 软组织损伤

进食障碍引起的营养缺乏可能与口腔黏膜疾病有一定的关系。例如，维生素C缺乏病或坏血病可导致牙龈红肿、出血，而烟酰胺缺乏会导致舌炎。很少有研究评估进食障碍对口腔黏膜的影响。神经性厌食症导致的贫血可能继发性引起口腔黏膜炎[136]。一名30岁的女性神经性厌食症患者出现了舌脓肿、吞咽困难和口角炎[136]。与对照组相比，进食障碍患者发生口唇干燥和/或干裂、念珠菌病和舌灼症的比例更高[63,115]。有病例报告描述了慢性自主诱发呕吐导致的坏死性涎腺化生和创伤性硬腭溃疡[137-139]。如图5.4所示，一名30岁女性贪食症患者的硬腭出现了一个巨大的血管瘤。

图5.4　女性贪食症患者的硬腭出现了一个巨大的血管瘤。龋病发生率不高

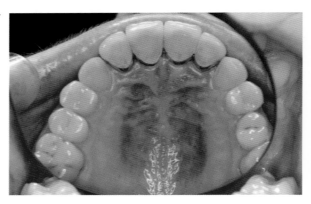

5.9.6　颞下颌关节紊乱病

频繁发生的自主诱发呕吐可能会因过度张口而导致髁突脱位或半脱位[98]。对86名进食障碍的女学生和50名健康女学生的比较研究发现两组在开口度及关节弹响方面没有差异，而进食障碍组发生触诊"肌肉敏感"的比例更高。但是，由于肌肉对触诊的反应是一种主观评价，而且文章中没有说明是哪些肌肉发生触诊疼痛以及疼痛的具体情况，因此我们应该谨慎解读这项结果[140]。与对照组相比，进食障碍患者报告头痛、面部疼痛、下颌疲劳、舌前伸（吐舌）、眼球突出和睡眠障碍症状者更为普遍[140]。该研究的学者认为进食障碍患者出现颞下颌关节紊乱病风险较高，但磨牙症、关节弹响声、关节摩擦音、关节闭锁、张口受限或运动疼痛的发生率与正常对照组之间没有差异[140]。这两项研究都没有说明研究中是否对检查者采取了盲法措施（不告知检查对象是进食障碍患者还是健康人），未来需要进一步的研究来确定进食障碍与颞下颌关节紊乱病之间的关联。

5.10　进食障碍患者的治疗管理

进食障碍患者的治疗管理需要多学科团队合作，同时也应获得患者家庭的支持，因为患者通常会伴有情绪障碍。许多进食障碍患者不愿透露自己的病情或去看口腔医生，因为他们对自己的进食问题感到焦虑和/或羞耻或内疚。患有进食障碍的挪威女性牙科焦虑量表平均得分明显高于一般挪威女性[141]。对转诊接受小型口腔手术进食障碍患者的研究也发现了类似的结果[142]。美国一项关于201名神经性贪食症患者的研究发现，难堪（81.1%）、羞耻（77.6%）、尴尬（67.2%）和恐惧（54.2%）是他们到口腔诊所就诊并与医生交谈的障碍[143]。因此，所有的医务人员在对进食障

碍患者进行诊疗时都应一直抱有同情心而不能对他们进行批判或指责，这一点是非常重要的[144]。

5.11　结论

进食障碍的后果很严重，可能会危及生命。最近的NICE指南概述了进食障碍患者的一般诊疗原则、治疗建议，并在其第1.10.6章节[145]中特别提到了牙科注意事项。英国和其他国家都有一些专门的机构为进食障碍患者提供实用的在线建议、帮助和支持，本章的最后列出了其中一些在线支持网站。所有口腔医务人员都应该对各种类型的进食障碍有一定的了解并认识到其对口腔健康的影响。只有有了这样的意识，才可能为患者提供适当的建议和诊疗服务。

提供建议和支持的机构和慈善组织

www.beateatingdisorders.org.uk

www.anorexiabulimiacare.org.uk

www.nhs.uk/conditions/eating-disorders

https://eating-disorders.org.uk

酸蚀性牙齿磨损的生理学及其与牙本质敏感的关系

Physiology of Erosive Tooth Wear and Relationship with Dentine Hypersensitivity

6

Saoirse O' Toole, Owen Addison

6.1 介绍

酸蚀性牙齿磨损定义为"牙体硬组织在没有细菌参与的情况下发生的化学–机械性磨损[1]"。虽然在英国"牙齿磨损"一词更为常用，但"酸蚀性牙齿磨损"一词在全球范围内越来越受到重视，说明学者们逐渐意识到严重的牙齿磨损是机械因素与酸蚀共同作用的结果。饮食中的酸和胃酸是引起酸蚀性牙齿磨损最常见的原因。尽管我们每人都会摄入酸性食物，但一般只有当酸性食物的摄入频率过高或其摄入时间过长时才会引起酸蚀性牙齿磨损[2]。虽然胃酸引起的牙齿酸蚀不太常见，但胃酸的酸性更强（在溶液中会产生更多质子），并能更快地穿透唾液在牙齿表面形成的具有保护作用的获得性膜[3]。与外源性饮食酸暴露一样，胃酸等内源性酸引起牙体硬组织脱矿的模式和进展速度也受到酸暴露时间、周期和频率的影响。

牙本质敏感是指排除龋坏等其他病理因素后，牙齿对刺激产生的短暂、剧烈、一过性的疼痛[4]。Gysi在1900年前后用流体动力学理论对牙本质敏感进行解释，并将其归因为牙本质小管内液体的流动。成牙本质细胞的胞体位于牙本质深层靠近牙髓处，细胞突起会沿牙本质小管向外延伸数微米，牙本质小管内充满了液体。热、触碰或渗透压改变等刺激会引起牙本质小管液的流动。当牙本质小管液的流动比较剧烈时，会刺激成牙本质细胞体下方的牙髓周围Aδ纤维，从而引发剧痛。

S. O' Toole (✉) · O. Addison (✉)
Centre for Clinical, Oral and Translational Sciences, Faculty of Dental, Oral and Craniofacial Sciences, King's College London, London, UK
E–mail: Saoirse.otoole@kcl.ac.uk; Owen.addison@kcl.ac.uk

© Springer Nature Switzerland AG 2022
A. Eder, M. Faigenblum (eds.), *Tooth Wear*, BDJ Clinician's Guides,
https://doi.org/10.1007/978–3–030–86110–0_6

酸蚀性牙齿磨损和牙本质敏感的发病率都在增加，尤其是在年轻人群中[5-6]。本章将对磨损过程的早期变化进行论述，并对酸蚀或机械性磨损导致牙本质敏感的可能原因进行分析。

6.2　关于牙齿磨损的牙釉质生理学概述

牙釉质是人体最坚硬的结构。牙釉质中96%是以钙羟基磷灰石形式存在的矿物质，3%为水，1%为有机物质。羟基磷灰石晶体形成"钥匙孔"样的釉柱结构，其排列与牙冠外表面垂直。牙齿萌出时，牙釉质的外层是一种相对无序的结构，不含釉柱，被称为"无釉柱层"，其厚度可达100μm。"无釉柱层"矿物质含量最高，含有氟羟基磷灰石形式的氟化物和磷酸盐[7]。研究证实，"无釉柱层"能保护牙釉质抵御酸和机械侵害。牙釉质中釉柱之间为釉柱间质。釉柱间质中羟基磷灰石排列的有序性较低，但含有较高比例的蛋白质和其他有机成分。

牙釉质由于矿化物质含量高，因此比较耐受机械性磨损，但却不耐受酸蚀作用。

6.3　与磨损相关的牙本质生理学概述

牙本质具有一定通透性，由75%的矿物质、20%的有机物质和5%的水组成。每个成牙本质细胞的细胞突会在其周围沉积矿物质，形成牙本质小管。牙本质小管的直径为2~4μm，越接近牙髓，其分布密度越大[8]。离牙釉质最近的牙本质被称为罩牙本质，其厚度为15~30μm。与牙釉质表层的无釉柱牙釉质相似，罩牙本质的结构也比较无序，只含有一些细而弯曲的小管。牙本质的主体部分是管间牙本质，是一种富含Ⅰ型胶原的结构。每根胶原纤维的直径为100~120nm。牙本质中的胶原网络富含水分且有弹性，导致牙本质硬度较低且更易发生机械性磨损。牙本质中的磷灰石晶体是针状结构，厚度为3~4nm，位于胶原纤维表面或充填在胶原蛋白内的空隙中[8]。

管周牙本质在小管腔内形成。它是由蛋白质和磷灰石晶体构成的网状结构，没有胶原纤维。管周牙本质矿化较高，因此不耐受酸蚀。

牙齿萌出后在牙髓腔内缓慢沉积形成的牙本质被称为继发性牙本质（也被称为第二期牙本质），其内含有分布不规则的牙本质小管。第三期牙本质（也被称为修复性牙本质或反应性牙本质）是机体在受到龋坏等刺激后新形成的牙本质，通常不含牙本质小管[8]。

发生牙本质敏感时，牙本质暴露，牙本质小管开放，管径变大[9]。酸蚀性牙齿磨损发生时，牙釉质首先被破坏，随后保护性玷污层也被破坏，随即牙本质就会发生暴露。一旦矿化程度较高的管周牙本质暴露出来，酸就会使牙本质小管变宽、管径变大，这些将在下面的章节中讨论。

6.4 牙本质敏感的防御系统以及酸蚀性牙齿磨损如何破坏该防御系统

6.4.1 牙本质敏感的第一道防线：牙釉质

牙釉质是抵御酸蚀性牙齿磨损的第一道防线。在没有酸性刺激的情况下，牙釉质是身体中最坚硬的结构，可以承受很大程度的磨耗和磨损。

当牙齿暴露在酸性环境中时，牙齿表面会发生脱矿，导致牙齿最表层 $0.2 \sim 2\mu m$ 厚的牙釉质变软[10-11]。当酸作用于天然牙釉质表面时，釉柱和釉柱间质之间的界面首先被破坏，导致釉柱变宽[12]。随后，釉柱核心因含有较高比例的碳酸盐，更容易被酸蚀，接着被破坏。酸性液体可以在釉柱间流动，导致牙釉质发生潜行性软化[13]。如果没有进一步的酸蚀或机械性摩擦，矿物质有可能在脱矿的牙釉质中重新沉积形成新的离子键[14]。然而，牙釉质受到严重的酸蚀后，在体内很难实现完全再矿化。最近的研究表明，唾液中的蛋白质可能会影响再矿化过程[15]。在一项临床研究中，学者借助计划拔除的牙齿，用50%磷酸对其进行2分钟的酸蚀，90天后拔牙时，显微镜下观察仍可见酸蚀脱矿的表现[16]。有研究发现，牙釉质样品在受到膳食性酸蚀后，即使在口腔中静置7天仍不会恢复其原始硬度[17]。

随着酸性刺激的持续，牙釉质会进一步脱矿软化，酸蚀导致大量、不可逆的牙釉质损失。牙釉质脱矿软化后，特别容易在机械性摩擦下发生损失[10]。在没有酸性物质的情况下，使用低-中等摩擦性的牙膏刷牙时，牙釉质仅会发生轻微的结构缺损[18]。然而，在同时存在酸性刺激的情况下，很小的机械性摩擦都可造成已被脱矿软化的牙釉质发生严重破坏。在酸存在时，磨耗或磨损发生的速度都会显著增加，所以严重的牙齿磨损一般都是酸蚀和机械性摩擦共同引起的。

人类最大咬合力约700N[19]，大致相当于一名70kg的人在地面上产生的压力。咀嚼或吞咽时产生的咬合力为最大咬合力的36%～41%（250～290N）[20]。磨牙症患者磨牙时产生的咬合力估计在最大咬合力的30%（约220N）以内[21]。牙釉质完全可以抵抗这些力的作用。很多研究发现没有酸性刺激的条件下，牙釉质的磨损可以忽略不计。然而，如果牙釉质已经在酸的作用下发生了脱矿、变软，即使是较低的咬合力酸蚀也会导致牙釉质发生较严重的磨损[22]。

关于非龋性牙颈部缺损的快速注释

非龋性牙颈部缺损是由牙齿的非轴向负荷引起的发生于牙齿釉牙骨质界（CEJ）区域的磨损。CEJ是牙齿上的薄弱区域，此处牙釉质最薄。以往有多项有限元分析研究也观察到，牙釉质与牙骨质的连接区域机械强度相对较低。目前，大家普遍接受的一种观点认为牙齿在反复发生弯曲形变时会导致牙体组织的微折裂，从而引起非龋性的牙颈部病变。但是，目前仅有有限的证据表明非龋性牙颈部缺损的发生与咬合因素有关。非龋性牙颈部缺损极少发生在牙齿的舌面，而且与非轴向咬合或磨牙症状都无显著关联[23]。在实验室中，将物理性磨损和酸蚀结合起来很容易就能复制出非龋性牙颈部缺损模型，但是酸蚀仅使用生理水平的非轴向负荷或咬合负荷几乎无法复制出非龋性牙颈部缺损。目前学者们已经达成了国际共识，即"非龋性牙颈部缺损"不是酸蚀性牙齿磨损的致病因素[24]。非龋性牙颈部缺损的修复非常困难，因为咬合因素很可能会影响修复体的寿命。咬合因素可能不是引起牙齿磨损的始动因素，但其可能会加速病变的进展。在牙齿磨损的诊断和治疗过程中，临床检查应更注重寻找可能引起酸蚀作用的化学因素和引起机械性磨损的物理因素。

一旦牙釉质被磨损穿透，牙本质就会暴露出来，牙本质敏感的风险就会随之增加。然而，牙本质暴露并不总会导致牙本质敏感。这是因为牙本质表面的玷污层和牙本质与牙髓交界处的第二期/第三期牙本质限制了牙本质小管液的流动。牙本质表面的玷污层以及深层的第二期/第三期牙本质都会受到酸蚀的影响，这些将在以下两个章节中进行讨论。

6.4.2　牙本质敏感的第二道防线：玷污层

如果牙本质敏感的流体动力学原理是正确的，即牙本质小管内液体的快速流动是引起牙本质敏感疼痛的原因，那么对牙本质小管进行封闭应该就可以防止疼痛。口内暴露自然形成的玷污层是一层薄的、"松散"的结构，由来自唾液和牙本质的有机胶原和蛋白质构成，附着于矿化组织表面[25]。玷污层能有效堵塞牙本质小管口，进而缓解牙本质敏感[26]，玷污层在正常的口腔条件下是非常稳定的。一些研究表明，正常条件下玷污层对牙本质小管的封闭作用比树脂粘接剂更好[27]。玷污层不会因刷牙而脱落，且在非极端条件下可重复形成[28]。然而，玷污层对酸的作用非常敏感[29]。实际上，在日常的临床工作中，我们在进行牙本质粘接时就常使用酸去除玷污层。实验室研究表明，饮食中的酸性物质也会溶解玷污层[30]。一项临床研究发现，检查前数小时内摄入酸性食物会增加临床检查时的牙本质敏感[31]。一旦玷污层被去除，矿化程度较高的管周牙本质就会暴露出来。如果酸的作用持续，将引起牙本质小管变宽，导致小管更难被封闭[32]。研究发现，与那些在短时间、更高频率摄入酸性食物的人相比，有长时间摄入酸性食物习惯的人发生牙本质敏感的概率更高[33]。强烈的机械性摩擦也可以去除混合层。已有研究证明，使用400g的力量刷牙（正常刷牙的力量为100～300g）会导致牙本质小管开放数量的增加[34]。与坚硬的牙釉质相反，牙本质很容易因牙齿与牙齿之间的机械性摩擦而被破坏。如果再叠加酸蚀作用，牙本质的磨耗会进一步加剧[35]。迄今为止，仍没有研究证明，牙齿与牙齿之间的磨耗是否会破坏玷污层，但这种情况是有可能存在的。

关于唾液的快速注释

唾液（第4章）、酸蚀性牙齿磨损和牙本质敏感之间的关系并不简单。获得性膜是唾液通过蛋白吸附作用在牙齿表面快速、自然形成的蛋白质薄膜。虽说细菌在获得性膜中定植后就会形成牙菌斑生物膜，与牙周病和龋病的发生有关，但获得性膜也为牙齿表面提供了保护屏障。获得性膜对牙齿的保护作用与其厚度和蛋白质含量有关，因此具有个体差异[36]。有证据表明，唾液对饮食酸引起的牙齿酸蚀保护作用更强，对胃酸引起的酸蚀保护能力不足[5]。另外，最近的研究表明，已经发生酸蚀的牙体组织很难依赖唾液发生再矿化。虽然观察性研究显示，牙釉质和牙本质被酸蚀后，无论用人工唾液还是天然唾液处理，均可增加酸蚀牙釉质和牙本质的表面硬度[37-39]。但最近的研究报道发现，这个过程中发生的再矿化非常有限。研究表明，将牙齿先在口内进行2～4小时的再矿化处理，再对其施加机械性摩擦，并不能有效提高牙齿抵抗机械性磨损的能力[15,40]。唾液中的蛋白质可以与牙釉质结合，阻碍其再矿化[15,41]。实验室研究表明，唾液可以帮助牙齿抵抗酸蚀，减少脱矿引起的硬组织缺损，但即使这样牙齿表面仍呈现较软的脱矿状态[42]。据报道，唾液流速降低或唾液成分改变的患者发生牙本质敏感的概率更高，这可能与他们的牙齿表面很难形成具有封闭牙本质小管的玷污层有关。尽管这方面还需要进一步的研究，但现有证据表明，唾液对牙齿的保护作用可能更多依赖于其屏障作用，唾液本身的修复（再矿化）作用非常有限。

6.4.3 牙本质敏感的第三道防线：第二期/第三期牙本质

在磨耗、磨损尤其是酸蚀的活跃期，牙本质敏感是非常常见的症状[31,33-43]。然而，牙本质敏感并不是严重酸蚀性牙齿磨损患者最常见的主诉[44]。临床上，很多牙本质大量暴露并接近牙髓的临床病例牙髓仍是有活力的，但患者并没有出现敏感症状[44]。同样，也有患者没有牙齿磨损的现象却表现出了牙本质敏感症状[33]。当牙齿磨损的速率处于生理范围内时，牙髓会有充足时间形成修复性牙本质或继发性牙本质（也被称为第二期牙本质）。结构无序的继发性牙本质会降低牙本质小管内液体的流动，即使牙体组织进一步磨损，患者也不会出现严重的牙本质敏感症状[45]。这就解释了为什么严重磨损的牙齿只有很少的保护性牙本质，却能保持牙髓活力，同时对冷热刺激表现出正常或较低的敏感性。如果酸蚀性牙齿磨损以相对稳定的速度进一步发展，患者通常会出现无症状的根尖周病变[44]。

6.5　预防

6.5.1　限制牙齿在酸性环境中的暴露

考虑到酸性物质（无论是外源性食物中的酸还是内源性胃酸）会导致牙釉质和玷污层的破坏，限制牙齿在酸性环境中的暴露应该是预防牙齿敏感和酸蚀性磨损最重要的措施。酸暴露的频率[43]和持续时间[33]都与牙本质敏感有关，因此医生在采集病史时应对这两个方面信息都进行询问。另外，问诊中也不能漏掉一些患者可能会忽视的膳食酸来源（例如水果茶、水果味的水和水果味或酸性糖果）。问诊中询问患者吃水果的习惯也很重要，例如是否把水果切成小块或有慢慢吃葡萄/浆果的习惯。

6.5.2　控制牙齿受到剧烈的机械性磨损

牙体组织的磨损量与刷牙的频率、牙膏的摩擦性和刷牙的力度有关。尽管很难对刷牙习惯进行准确评估，但有证据表明，一般刷牙时首先被刷到的部位占据的刷牙时间最多，而最后一个被刷到的部位占据的刷牙时间最少。由于难以精确测量牙齿的磨损量并在体内比较牙本质敏感的程度，目前尚无高质量的随机对照试验来评估这些变量对牙本质敏感的影响。实验室和临床试验证据表明，选择低–中等摩擦性牙膏以及使用较小的刷牙力度可以减少牙本质敏感的发生。如果在进食酸性物质或呕吐后立即刷牙，会加剧刷牙引起的牙齿磨损。然而，我们并不知道，如果没有酸性刺激，在正常生理功能状态下牙齿是否仍会因刷牙发生磨损。无论何时刷牙，一定注意不要用过大的力量[46]。

关于磨牙症和紧咬牙在牙本质敏感中的作用目前仍在研究中。磨牙或紧咬牙这些额外的机械刺激可能会激活 δ 纤维，或持续的低等级刺激可能会导致应激阈值降低，进而引起牙本质敏感。一些流行病学研究发现，副功能运动与牙本质敏感有关[47-48]。从临床角度来看，医生对有酸蚀性牙齿磨损患者应谨慎使用殆板，因为酸性物质可能会在殆板与牙齿之间积聚、存留，进而加重牙本质敏感。

6.5.3　氟化物的作用

虽然氟磷灰石比羟基磷灰石更难溶解，使用氟化物可有效降低龋坏风险，但是已观察到氟化物结合到牙齿结构中并不能有效地保护牙齿免受酸蚀[49]。尽管氟离子的存在确实具有一定的保护作用[49]，但氟化钙在牙齿表面的沉积是非常有限的，即使在最佳条件下氟化物覆盖的牙釉质表面也不超过40%[50]。此外，即使使用了含有高浓度氟的保护剂，在反复或严重的酸性刺激下牙齿表面的酸蚀氟化物沉积物也难以保留[51-52]。因此，单独使用氟化物可能无法预防酸性环境中的牙齿磨损和牙本质敏感，但氟化物使用仍是牙齿磨损整体预防计划重要的组成部分。

6.5.4　牙本质小管封闭剂的作用

牙本质小管封闭剂主要见于漱口水中，可有效封闭牙本质小管。然而，牙质封闭剂的封闭作用稳定性并不理想，特别是当牙齿面临较严重的酸蚀和磨损刺激时。因此，需要反复、高频使用牙本质封闭剂，一旦停用，牙本质敏感症状就会再次出现。最近一篇系统综述和Meta分析指出，使用含钾、氟化亚锡、钾和锶、钾和氟化亚锡、磷硅酸钠钙、精氨酸和纳米羟基磷灰石的牙膏可缓解牙本质敏感症状[53]。关于锶和无定形磷酸钙是否可以有效封闭牙本质小管，目前仍缺乏有力证据[53]。越来越多的临床医生提倡使用激光来封闭牙本质小管。然而，激光治疗费用高，且激光与传统局部使用脱敏剂相比是否有优势仍有待进一步研究[54]。

6.5.5　牙本质粘接剂的作用

也有学者研究了可否使用牙本质粘接剂来防止牙本质敏感和牙齿磨损。虽然使用全酸蚀粘接剂时需要先用磷酸酸蚀去除玷污层并打开牙本质小管，随后涂布的粘接剂会与管间牙本质形成混合层并在牙本质小管内形成树脂突，进而封闭牙本质小管（理论上讲，牙本质粘接剂形成的树脂突会阻碍牙本质小管液的流动进而缓解敏感性疼痛），但是与玷污层相比，牙本质粘接剂并不能完全降低牙本质的渗透性[27]。牙本质树脂形成的混合层和树脂突暴露在口内时，无法存留较长时间，因此不足以减缓酸蚀性牙齿磨损的进展[55]。一旦牙本质粘接剂丧失，就会在牙本质表面留下更宽的牙本质小管，可能会进一步加剧牙本质敏感症状。磷酸酸蚀的步骤会使牙本质表面发生大面积脱矿，医生在临床上也很难决定需要用牙本质粘接剂覆盖哪一部分牙面，仅酸蚀已发生磨损的区域是很难的，酸蚀过程中患者可能会疼痛，并且有损伤周围未发生磨损牙体组织的风险。因此，只有在所有其他预防措施都失败的情况下，才可以考虑使用牙本质粘接剂封闭牙本质小管。

6.6　结论

酸蚀性牙齿磨损和牙本质敏感都是复杂的多因素疾病。然而，这两种疾病的发生过程相互关联且病因相互重合。越来越多的证据表明，患者如果出现牙本质敏感的临床症状，提示可能存在活跃的酸蚀性磨损。如果患者在年轻时就出现牙齿敏感，医生应非常谨慎，需要通过仔细、全面的问诊了解患者饮食、系统疾病史和口腔卫生习惯，以排除可能引起酸蚀性牙齿磨损的风险因素。在牙齿磨损的早期阶段就应开始追踪患者的临床磨损状态，可以利用基本酸蚀性磨损检查（BEWE）指数、口内扫描、研究模型或口内照片进行检测。这些对于早期发现酸蚀性牙齿磨损、监测磨损进展并对患者进行健康宣教具有重要意义。

牙齿磨损与牙科睡眠障碍的关系

Associations Between Tooth Wear and Dental Sleep Disorders: An Overview

Peter Wetselaar, Frank Lobbezoo

缩写

AHI	Apnoea–hypopnoea index 呼吸暂停–低通气指数
CHI	Cumulative hypersensitivity Index 累积超敏指数
DISE	Drug induced sleep/sedation endoscopy 药物诱导睡眠/镇静下内镜检查
GORD	Gastro–oesophageal reflux diseas 胃食管反流病
MAD	Mandibular advancement device 下颌前牵装置
OSAS	Obstructive sleep apneoa syndrome 阻塞性睡眠呼吸暂停综合征
PPI	Proton pump inhibitors 质子泵抑制剂
SB	Sleep bruxism 夜磨牙症
TWES	Tooth wear evaluation system 牙齿磨损评估系统

7.1 牙齿磨损

　　牙齿磨损是一种多因素疾病，导致牙齿硬组织（即牙釉质、牙本质和牙骨质）缺损[1]。牙齿磨损是一类疾病的统称，主要有两种类型：化学性（酸蚀性）牙齿磨损和机械性牙齿磨损。这两种类型的牙齿磨损又都可以进一步细分为内源性磨损和外源性磨损[2]。排列组合下来一共就有4个亚型的牙齿磨损：内源性化学性牙齿磨损

P. Wetselaar (✉) · F. Lobbezoo (✉)

Department of Orofacial Pain and Dysfunction, Academic Centre for Dentistry Amsterdam (ACTA), University of Amsterdam and Vrije Universiteit Amsterdam, Amsterdam, The Netherlands

E–mail: p.wetselaar@acta.nl; f.lobbezoo@acta.nl

© Springer Nature Switzerland AG 2022

A. Eder, M. Faigenblum (eds.), *Tooth Wear*, BDJ Clinician's Guides, https://doi.org/10.1007/978–3–030–86110–0_7

（由胃酸引起；也被称为酸蚀）、外源性化学性牙齿磨损（由酸性饮食引起；也被称为酸蚀）、内源性机械性牙齿磨损（由牙齿与牙齿的接触引起，例如功能咬合或磨牙症；也被称为磨耗）、外源性机械性牙齿磨损（由其他外在因素引起，例如咬指甲、咬笔、过度刷牙等；也被称为磨损）。

过去很长时间内，我们都将牙齿磨损分为酸蚀、磨耗和磨损3个亚型，但最新描述牙齿磨损分型的术语较过去有所进步，更强调牙齿磨损多因素病因的本质[3]。临床医生必须认识到，牙齿磨损通常不是由单一的病因引起，而是多因素共同作用的结果[1]。越来越多的证据表明，酸性饮食在牙齿磨损的多因素病因中发挥着重要的作用[4]，这一点也得到了临床医生的广泛认同，但是临床医生必须充分认识到牙齿磨损的多种致病因素。

文献显示，成年人牙齿磨损的严重程度随着年龄的增长而增加，同时成年人中牙齿磨损的发病率也在增加，但是相关研究证据仍不充分且有一些矛盾[5-8]。据报道牙齿磨损的发病率为20%～45%，这一数据的跨度非常大，可能是由于不同的研究针对不同的人群且使用了不同的评估方法[8]。

由于牙齿磨损是由多因素引起、可能有不同的临床表现，因此在诊断中需要注意使用全面、综合的方法。牙齿磨损评估系统（TWES）为牙齿磨损的系统诊断（定性和定量）和管理提供了一个有用的工具[2]。为了尽可能地减少磨损引起牙齿硬组织的缺损，医生必须做到早期诊断、充分预防并使用最先进的疾病管理方法[2,9]。

7.2　牙科睡眠障碍

口腔医生在牙齿磨损的诊断、预防和管理中是关键角色，同时我们也需要面对越来越多的牙科睡眠障碍患者[10]。最近，有人提出了"牙科睡眠医学"这个概念[11]，它是一门研究睡眠相关问题引起的口腔和颌面部表现及以口腔和颌面部因素作为病因引起的睡眠相关问题的学科。

牙科睡眠医学涉及5个睡眠相关问题：颌面部疼痛；口腔湿润障碍（口腔干燥和口腔过度湿润；在本章中，我们重点讨论口腔干燥）；胃食管反流病（GORD）；睡眠相关呼吸障碍［包括打鼾和阻塞性睡眠呼吸暂停综合征（OSAS）；在本章中，我们重点讨论OSAS］；下颌运动障碍（包括运动障碍、肌张力障碍和夜磨牙症；在本章中，我们重点讨论夜磨牙症）。

与牙齿磨损的情况一样，牙科睡眠障碍发病率相关数据在不同研究之间差异很大，这种差异可能是由不同的研究人群及不同的评估工具引起的（表7.1）。最近的一篇文献综述对牙齿磨损和5种牙科睡眠障碍之间的可能联系进行了阐述[12]。这篇综述能帮助口腔医生对牙齿磨损的病因获得更全面的认识，为牙齿磨损患者提供更好的诊疗服务。本章的目的是讨论牙齿磨损和各种牙科睡眠障碍之间的联系。

表7.1 用于诊断牙齿磨损和各种牙科睡眠障碍的评估工具

情况	评估工具
牙齿磨损	定性和定量评估牙齿磨损是必要的。对牙齿磨损进行定性分析（识别和区分牙齿磨损的不同分型）是很困难的，大多数研究中并没有涉及。目前，有多种关于牙齿磨损的定性分析的标准，但是学界仍缺乏共识[2]。牙齿磨损的定量分析标准（对牙齿磨损的严重程度进行分级）也有许多不同的方式，可以借助不同分级指数或评估系统，但目前学界也没有达成共识[2]
颌面部疼痛	颌面部疼痛或过敏可通过病史采集、问卷调查、临床检查或结合分级指数［累积超敏指数（Cumulative hypersensitivity index，CHI）］来评估[41-42]
口腔干燥	通过定量检测非刺激性或刺激性的全唾液（唾液测定法）来确定患者是否存在唾液过少。由于不同个体间唾液流速有很大差异，并且唾液流速正常值范围较大，因此唾液功能障碍的准确评估比较困难。使用唾液流速是否可以准确、有效鉴别唾液功能障碍目前仍存在争议[15]。此外，还有很多其他的测试方法，例如分泌测试（唾液测定法、唾液化学、口腔Schirmer试验等）、黏膜/表面测试、功能测试、腺体形态学检查（闪烁照相术或唾液照相术）和问卷调查及医患交流等[15,43]
GORD	胃食管反流病（GORD）是一种症状多样的复杂疾病。对可疑患者通过临床病史采集、问卷调查、抗分泌治疗反应和各种工具（例如内镜检查）、pH监测（24小时、48小时、96小时内的有线或无线检测）和/或多腔道阻抗联合pH监测等方法进行检查[44]。由于缺乏通用的诊断标准，目前各种评估方法都有其局限性[20,44]。患者必须同时存在胃灼热、反胃、胸痛、慢性咳嗽以及Montreal定义中提到的声音嘶哑等相关体征和症状才能诊断为GORD[20]
OSAS	阻塞性睡眠呼吸暂停综合征（OSAS）的诊断需要将睡眠期间呼吸异常的主观症状与客观的临床体征相结合。诊断异常睡眠的客观"金标准"为多导睡眠描记法（在家或在睡眠实验室），之后通过计算呼吸暂停–低通气指数（AHI）来确定疾病的严重程度。药物诱导睡眠/镇静下内镜检查（DISE）可以辅助确定引起阻塞的部位 OSAS相关的症状和体征包括打鼾、同床者证实的呼吸暂停、窒息或喘息、反复醒来和失眠。在清醒状态下，患者还可能有其他症状：白天嗜睡、无法恢复的睡眠、疲劳、记忆/注意力障碍、性格变化、晨起恶心和晨起头疼。结构化访谈和/或问卷调查可以帮助医生确定患者是否存在上述症状及体征[31]
夜磨牙症	夜磨牙症可以通过这些方法进行评估：①非仪器类方法：包括自我报告（问卷、口述）和临床检查。关于这些方法，目前还没有达成共识。②仪器类方法：肌电图记录（还包括在超声或多睡眠图中使用的其他方法；音频和/或视频记录等作为肌电图检查的补充）。关于上述检查结果的界值目前仍缺乏共识 夜磨牙的分级系统：①如果患者仅自我报告有夜磨牙主诉，判定为"可能"存在夜磨牙症。②如果患者在临床检查中有明确的夜磨牙体征，同时存在或不存在主动报告的夜磨牙经历，判定为"很可能"存在夜磨牙。③如果患者仪器评估有阳性结果，伴有或不伴有主动报告的夜磨牙经历，同时伴有或不伴有阳性临床检查体征，判定为"确诊"存在夜磨牙症[37-38]

7.3　牙齿磨损和牙科睡眠障碍之间的关系

下面将对牙齿磨损（化学性和机械性）与颌面部疼痛、口腔干燥、GORD、OSAS和夜磨牙症之间的可能联系进行简述。如果需要更多详细信息，请参见另一篇文章[12]。

7.3.1　颌面部疼痛和牙齿磨损

颌面部疼痛是一种常见的多因素疾病，在普通人群中的发病率为5%~22%[13]。颌面部疼痛是指与头部、面部和颈部软硬组织相关的疼痛。这些组织，包括皮肤、黏膜、血管、牙齿、腺体、骨骼、软骨和肌肉，通过三叉神经将电信号传递至大脑中负责处理复杂行为的区域，随后大脑就会产生"疼痛"的感知[13]。引起颌面部疼痛的可能原因包括神经源性、骨骼肌肉源性、精神生理源性，还包括头痛、癌症、自身免疫现象和组织创伤引起的疼痛[13]。

总体来说，牙齿磨损是一个缓慢的过程，一般不会导致牙齿敏感和/或疼痛，但化学酸蚀性牙齿磨损可能会伴有牙痛和/或敏感（第6章）。疼痛或敏感主要见于年轻患者（当牙齿磨损发展迅速时），一般与牙本质小管暴露、缺乏继发性牙本质和年轻患者髓腔较大有关[12]。

7.3.2　口腔干燥和牙齿磨损

唾液对于维护口腔健康至关重要，因此，医疗专业人员需要对唾液有较深的了解[14]（第4章）。口腔湿润障碍表现为唾液过少或唾液过多，分别导致口腔干燥和口腔过度湿润[11]。口腔干燥是一种多因素疾病，患病率为10%~80%[14]。口腔干燥又进一步分为：①唾液过少（Hyposalivation）：由于唾液腺功能减退导致唾液流速客观降低，客观检查可发现所有和/或个别唾液腺流速的客观降低。②口干症（Xerostomia）：是指口腔干燥的主观感受，虽然这种主观感受常伴有唾液腺功能障碍，但有时患者的唾液腺功能可能是正常的。目前，"唾液过少"和"口干症"两个术语的使用仍不规范，经常被错误地互换使用[15]。口腔过度湿润是指唾液分泌过多（也被称为唾液分泌过多或流涎），通常是由唾液流速升高引起的[16]。

口腔干燥可能与机械性牙齿磨损（唾液减少导致唾液对牙面润滑不足，更易发生机械性磨损）和化学性牙齿磨损（唾液减少导致缓冲能力降低，更易发生酸蚀）都有关系[17-18]。

7.3.3　胃食管反流病（GORD）与牙齿磨损

GORD的发病率很高，为10%～40%[19]。在蒙特利尔定义和分类中，GORD被定义为"胃内容物反流引起不适症状和/或并发症"。该疾病细分为食管综合征和食管外综合征，其还可能引起喉炎、咳嗽、哮喘和化学性内源性牙齿酸蚀等症状或并发症[20]。

文献证实，GORD和化学性牙齿酸蚀（第4章和第5章）之间具有密切关系，且牙齿磨损的严重程度与GORD症状的严重程度相关[21-28]。图7.1显示了一名患者因GORD导致牙齿发生化学性酸蚀。

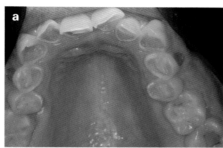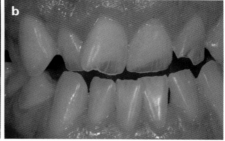

图7.1　（**a和b**）39岁患者，因前牙变薄和折裂问题到口腔诊所求治。口内检查可见局部牙齿发生严重磨损，临床表现（例如𬌗面的"杯状"或"弹坑状"缺损，切端透明度增加，牙颈部牙釉质存留呈"袖口"状）提示可能是化学性酸蚀引起的牙齿磨损。接诊的口腔医生在患者的饮食习惯未找到可能的酸蚀原因，进而询问患者是否存在与GORD相关的症状（例如胃灼热、反刍和吞咽困难）。患者证实缺失存在这些GORD相关症状，因此口腔医生建议他进行诊断性检查，以确定是否存在GORD。患者转诊到临床医院的专科诊室，诊断为GORD。临床医生使用质子泵抑制剂药物对患者的GORD进行治疗，随后口腔医生使用直接复合树脂充填术对患者的牙齿磨损进行修复治疗

7.3.4　阻塞性睡眠呼吸暂停综合征（OSAS）与牙齿磨损

根据基于普通人群的研究，OSAS的发病率在成年男性中为3%～7%，在成年女性中为2%～5%[29]，但也有研究报道更高的发病率[30]。OSAS是最常见的睡眠呼吸暂停类型，由反复发作的上呼吸道阻塞引起。OSAS的典型表现为睡眠过程中发生的呼吸反复暂停，即使努力呼吸也无法缓解，通常伴有血氧饱和度降低[31]。

尽管已经有研究发现牙齿磨损和OSAS之间可能有间接的联系，但二者之间是否有直接的相关性并未被证实。OSAS可能引起口腔干燥，间接导致牙齿磨损[12]，通过

GORD与化学性牙齿磨损间接相关[12,32–34]，通过夜磨牙症与机械性牙齿磨损间接相关[12,35]。图7.2显示了一名与OSAS有关的、因口腔干燥导致的机械性和化学性牙齿磨损患者。

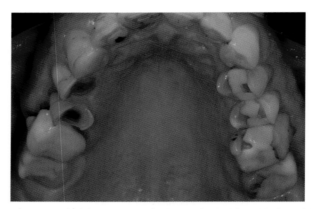

图7.2 64岁男性患者，因牙齿磨损就诊。临床检查见全牙列广泛性严重牙齿磨损。临床表现提示存在机械因素引起的牙齿磨损（例如与对颌牙咬合接触相对应的𬌗面区域呈光亮样、牙尖和修复体的折裂，以及位于牙颈部的磨损），同时伴有化学因素引起的牙齿酸蚀（例如𬌗面的"杯状""弹坑状"缺损，且修复体"凸起"）。全面的病史采集发现患者有口腔干燥症状（例如说话或进食时需要频繁啜饮饮料、经常口渴或正在使用可能引起口干症的药物）。进一步口内检查结果也支持口腔干燥的诊断（黏膜干燥导致口镜粘在黏膜上，最近发生了牙颈部龋坏）。在询问病史时发现患者过去患有与睡眠相关的磨牙（由于引起紧张的生活事件）和反流（由于超重）。因患者存在相关风险因素（例如男性、肥胖和吸烟）和主诉（例如打鼾、白天嗜睡和晨起头痛），口腔医生怀疑患者可能同时患有OSAS。口腔医生建议患者在睡眠实验室接受多导睡眠图检查。患者经检查被诊断为中度OSAS，并接受了下颌前牵装置（MAD）治疗。该治疗不仅消除了与OSAS相关的症状，而且消除了与口腔干燥相关的症状。迄今为止，患者还没有接受牙齿的修复治疗

7.3.5 夜磨牙症（SB）和牙齿磨损

根据不同的诊断方法，夜磨牙的发病率为9.7%～15.9%[36]。夜磨牙的定义是睡眠期间的咀嚼肌异常活动，可以是节律性（相位性）或非节律性（紧张性）活动，并排除健康个体的下颌运动障碍或睡眠障碍[37–38]。

关于夜磨牙和牙齿磨损之间的关系，目前已知牙齿磨损并不会导致磨牙症[39–40]。而且，由于牙齿磨损是一种多因素疾病[12]，出现牙齿磨损的临床表现并不是诊断夜磨牙症的有效证据。有证据表明，磨牙症可能会引起机械性牙齿磨损[39]。图7.3显示了一名因夜磨牙症而出现机械性牙齿磨损患者。

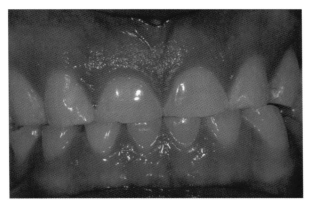

图7.3 38岁男性患者，主诉前牙变短和微笑时牙齿暴露量减少就诊。临床表现见患者前牙区重度磨损，牙齿的磨损表现提示可能是机械原因引起的牙齿磨损（牙釉质和牙本质磨损速度相同，有咬合接触的上下颌牙齿表现为相同的磨损特征且牙釉质内有裂纹）。由于患者及其伴侣均报告有夜磨牙症史，患者主诉有咀嚼肌晨僵，且临床检查见患者软组织（舌头、脸颊和唇部）有小平面或扇形齿痕，因此诊断患者"很可能"存在夜磨牙症。主要病因是滥用药物（例如摇头丸和可卡因）和吸烟。口腔医生为患者进行了复合树脂直接修复治疗。修复治疗完成后，嘱患者戴𬌗板保护牙列

7.4 结论

牙齿磨损和牙科睡眠障碍相互关联，都是常见的多因素疾病。由于不同类型的牙科睡眠障碍也是相互关联的，因此很难将其可能导致的结果分述清楚。当同时存在几种睡眠障碍时，它们会产生协同效应，加速牙齿磨损过程。本章介绍的知识可以帮助口腔医生确定引起患者牙齿磨损的病因，从而更好地为患者提供预防性建议和诊疗服务。只有拥有全面、综合的诊疗思路才能为患者提供最快速、准确的诊断和最佳的治疗方法。

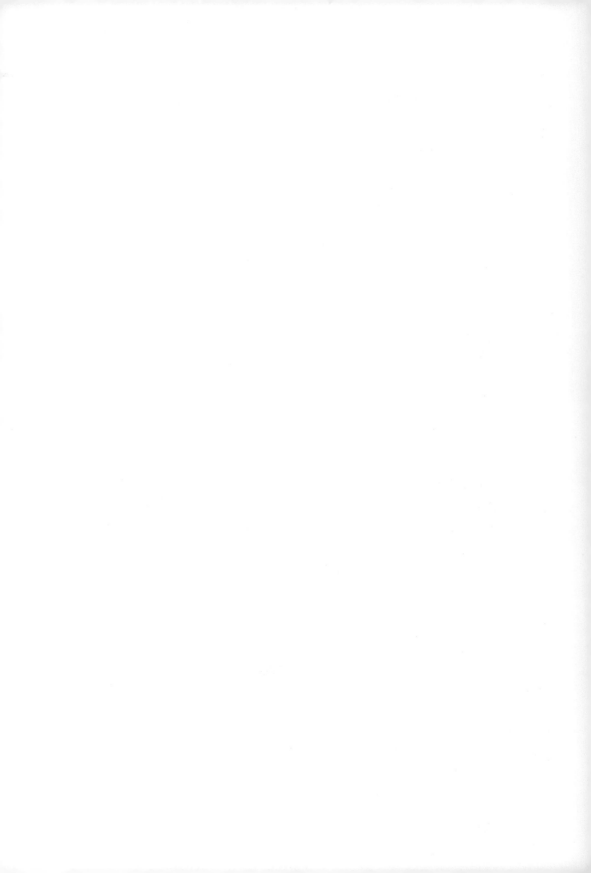

牙齿磨损患者诊疗中的法律考量

Dento–Legal Considerations in the Management of Patients with Tooth Wear

Len D'Cruz

8.1 介绍

翻看法律组织的出版物就会发现很少有因为牙齿磨损而向口腔医生要求过失索赔的案件。与种植、牙髓疾病和牙周病的诊断及管理有关的索赔远远超过牙齿磨损。

表面上看，牙齿磨损相关法律索赔案件少好像应该说明临床医生在牙齿磨损的诊疗管理中做得非常好，而实际上，事实却并非如此。

目前，口腔医生对磨损的现代诊疗指南知之甚少。例如，一项研究发现，普通口腔医生中，没有人听说过或使用过Smith和Knight指数，只有10%的人知道基本酸蚀性磨损检查（BEWE），65%的人不了解任何关于牙齿磨损监测的指南[1]。

第1章和第2章中我们已经讨论了牙齿磨损发病率持续升高及其对患者的口颌健康及全身健康的影响。特别需要注意的是，果汁及碳酸饮料等酸性软饮料引起的酸蚀性牙齿磨损在青少年中的发病率近年来呈现明显增高趋势。牙齿磨损在很大程度上是一种"无声"的疾病，许多患者可能没有任何不适症状或意识不到牙齿已经发生磨损。通常，很多牙齿磨损患者认为牙齿磨损是正常的生理现象或是衰老的自然迹象。因此，即使牙齿磨损被误诊或延迟诊断，患者也一般不会责怪任何人。个别确实因牙齿磨损发生的医疗纠纷案件中，最常见的起因通常是前牙美学问题，其次是牙齿敏感问题[2]。

患者很少因牙齿磨损问题和医生产生医疗纠纷，并不意味着我们无须注意牙齿磨损诊疗中的相关法律问题。如果不采取有效措施预防并控制牙齿渐进性缺损，是

L. D'Cruz (✉)
Head of Indemnity, British Dental Association and General Dental Practitioner, Woodford Dental Care, London, Essex, UK
E–mail: len.dcruz@bda.org

© Springer Nature Switzerland AG 2022
A. Eder, M. Faigenblum (eds.), *Tooth Wear*, BDJ Clinician's Guides,
https://doi.org/10.1007/978–3–030–86110–0_8

与当前"以患者为中心，以预防为导向"的治疗原则以及"最小干预"的治疗理念背道而驰的[3]。如果不对牙齿磨损进行及时预防和控制，最终患者将面临垂直距离降低、牙齿敏感、美学缺陷等更复杂的口腔问题，并不得不承受更大的经济和生理负担。

8.2　检查和病史采集

在第1章、第9章和第10章中有如何详细询问病史、进行全面临床评估和得出诊断及其重要性的详细论述。

口腔医生对所有患者（包括新患者和复诊患者）常规使用以下3个开场问题[4]，这几个问题也有助于识别牙齿磨损患者。

- 您是否有任何疼痛、不适或敏感？
- 您咀嚼或进食有困难吗（功能性问题）？
- 您对牙齿的外观满意吗？

否定的回答并不意味着没有牙齿磨损问题，只是他们可能没有意识到磨损问题。例如，发生于腭面的磨损患者是看不到的。如果患者对上述任何一个问题有肯定的回答，就需要引起医生的注意。例如，患者主诉牙齿敏感可能意味着牙齿正在发生快速进展的酸蚀性磨损，需要尽快进行干预。

8.3　病历

患者应完成并签署一份书面病史，医生需要认真检查确认病史无误后签字，病史应定期更新。病史中的一些关键信息可能提示牙齿存在磨损问题（第5章），例如胃食管反流病（GORD）、正在服用或曾经服用过食管裂孔疝处方药物（例如质子泵抑制剂或奥美拉唑）、频繁使用含有类固醇或泡腾药物的哮喘吸入器。贪食症或厌食症患者可能不愿意透露他们的病情，因此如果临床检查后怀疑这种情况，需要采取合适的问诊方法以获得准确病史信息。唾液功能受损或口干症患者是牙齿磨损的高危人群，应引起医生高度重视。其他与牙齿磨损相关的系统疾病可以在前面的章节中找到。

8.4　记录磨损严重程度

牙齿磨损的位置和严重程度都应记录在临床病历中。最常用的工具是基本酸蚀性磨损检查（BEWE）指数[5]。除了龋病和牙周病，将牙齿磨损筛查作为每名患者整体风险评估的一部分是非常必要的。

牙齿磨损评估是口腔健康评估（OHA）的一个组成部分，是英格兰和威尔士初级保健中临床风险筛查的基础[6]。在筛查中，应对每名患者的非龋性牙齿磨损、龋病、牙周病和与颌面软组织疾病相关的风险进行红-黄-绿（RAG）分级。这样口腔医生能够对患者的口腔健康进行全面的风险评估。

对于牙齿磨损，OHA系统程序会提示临床医生询问以下相关的病史问题：

- 您常饮用发泡饮料或摄入酸性饮食吗？
- 您有反流或进食障碍吗？

全面临床检查后，临床医生应评估：

- 刷牙方式是否正确？
- 咬合功能是否有异常？
- 龋齿情况：静止/活跃/无龋坏
- 牙菌斑控制水平
- 牙齿磨损情况
- 口内修复体

直至2022年，在英格兰和威尔士的NHS试点及初始计划中都会使用计算机帮助临床医生制订每名患者的个性化"自我护理计划"。医生可以就这个"自我护理计划"与患者沟通，提高他们对自我口腔健康维护的责任感。

使用上述算法的试点项目始于2011年7月，并于2016年过渡为初始计划[7]。现在，在临床实践中利用这种计算机辅助方法对患者进行风险评估已逐渐成为被广大口腔医生接受的标准做法（第3章）。

BEWE指数3级是风险评估中的一个关键的界值。任何年龄的患者出现指数3级的磨损都说明磨损已发展到严重阶段，医生必须找到引起磨损的潜在病因并对其进行治疗[8]。

8.5 诊断

认识到牙齿磨损问题的存在并与患者沟通是重要的第一步（图8.1）。

找出引起牙齿磨损的原因非常具有挑战性，因为牙齿磨损是一种多因素疾病，临床医生需要认识到大多数情况下牙齿磨损的发生是多种病因共同作用的结果。同样具有挑战性的是确定牙齿磨损是正在快速发展还是趋于稳定。如果是第一次接诊

图8.1　在本病例中，很容易就能发现患者牙齿磨损的问题，但诊断引起磨损原因并通过治疗解决患者诉求是非常具有挑战性的

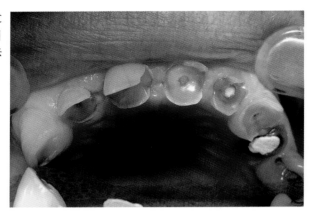

患者，他们的牙齿磨损问题可能已经持续了很久但患者并没有意识到，医生有责任向患者告知检查发现的临床问题。需要注意的是，向患者描述牙齿磨损的评估结果时应使用合适的语言。

在实际工作中，询问病史和医患沟通常不够仔细，特别是当患者不知道自己存在牙齿磨损问题时。当医生询问患者的饮食习惯时，患者常会很敷衍地回答"不，我一般不吃酸性食物"。而医生往往因为日常工作繁忙，不会对患者就饮食问题进一步追问。因此，在日常工作中，医生需要多一些耐心和坚持，也可以利用结构化的模板来辅助与患者沟通，这样才能获得更多与牙齿磨损相关的病史信息。

医生每次接诊结束后，必须为患者下一个描述性的诊断，如果初诊后无法确定诊断，也可以给出临时诊断。诊断需要记录在临床病历中，而且医生需要与患者就疾病的诊断进行沟通。

8.6　特殊检查

许多口腔医生现在使用椅旁的图像采集设备或高质量的数码照相机来辅助诊疗（图8.2）。在患者同意的情况下，可以拍摄临床照片用于记录和比较，并可辅助医患之间就病情进行沟通。未来，3D成像技术可能在牙齿磨损领域发挥越来越多的作用（第1章和第9章）。

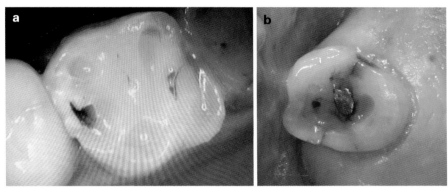

图8.2 内窥镜（**a**）的分辨率可能还达不到高质量数码照相机（**b**）的质量，但它们仍在不断改进，并可用于给患者展示。在这些情况下，伴随牙齿磨损，出现龋齿，这时初级疾病控制是护理重点

8.7 风险因素管理

在发现问题并做出诊断后，下一个最重要的事情是风险因素管理（第3章）。必须让患者意识到自己存在牙齿磨损的问题以及可能的后果。因此，一旦明确诊断，医生就要帮助患者找到可能的病因和风险因素，并指导患者通过调整生活方式控制疾病的进展。

要做到这一点，患者需要掌握相关的信息和知识，以做出关键的行为改变。例如，如果患者的酸蚀性磨损是由果汁或碳酸饮料摄入引起，那么引导患者改变饮食习惯就很重要。如果患者的牙齿磨损是不良刷牙方式引起的机械性磨损，那么医生必须就正确的刷牙频率、力度以及牙刷和牙膏的选择对患者进行健康指导。

如果诊疗中向患者提供了健康宣教材料、饮食清单或其他信息（例如酸性食物和饮料清单），也必须在临床病历中提及〔例如"患者牙齿磨损建议清单（第2版）"〕。

8.8 协商——干预还是不干预，是一个问题

在牙齿磨损修复中，口腔医生采取的治疗策略是由许多不同因素共同决定的。首先，治疗策略的制订取决于口腔医生个人对修复技术的掌握水平及对不同技术的熟悉程度。口腔医生所接受的培训以及他们对直接或间接修复方法的偏爱也会影响到修复计划的制订。目前被广泛提倡和应用的是"最小干预"治疗理念。

从某种意义上来说，患者的态度可能会受到临床医生的语言、语调以及他们在沟通中的说服力或自信程度的影响[9]。

患者服从于临床医生，他们依赖医生的建议和指导，相信医生会以他们的利益为中心提供最佳的方案。一名口腔医生可能对间接修复有所偏好，但他并不自知，这时患者就会在不知情的情况下被这名口腔医生引导接受特定的修复计划。极少数情况下，患者对接诊临床医生的技术或他们的权威性缺乏信心，可能会向其他医生寻求治疗意见。

如果我们面对的是一名有法律行为能力并且能够自己做决定的患者，那么我们有法律和道德义务告知他们治疗的风险、益处及可能的后果，以帮助患者做出决策。患者进行决策时可能会在医生"善意的引导下"被"推"向貌似"正确"的治疗方向，但其实医生与患者进行沟通时应该注意"家长式权威模式"与"患者自主决定权"的平衡，医生不应替代患者做决定或过度引导患者。

如果一名医生在缺乏牙齿磨损相关知识并对牙齿磨损的诊疗管理缺乏信心，他可能由于医疗安全原因，错误地说服患者仅对牙齿磨损进行监测和定期检查，而不进行其他治疗。这种方式也是有问题的，因为如果不及时对牙齿磨损进行干预，可能会导致患者未来必须接受更复杂、预后更难预测的治疗。

Montgomery一案[10]提示我们，现在医疗风险的告知模式已和从前有所不同。尽管这一案例只是使民法与以前存在的来自监管机构（例如口腔医生总理事会）的指导[11]相一致，但它也提示我们让患者充分了解牙齿磨损诊疗管理的所有可能选择是非常重要且必要的。

8.8.1　关于对牙齿磨损监测或修复干预的决策

Montgomery判决强调：在治疗前与患者进行沟通、就可选方案（包括什么也不做的方案）以及每个方案的风险和益处进行充分讨论是非常重要的。这种情况下，医生有很大的责任去了解每名特定患者的关注点，并基于此与患者充分沟通、获得知情同意[12]。

Montgomery判决关于知情同意的医患沟通理念已经发生了变化：从以往的"医生认为应该就哪些风险对患者进行告知"，转变为"对患者希望知道的关于某种治疗的风险，尤其是重大风险，进行告知"。不同的患者可能对风险的认知不同，医生也必须知道他所面对的每名特定患者对风险的接受情况。不同的患者对"重大风险"有不同的认知（例如有的患者认为即使牙齿未来发生严重的磨损也无所谓，而有的患者可能认为牙齿磨损继续发展是严重的问题），因此知情同意书应该是因患者而异的。

就牙齿磨损而言，一些患者（例如贪食症患者）可能不接受对他们的牙齿磨损情况进行持续的监测。那么，频繁呕吐就会导致这些患者的牙齿继续发生不可逆的酸蚀性磨损[13]。

有些学者认为，只有在患者表现出良好的依从性并通过检查确认已不存在活跃性牙齿酸蚀，才可以为其提供修复干预[14]。

牙齿磨损诊疗的基本原则是在早期明确诊断的前提下采取有效措施防止磨损进一步发展。因此，对于很多牙齿磨损患者来说，可能只需要早期明确诊断，遵从医嘱，坚持采用有效的预防措施并长期监测牙齿磨损情况。然而，准确地监测牙齿磨损进展也是一个较大的挑战[14]（第1章和第9章）。

口腔医生需要向患者提供所有相关信息，并帮助患者在完全知情的条件下做出合适的决策，患者和医生也应该在充分沟通的基础上共同做出决策。在沟通和治疗决策制订中，患者和医生都应充分理解并认识到对方的关注点和对风险的承受情况[15]。

8.9　风险和收益

如果决定为患者提供修复治疗，就必须让患者充分认识到这些治疗的益处和风险。

修复体的寿命与牙齿磨损的病因有关。例如，如果牙齿磨损是由果汁或碳酸饮料等化学性酸蚀引起的，则直接复合树脂修复是可行的，因为它们能抵抗酸蚀。但是，患者也需要知道复合树脂材料的临床缺陷，尤其是前牙树脂修复体在酸蚀环境中可能出现的各类问题。

患者需要知道，复合树脂材料能够保护下方的牙体组织，但随着时间的推移其可能会磨损、变色和折裂。这需要患者多次复诊修理，同时付出额外的时间和费用。这些都需要在治疗开始前就向患者解释清楚并获得患者的知情同意。如果患者在了解这些风险后，不接受未来可能需要反复复诊修理，也不想承担美学区树脂修复体突然失败（例如折裂）带来的美学负面影响，可能会选择其他修复材料和方式。

患者也应该充分了解复合树脂材料的优点。这类材料具有较好的美学性能，并且对患者来说维护费用相对较低。另外，树脂直接修复技术敏感性较低，即使不是经验非常丰富的专家也可以为患者提供美学效果不错的修复治疗。当然，也有很多经验丰富、技术高超的医生，他们能为患者制作出美学效果非常好的修复体。

应告知患者，对磨损的牙列进行修复治疗时，会不可避免地引起咬合状态的变化。大多数患者在通过Dahl矫治器加高后牙咬合后都能随着时间的推移而适应这种咬合变化[16]（第11章、第15章和第16章），然而也有一些患者难以适应咬合变化。

8.10　如果患者拒绝/同意接受医生提供的治疗

患者没有义务接受医生提供的所有治疗方案。心智健全的成年人有权选择接受还是拒绝治疗。在极端情况下，"成年患者有绝对的权利以任何理由拒绝或同意接受治疗，无论是理性的还是非理性的，或没有任何理由，即使这个决定可能导致他的死亡"[17]。口腔医生应该向患者解释拒绝治疗可能带来的风险，并在病历中记录下来。患者无须签署额外任何形式的同意书来声明他们接受不治疗的风险。

8.11　关于转诊

每名口腔医生必须知道并理解自己知识、能力、技术的局限性。在牙齿磨损患者的诊疗中，接诊医生通过会诊获得关于如何治疗、何时治疗的其他建议（其他专家的治疗建议）也是至关重要的。同样，如果自己没有足够的技术和能力完成患者的治疗，就需要将患者转诊给合适的医生，这是每名医生的责任，在口腔全科医生委员会指南中对此也做出了明确规定[18]：

6.3.3如果所需的治疗超出您的执业范围或能力范围，您应转诊患者。您应该清楚做这件事的程序。

7.2.2只有在您确信自己已经接受过必要的培训并有能力进行某种治疗的情况下，才可以提供相应的治疗和护理。如果您没有信心提供治疗，您必须将患者转诊给其他有相关培训经历的同事。

8.12　病历记录

患者和口腔医生都可能会忘记曾经进行的某项临床操作，但是病历记录会长期保留。病历记录应该翔实、有助于重现已进行检查或治疗的具体内容（例如当时说了什么、做了什么或达成了什么样的协议等）。万一治疗未达到预期、出现投诉或指控时，只有翔实病历能提供有效的辩护证据。

读者可参考更全面的一般病历书写与保存指南[19]。关于牙齿磨损，口腔医生团队需要记录的主要内容包括：

- 已经明确存在牙齿磨损
- 已告知患者牙齿磨损的情况
- 在可能的情况下，已对疾病进行确诊
- 已制订治疗管理策略，并与患者达成一致
- 定期检查牙齿磨损情况和/或对其进行管理

　　如果患者拒绝治疗，也应记录在病历中。如果计划进行修复干预，则应在病历中记录相关修复治疗的风险和益处（例如进一步修复时可能引起的牙齿失活、修复材料的磨损和破损、修理或替换材料的成本以及可能的咬合问题等）。

8.13　结论

　　口腔医生在临床实践中需要面对越来越多的牙齿磨损患者。患者希望口腔医生能够识别并诊断出存在的口腔问题，并对其进行处理，或在医生本人无法处理的情况下，将其转诊给其他能够为患者提供帮助的同事。

　　一般情况下，牙齿磨损患者会有持续、长期的治疗需求。当医生看到通过自己和患者的共同努力，牙齿磨损得到有效控制，或重度磨损患者不用继续为他们的牙齿担心，重新获得了良好的健康牙列，能够舒适地进食，微笑并继续他们的日常生活时，医生应该会有很强烈的满足感。

第二部分
牙齿磨损的临床管理
Management of Tooth Wear

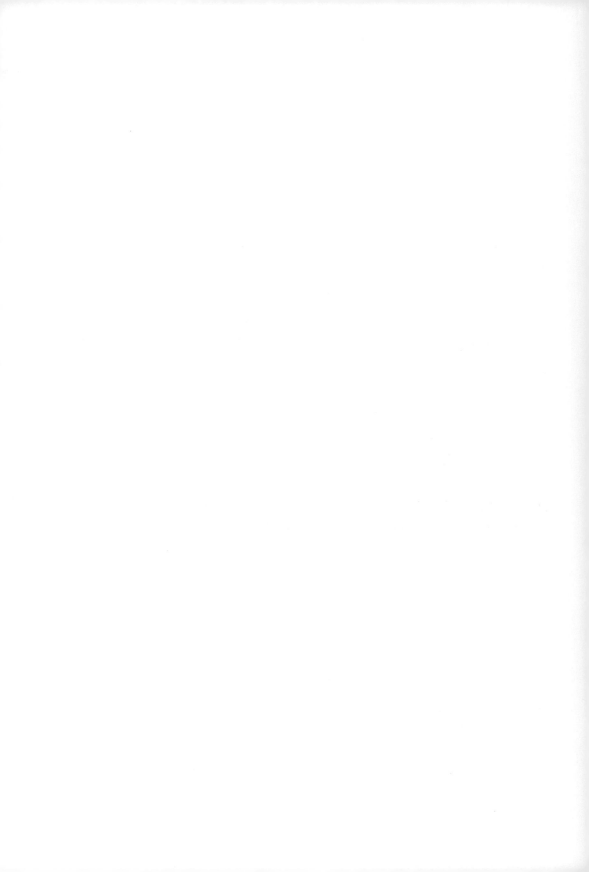

牙齿磨损临床管理的理念

A Pragmatic Philosophy of Tooth Wear Management

Bas Loomans, Shamir Mehta

9.1 介绍

天然牙列在行使功能中会出现牙体硬组织的渐进性缺损，且酸蚀、磨耗和磨损等因素会进一步加速这一过程，因此牙齿磨损是一种与年龄相关的现象[1]。"生理性磨损"这个术语是指牙齿的磨损水平与患者年龄及牙齿正常的日常功能相符合[2]。据估计，后牙生理性磨损导致的牙釉质垂直损失量每年$15 \sim 29 \mu m$[3]，然而，在临床上，年龄相似的患者可能会表现出不同程度和不同模式的牙齿磨损。由于西方人口老龄化日趋严重，且老年人保有的天然牙越来越多，加上年龄增加引起的对致病因素的累积暴露，越来越多的老年人可能会被严重的牙齿磨损所困扰，初级医疗机构也会接诊到越来越多的牙齿磨损患者[4]。

随着过去数十年生活方式和饮食习惯的改变，例如软饮料消费的大幅增加[5]，牙齿磨损在年轻人中也更加常见（第2章）。Bartlett等人对7个欧洲国家的约3200名18 ~ 35岁的成年人进行调查，发现近1/3调查对象的牙齿唇颊面和舌腭面存在酸蚀性磨损的迹象[6]。此外，学者们根据现有的数据进行估计，牙齿磨损在全球的平均发病率，恒牙为20% ~ 45%，乳牙为30% ~ 50%[7]。

B. Loomans (✉)
Radboud University Medical Center, Nijmegen, The Netherlands
E–mail: bas.loomans@radboudumc.nl

S. Mehta (✉)
Faculty of Dentistry, Oral and Craniofacial Sciences, King's College London, London, UK
E–mail: Shamir.mehta@kcl.ac.uk

© Springer Nature Switzerland AG 2022
A. Eder, M. Faigenblum (eds.), *Tooth Wear*, BDJ Clinician's Guides,
https://doi.org/10.1007/978–3–030–86110–0_9

中度至重度牙齿磨损患者可能会主诉和表现出各种临床症状及体征，对于一些患者而言，牙齿磨损还会严重影响生活质量[8-13]（第1章和第5章）。Mehta等人[13]最近针对全科口腔门诊的初诊患者进行调查，发现严重牙齿磨损与较低的口腔健康生活质量之间有着显著的关系。考虑到目前报道的牙齿磨损高发病率以及牙列磨损可能带来的临床和心理社会影响，口腔医生必须具备必要的牙齿磨损诊断和疾病管理技能，并能在初级口腔诊疗机构中为患者提供适当的诊疗管理服务。

一些牙齿磨损患者，可能需要接受复杂的修复干预，有时需要增加咬合垂直距离（OVD）[14]。这对医生而言往往是一项有挑战性的治疗。然而，牙齿磨损的发展是可以预防的[15]，通过执行个性化预防方案、对磨损进行密切监测和定期随访，可能避免或至少推迟修复干预。制订有针对性的预防计划需要首先从明确病因着手。然而，由于牙齿磨损的发生是多种致病因素共同作用的结果（在这种情况下，不可能准确地识别所有致病因素），制订适合的预防计划也是比较复杂的。

本章目的是基于严重牙齿磨损管理的"Radboud理念"，讨论牙齿磨损管理的实用原则[16]。本章也会涉及一些磨损监测和患者随访、遵循保存原则、采用实用方法治疗牙齿磨损等内容。

9.2 牙齿磨损的诊断

最近的欧洲共识会议上制订了一个流程图以帮助口腔全科医生对严重磨损病例的治疗管理做出决策（图9.1）。

牙齿磨损的诊断和治疗中需要使用明确的描述性语言。在2017年发布的关于严重牙齿磨损病例管理的欧洲共识声明[17]中将"病理性牙齿磨损"定义为"与患者年龄不符的牙齿磨损，引起患者出现疼痛或不适、功能问题或美学缺陷，如果任其发展，可能会导致不良后果和治疗难度的升高"。为了便于对现有牙齿磨损水平进行临床评估，上述指南中将"重度牙齿磨损"定义为"牙齿结构严重受损，导致牙本质暴露和临床牙冠严重变短（≥1/3）的牙齿磨损"。因此，虽然一名老年患者可能有"重度牙齿磨损"的表现，但这种程度的磨损是和患者年龄相符的，无须过度担忧。相反，一名年轻牙齿磨损患者，因活跃的酸蚀导致牙本质暴露、出现疼痛症状，则被诊断为非重度的"病理性牙齿磨损"。

如图9.1所示，如果患者的牙齿磨损是生理性的（磨损程度与患者年龄相符），无须进一步治疗。但是，如果确诊或怀疑患者存在病理性牙齿磨损，则需要进一步的诊断性检查及风险评估，以制订适当的临床诊疗策略。牙齿磨损的风险评估需要

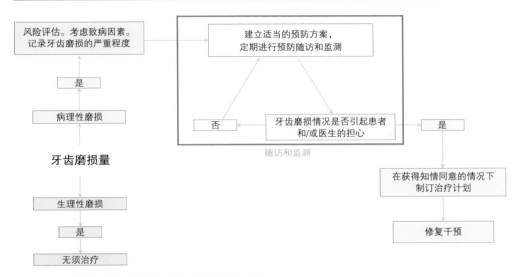

图9.1 流程图：牙齿磨损患者诊疗的决策过程

识别引起磨损的病因及其影响因素，同时对目前牙齿磨损的程度进行评估并对未来的发展趋势进行预测（第3章）。为了辅助临床上对牙齿磨损程度的检查和记录，可以使用获得共识的分级指数进行定量评估，这样可以提高牙齿磨损评估的调查者内部一致性和调查者间一致性，进而提高疾病进展评估的可靠性。牙齿磨损的分级指数也可以辅助诊疗计划的制订。然而，在实际临床工作中，目前尚没有一个获得广泛共识的牙齿磨损评估指数。牙齿磨损指数（Tooth wear index，TWI）[18]、基本酸蚀性磨损检查（Basic erosive wear examination，BEWE）[19]和牙齿磨损评估系统（Tooth wear evaluation system，TWES）[20]都是目前常用的牙齿磨损临床评估指数，然而一项关于口腔医生临床操作习惯的研究报告称，只有13.5%的口腔医生会在临床实践中常规使用牙齿磨损指数[21]。

　　一般会根据牙齿磨损的致病因素对磨损进行分类，然而由于牙齿磨损的发生通常是多因素造成的，其中还可能涉及其他辅助因素（与观察到的病理表现无直接关系），因此使用致病因素对牙齿磨损进行分类也很困难。由于酸蚀是引起牙齿磨损的一个常见原因[22]，因此"酸蚀性牙齿磨损"常被用作"牙齿磨损"的同义词，这一现象在欧洲文献中尤其常见。

　　使用聚类分析，根据患者磨损表现的一些临床特征将其病因大概分为化学酸蚀性、机械性，或两种病因共同存在[23-24]。因此，根据牙齿磨损的临床特征，可将其大致分为机械性磨损或化学性磨损，并进一步细分为4个亚型：

- **内源性机械性牙齿磨损**［也被称为**磨耗**；是牙齿与牙齿之间因咀嚼或磨牙症（磨牙症或紧咬牙）导致的机械性磨损］
- **外源性机械性牙齿磨损**（也被称为**磨损**；由于咀嚼和/或磨牙症以外的外界因素造成的机械性磨损）
- **内源性化学性牙齿磨损**（由胃酸引起的化学性**酸蚀**）
- **外源性化学性牙齿磨损**（由酸性饮食引起的化学性**酸蚀**）

　　酸性物质对牙齿的酸蚀具有"放大效应"，即仅单独存在化学因素或机械因素时仅会引起轻度牙齿磨损，而当机械因素与化学因素并存时，牙齿磨损的进展速度会大大加快。图9.2和图9.3显示了不同亚型牙齿磨损的典型表现。

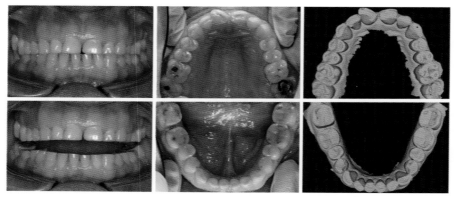

图9.2　一例外源性机械性牙齿磨损病例，引起磨损的主要原因是磨牙症和紧咬牙

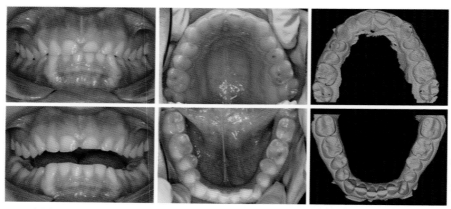

图9.3　一例内源性化学性牙齿磨损病例，其牙齿磨损与胃食管反流病（GORD）有关

9.3 随访和监测

当确诊或怀疑患者存在病理性磨损时，对患者的病史采集必须包括以下内容：是否存在口腔–颌面部美学缺陷；是否存在牙痛和牙齿敏感；是否存在功能障碍（咀嚼效率和语音）；是否发生过牙体硬组织或修复体折裂破损；是否对目前的牙齿磨损状态、牙列完整性和余留牙寿命感到焦虑。医生还必须仔细核查患者的医疗、牙科和社会行为史（例如患者是否存在胃食管反流病史或某些特殊的饮食习惯），这些也会为我们探明牙齿磨损风险因素提供宝贵的线索。如有需要，还可以通过调查问卷对患者口腔健康相关生活质量（OHRQoL）进行评估，从而明确口腔健康状况对患者日常功能、健康和整体生活质量的影响[25]。最初的口腔健康影响概况（Oral health impact profile，OHIP）问卷内包含49个问题（OHIP–49），有多个版本；最近的修改版本包括26个问题，主要关注的是牙齿磨损对口腔健康相关生活质量影响的评估[13]。

考虑到修复治疗的复杂性和高成本（经济、时间，甚至是生物学成本）以及修复后所需的长期维护[26]，当患者不存在功能性问题、没有对磨损牙列有不满意或没有修复干预的明确需求[17]时，不应该对患者进行修复治疗。然而，一旦确诊存在病理性磨损（或有严重磨损表现）则需对患者定期随访和磨损监测[16-17]。另外，无论患者是否接受修复治疗，都需要对患者进行持续定期的健康宣教和监测，因为如果不对引起牙齿磨损的病因进行有效控制，牙列上的修复体容易发生失败。

> 对于每名中度或重度牙齿磨损患者，如果患者没有功能或美学相关的需求，定期随访和监测是首选治疗方法。

牙列磨损的定期随访内容包括将患者的诊断以他能够理解的方式告知，使患者意识到自己的病情，并制订个性化预防磨损进展的方案。牙列磨损的监测内容包括客观评估牙齿磨损的程度及其随时间的进展[16]。对牙列磨损患者定期随访和健康宣教，首先需要确定引起磨损的可能病因（风险）因素（第3章），这就需要医生对患者进行详细的病史采集[16]。为每名患者制订个性化牙齿磨损预防方案旨在消除（或至少有效控制）可能的致病因素。患者自己是预防牙齿磨损的主要责任人，医生必须明确告知患者不进行有效预防管理的远期风险。

避免不良的习惯，例如摒弃不良的口腔卫生习惯，戒除咬铅笔、吸烟斗或咬发夹等行为，有助于控制外源性因素引起的牙齿机械性磨损。内源性机械性磨损可能是由磨牙症引起的。磨牙症可细分为清醒磨牙症（例如紧咬牙）或夜磨牙症（例如夜磨牙和夜间紧咬牙的习惯）（第7章）[27]。清醒磨牙症可能与心理压力和焦虑有关，而夜磨牙症现在被归类为睡眠相关的运动障碍。因此，对有的患者而言，压力管理可能会有一定的作用。对于诊断为磨牙症的患者，建议佩戴覆盖全牙列的殆板治疗（第11章）[27-29]。殆板的类型有很多种，包括软质殆板、硬质殆板或混合型殆板。然而，患者对殆板佩戴的依从性可能因人而异。同时，支持殆板预防磨牙症导致的牙齿磨损效果的证据也并不充分[30]。另外，医生需要特别注意，谨慎为胃食管反流病引起的酸蚀性牙齿磨损患者提供殆板治疗，因为酸性物质可能会在殆板内积聚，引起酸蚀性牙齿磨损的进一步加剧。

　　如果怀疑存在外源性化学性磨损，应要求患者对最近4天内摄入的食物和饮料、药物以及口腔保健产品的使用情况进行详细记录，以提供更多日常习惯的详细信息[31]。尽管文献中已经测量并给出了很多常见软饮料的pH，但口腔医生还应了解饮料本身的缓冲能力以正确理解饮料对牙齿的酸蚀作用。总体来说，如果怀疑患者存在外源性化学性酸蚀，应建议患者：避免频繁摄入酸性食物和饮料，将酸性饮料的饮用限制在进餐时间，将水果饮料的饮用频率控制在每天1次。另外，在饮用酸性饮料时，使用宽孔吸管并尽量将吸管深入到口腔后部可能会减少酸性饮料与牙齿的接触。饮用冷却的酸性饮料，避免将饮料含在口内，避免长时间小口啜饮料，也都有助于就减少酸性饮料对牙齿的酸蚀[31-32]。如果患者提供的饮食信息记录单中显示有可能引起牙齿酸蚀的食物和饮料，应鼓励患者调整饮食习惯、使用水和牛奶等替代食品或饮料。指导患者养成良好饮食习惯对于有效预防外源性酸蚀性磨损具有至关重要的作用。

　　胃食管反流病（GORD）等一些系统疾病可能会引起牙齿发生内源性化学性磨损酸蚀（第5章）。据估计，约65%的人在一生中某个时候都会出现胃食管反流症状[33]。当口腔医生怀疑患者存在GORD时，可以提供一些简单实用的建议[34]并转诊给消化内科专科医生。质子泵抑制剂（PPI）药物可抑制胃食管反流，常用于GORD的药物治疗。

　　唾液在防止牙齿磨损方面也有重要作用（第4章）。唾液质与量的变化都是牙齿磨损的风险因素。口干症患者一般需要接受进一步的临床检查，特别是可能怀疑干燥综合征或头颈部放射治疗引起的严重口干症病例。现有文献指出，嘱有牙齿酸蚀迹象的患者每天使用含氟化亚锡（SnF_2或SnF_4）的牙膏和/或漱口水[35-36]可能对患者的牙齿有一定的保护作用。

　　在明确牙齿磨损的诊断并为患者提供了必要的预防建议后，还需要对牙齿磨损的进展情况进行积极的专业监测。牙体组织的磨损可呈现一定的周期性，存在活跃期和静止期[115]。在定期对患者进行随访和监测时，必须更新病史、记录牙齿磨损的进展并评估患者执行预防计划的依从性。对牙齿磨损进行记录和监测时，可以使用TWI、BEWE或TWES等临床磨损指数，也可以用这些分级指数对患者的石膏模型、3D口内扫描数据和/或口内照片进行磨损程度分级评估并连续记录，这些都能帮助医生判断患者是否存在活动性/进行性（或静止性）牙齿磨损。对牙齿磨损的监测一般需要持续很多年，医生通过长期监测辨别牙齿磨损的模式和评估磨损的严重程度，有助于医生对引起磨损的病因获得更准确和深入的了解，并使医生和患者通过可视化的方式看到牙齿磨损的进展过程。

如果医生通过监测确定患者没有发生病理性快速进展的磨损且未来也大概率不会给患者带来太大的困扰，那么就无须对患者进行进一步的主动（修复性）干预，并将定期随访和监测的间隔延长到每2～3年1次，继续依照图9.1所示的决策过程对患者进行随访和监测。注意一定要坚持定期对患者的磨损情况进行仔细监测（包括修复后的磨损牙列），同时在每次定期随访中需要对患者重新进行风险评估。如图9.4所示，患者上颌前牙腭面发生了局部严重牙齿磨损，同时后牙发生了中度牙齿磨损。患者没有功能或美学方面的需求。根据患者口内磨损的表现（例如磨损发生在非咬合接触区、上颌前牙腭面颈部有"牙釉质袖口"、前磨牙和磨牙𬌗面呈现"杯状"缺损），我们怀疑引起患者磨损的主要原因为化学性酸蚀。由于患者没有治疗需求，因此决定对磨损进行定期监测。在此1年和3年后复诊时重新对患者的牙列数据进行采集，通过数字3D减影分析可以可视化对比基线和3年后牙列数据的差异。如图9.4所示，分析中出现的"绿色区域"代表稳定的未发生进一步磨损的区域，"蓝色区域"代表发生了进一步磨损的区域。在本病例中，通过为患者提供适当的预防计划，患者的牙齿磨损情况在3年的评估期内得到一定控制、进展程度较小。

如果在监测过程中怀疑患者的牙齿磨损发生了明显进展，那就需要对可能的病因进一步调查，并考虑将患者转诊到专科门诊或相关医疗机构和/或对原本的预防方案进行调整。在某些情况下，即使进行了详细的病史采集和彻底的检查，仍无法明确导致牙齿磨损的致病因素，这时诊断为"特发性磨损"。如图9.5所示，患者出现了严重和大面积的牙齿磨损，同时确诊存在唾液减少。患者没有功能或美学缺陷，也没进行修复干预的意愿。因此，医生决定对患者进行定期随访和监测。虽然随着时间的推移患者的磨损情况出现了快速发展，但患者仍没有进一步修复干预的意愿。然而，当患者看到了随访期间其牙列3D扫描图像的变化后，对自己的病情有了更直观和深刻的认识。4年后，患者接受了修复干预，通过直接复合树脂技术完成了

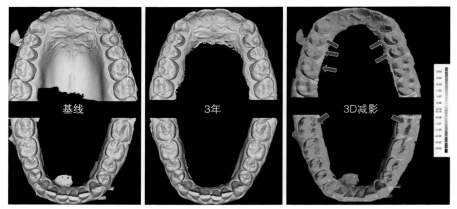

图9.4　35岁男性患者，对其牙齿磨损的进展进行了为期3年的监测。牙齿磨损的进展仅在一些孤立的位置（以蓝色突出显示）可见，这不会导致任何功能问题。与患者共同决定继续监测程序

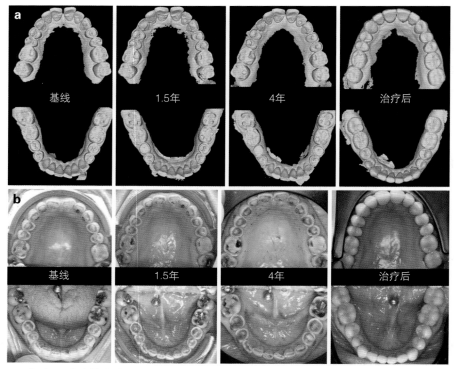

图9.5　（a）45岁女性患者，患有严重的全口牙齿磨损。监测显示，在4年的时间里，磨损迅速发展。在4年的记录中，她理解了牙齿磨损恶化的情况，并对问题有了更多的认识。获得了修复干预的承诺，并使用直接复合树脂修复体进行了治疗。（b）口内照片，显示从初次就诊到直接复合树脂修复体完成修复治疗的时间线

磨损牙列的重建。

对于牙齿磨损呈现进展趋势但没有修复干预意愿的患者，应缩短定期复诊、监测的间隔时间。总体来说，应尽可能推迟修复干预，以推迟患者进入"修复周期"和终生修复体维护的时间。患者每次就诊时与医生的沟通内容都需要进行清晰、完整和准确的记录（例如患者决定不进行修复干预，仅进行定期监测），同时患者需要签署相关的知情同意书（第8章）。

9.4 修复干预

当患者和/或临床医生对当前牙齿磨损的状态有明确担忧，同时患者出现功能或美学问题和/或疼痛及不适症状时，可考虑进行修复干预（图9.1）。当医生预期如果推迟修复干预，可能导致未来修复治疗的技术难度升高（例如牙体硬组织的渐进性缺损可能导致剩余牙体组织难以为修复体提供足够的支持和固位）和/或增加牙体牙髓并发症的风险，则考虑更早开始修复干预[17,37]。开始修复治疗的决定必须由临床医生和患者共同协商做出，这一过程通常被称为"共同决策"。然而，在没有得到患者的充分同意之前，不应进行最终修复。必须避免对轻度磨损的牙列进行复杂的修复治疗，或过早开始修复治疗[17]。适当延长牙齿磨损监测时间、推迟修复干预，有利于口腔医生更好地评估患者的依从性与期望值、医患关系以及患者对整体修复治疗计划的理解程度。

目前有许多临床技术以及牙科材料用于牙齿磨损的修复，包括直接修复和间接修复技术，以及金属材料和非金属材料[14,37-38]。根据关于严重牙齿磨损例病管理的欧洲共识声明[17]，修复治疗应尽可能微创并保守，尽量使用"加法"修复技术，避免"减法"修复技术（通常指传统的、须大量磨切牙体组织以获得良好固位形的机械固位修复体）可能带来的对健康牙体组织的进一步损伤和不必要的牙髓病变风险。粘接和微创修复技术也可作为适应性或过渡性治疗，帮助患者和医生对修复后的功能、美学效果进行评估及调整，待患者适应并接受过渡性修复体后再使用传统技术对患者进行最终修复[14]。使用复合树脂"加法"修复技术还有一个显著的优点就是很方便进行调整修改，医生可以随时在口内对修复体进行调磨或增补以满足患者的美学期望和功能需求[38]。但是，医生在最初和患者就修复方案进行沟通时，一定不能直接将传统的修复治疗方案完全排除在外，应该将所有可能的方案都提供给患者（第15章和第16章）。

严重牙齿磨损患者可能因上颌和下颌牙齿𬌗面的降低以及代偿性牙槽骨增生

不足而伴有OVD的降低。对于这种情况，修复治疗需要增加OVD，以提供必要的咬合空间来容纳前期设计的修复体，并改善前牙美学。Abduo和Lyons在2012年[39]提出，在对修复重建进行设计时，应在能满足修复需求的条件下尽量减小OVD的增加量，5mm以内的OVD增加都是可以接受的。虽然一些患者可能在咬合加高后出现一些不适的症状和体征，但这些通常都是一过性的。应尽量使用固定临时修复体来验证OVD加高情况是否合适，因为固定临时修复体能为后期最终重建提供更准确的参考，而且与使用可摘临时修复体相比，患者更容易适应[39]。也建议尽可能使用微创技术[37]。然而，对于诊断为颞下颌关节功能障碍的患者，在采取不可逆性修复治疗前先用可摘临时义齿进行试戴[39]，增加OVD。

图9.6给出了确定新OVD的流程图。第一步是确定牙齿磨损的位置和程度，从而确定牙齿磨损范围是全牙列还是局部。

使用上𬌗架的石膏研究模型或数字3D扫描来帮助评估需要增加的OVD数值。在设计新的OVD以重建牙齿的原始形态时，需要考虑的关键因素包括延长前牙的必要性和范围、保证修复体强度所需的修复空间以及是否可以在前牙区和后牙区提供足够的垂直向咬合支持[16]。磨损最严重牙齿的状况也是需要考虑的重要因素。当然，也可能有其他需要认真分析和思考的问题，例如前牙开𬌗、前牙对刃𬌗，或安氏Ⅱ类1分类咬合关系等。对安氏Ⅱ类1分类咬合关系的患者，OVD的增加会使前牙无法获得咬合接触。在这种情况下，就需要对治疗计划进行修改，例如减少OVD的增加量，或采用正畸联合治疗等多学科协作方法帮助实现可预测的、更好的最终修复效果。对于计划使用Dalh技术对局部牙齿磨损病例进行治疗时，还必须仔细考虑患者牙齿萌出的可能性和患者的口腔健康情况，这些都可能是Dalh技术的禁忌证[38]。

如图9.7所示，为了帮助医生确定合适的功能和美学修复所需的OVD，可以将已经按照正中关系上𬌗架的石膏模型在𬌗架上增加到所需的OVD，然后在双侧前磨牙区打硅橡胶咬合记录，记录增加后的OVD。硅橡胶咬合记录凝固后，用手术刀对其进行修整，使下颌能在维持新的VDO不变的前提下不受干扰地自由进行侧向运动和前伸运动[16,40]。随后，将这个硅橡胶咬合记录转交给临床医生，医生在患者口内将咬合记录复位，并遵循前牙美学区修复的基本理念，使用合适的技术（包括数字化微笑设计）[41]，在患者口内进行前牙的诊断性修复。本病例中我们遵循Morley和Eubank在2001年[42]提出的"基于唇齿关系的微笑设计"理念，不涂布粘接剂，直接将复合树脂覆盖在患者前牙切端，以美学原则为指导，确定上颌前牙合适的长度。在患者对前牙诊断性修复体的颜色和形态认可后，通过口内摄影或口内扫描的方式将前牙诊断性修复体的形态记录下来。随后可以将患者口内的诊断性修复体和硅橡胶咬合

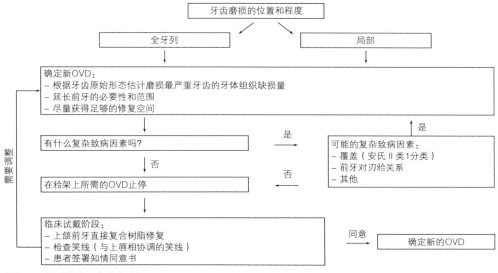

图9.6 流程图：确定新的OVD

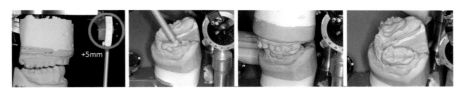

图9.7 使用上𬌗架的研究模型确定新的OVD，并制作硅橡胶咬合记录将新的OVD转移到口内

记录去除。医生也可以在去除诊断性修复体之前对其进行印模制取，为诊断蜡型的制作及最终修复体的设计提供重要的信息。如果这一新的OVD及前牙诊断性修复体能够获得期望的修复效果，我们也可以在最终修复阶段用这一组咬合记录将新的OVD以比较准确、可控的方式在患者口内再现。

9.5 修复治疗的预后

对修复治疗的预后评估可以从修复体的存留率或成功率，以及患者生活质量的改变两个方面着手。对磨损严重的牙列进行修复治疗的主要目的是让患者获得并保持良好的生活质量。2016年的一篇关于严重磨损牙列修复材料和技术的系统综述中指出，直接树脂复合修复体的年失败率为0.4%（微–混合填料）～26.3%（微填料），间接树脂复合修复体的年失败率为0～14.9%，瓷贴面的年失败率为2.7%[43]，文中没有提及在严重磨损牙列的修复中优先选择某种材料或技术的理由。2014年的一篇关于牙齿磨损治疗选择的系统综述也未能提供强有力的证据来支持复合树脂与玻璃陶瓷材料相比在牙齿磨损最终修复中的优势。但是，这篇文章指出牙齿磨损患者接受修复治疗后需要佩戴保护性殆板并定期随访[44]。

患者相关结果测量（PROMS）可用于从患者的角度评估牙列磨损修复治疗的效果。近年来，也有学者将咀嚼能力、颌面部美学效果、语音效果及口腔健康概况等具体内容纳入评估范围。2018年的一项针对中度至重度牙齿磨损并接受了复合树脂全口咬合重建患者的研究报告指出，修复后患者的OHRQoL和颌面部美学效果都得到了显著改善[11]。2020年的一项研究也报告了牙齿磨损患者在接受修复治疗后自我感觉语言质量有明显改善[45]，虽然使用直接复合树脂对全牙列广泛性牙齿磨损修复治疗后，短期内患者的咀嚼功能没有显著的提升，但是OHIP-49问卷调查结果显示修复治疗后患者的进食和咀嚼能力有明显的改善[46]。

总体来说，医生在开始修复治疗前必须与患者就治疗的风险、益处、其他合理替代方案、成本和可能的预后进行充分沟通，并告知患者如果不进行修复治疗可能发生的后果以及修复治疗后需要长期的维护。只有获得患者的知情同意后才可以开始修复治疗。患者每次就诊时医生都需要进行清晰、及时、完整和准确的临床诊疗记录并妥善保存[47]。

9.6　结论

对牙齿磨损进行系统诊疗时，首先需要对患者进行综合评估并对可能的病因进行探索。在探明可能的风险因素后，医生需要为患者提供适当的预防干预措施。对于尚未引起功能问题或美学缺陷的中度至重度牙齿磨损病例，诊疗应从定期随访和磨损监测开始。如确有必要进行修复干预（后续章节将进行介绍），应首选微创和粘接修复的方法。

牙齿磨损治疗计划的制订

Treatment Planning for Patients with Tooth Wear

10

Robert Stone

10.1 介绍

  治疗计划的制订是基于病史采集、临床诊断和了解患者需求及愿望的一个综合过程。为牙齿磨损患者制订治疗计划与简单的口腔修复治疗截然不同，牙齿磨损患者可能同时伴有多种其他系统疾病或口腔疾病，其磨损可能由不同的因素引起，因此可能需要反复甚至不可逆的检查来明确诊断并评估治疗计划的合理性。

  口腔医生制订的牙齿磨损全面治疗计划应包括以下内容：

1. 符合最新的共识或指南，全面的诊断评估。
2. 预防和控制原发疾病的进展。
3. 保护并修复牙体组织和恢复牙齿功能。
4. 维护和复查。

10.2 病史采集：辅助诊断的线索、风险评估的工具

  在诊疗活动一开始就明确患者的主诉，了解患者期望的治疗效果是至关重要的。但是，诊疗过程中，随着信息收集越来越全面及诊断越来越明确，患者的这些诉求可能会发生变化。例如，患者在初次就诊时可能没有意识到他们牙齿磨损的程度，治疗意愿并不强烈，但患者可能在医生的引导下逐渐认识到牙齿磨损的严重性而改变态度。

  关于严重牙齿磨损病例管理的欧洲共识声明[1]中建议口腔医生采用"OHIP-49调

R. Stone (✉)
UCL Eastman Dental Institute and Private Practice, London, UK
E-mail: robert.stone@ucl.ac.uk

© Springer Nature Switzerland AG 2022
A. Eder, M. Faigenblum (eds.), *Tooth Wear*, BDJ Clinician's Guides,
https://doi.org/10.1007/978-3-030-86110-0_10

查问卷来评估严重牙齿磨损患者的口腔健康相关生活质量"。这篇共识中也指出，牙齿磨损具有病因多样化的特征，因此即使进行了非常详细和彻底的医患沟通、病史采集及临床检查，有时也很难明确诊断并准确找到引起磨损的病因。然而，有经验的临床医生应该能根据患者的临床表现和病史信息并基于不同的病因对疾病的影响做出基本诊断。此外，患者一些持续多年的、与牙齿磨损相关的致病因素也很难完全去除。例如，日磨牙或夜磨牙症、贪食症和慢性胃食管反流病等都与牙齿磨损有关，但这些疾病可能很难在短时间内被治愈。这种情况下，医生只能通过预防或治疗措施尽量减少其对牙齿的影响。

与此同时，医生还必须全面采集记录患者的系统疾病史、牙科病史和社会史，主要内容包括：

- 在口腔治疗前、中和后，都应进行系统疾病史的采集，以预防可能的并发症，并从整体着眼治疗牙齿磨损
- 牙科病史应包括修复、牙髓、正畸、牙周、软组织、颅颌面和外伤史
- 社会史应包括患者过去和现在的职业、生活方式、从前和目前的饮食及口腔卫生习惯

医生对上述病史的全面采集和综合评估不仅有助于明确牙齿磨损的主要病因，还可以帮助制订预防磨损的措施、制订治疗决策以及提高最终治疗效果或修复体寿命。

10.3 临床检查和记录

10.3.1 口外检查

口外检查应包括颞下颌关节（TMJ）和相关肌肉的检查。全面评估患者是否有疼痛、弹响、捻发音、开闭口偏斜和开口度等。应该从侧面和后面触诊颞下颌关节，并明确是否有疼痛和紧张。还应对咀嚼肌（咬肌、颞肌、枕骨肌、翼内肌、胸锁乳突肌和舌骨上肌）进行触诊。对咀嚼肌进行触诊，同时顺带检查颌下、颈部淋巴结以及腮腺是否肿大和触痛，贪食症患者常有腮腺压痛[2]。

当怀疑患者存在牙齿磨损时，还必须检查颌面部、面部、唇齿关系和语音。使用数码摄影和摄像技术记录并向患者展示牙列及颌面部疾病的状态。

牙齿磨损通常会影响美学，因此医生需要记录患者休息位和大笑时的唇齿关系、齿龈关系、前牙暴露量和切缘曲线，还需要记录患者休息位和牙间交错位的垂直距离，以评估牙槽骨代偿性增生的程度，并评估可否通过咬合加高提供修复空间以及需要咬合加高的量。

10.3.2   口内检查

口内检查应评估软组织是否健康，是否存在任何病理性改变，是否存在与牙齿磨损可能相关的黏膜表现，例如咬痕白线和舌体侧缘扇形齿痕。还应对患者的牙髓状态、剩余牙体组织量、牙周状态和正畸需求进行全面检查及分析，必要时辅以适当的影像学检查。最后，还应该制取研究模型并在正中关系位精确上殆架，在殆架上对患者的咬合情况进行记录、复制和全面分析。口内检查中，利用高质量的口内摄影记录患者的软硬组织情况也是非常重要的。

在完成上述信息的全面收集后，医生就能对患者的整体情况获得比较全面的了解，同时将患者牙列及咬合情况通过照片及模型记录下来。这样，医生在无须患者在场的情况下，也有充分的时间和空间通过照片及上殆架的诊断模型对患者的病情进行仔细的分析与思考。我们可以先从一颗牙齿开始，然后扩展到考虑一组牙齿，评估它们在修复治疗中的重要性、是否可以获得前牙引导以及后牙稳定支持，最后再将上下颌牙列看作口颌系统中的一个重要环节进行整体分析，重建整个口颌系统的功能。

制取研究模型并将其上到半可调殆架是牙齿磨损患者诊疗过程中非常重要的步骤（图10.1和图10.2），能为我们提供很多重要信息并指导修复方案的制订。用金属托盘和藻酸盐印模材料为患者制取研究模型，如果印模不能及时灌注，也可以使用硅橡胶印模材料制取印模。研究模型应按正中关系在铰链轴位置上殆架。借助面弓记录并使用Lucia jig、双手操作法和咬合蜡在上下颌牙齿咬合轻微分离的状态下记录患者的正中关系，并将其转移到殆架上。上殆架完成后，应对研究模型和口内真实情况进行对比和验证。对比验证时也应小心谨慎，因为人体比殆架更容易隐藏细微的咬合接触。

图10.1   正中关系记录（双手操作法）

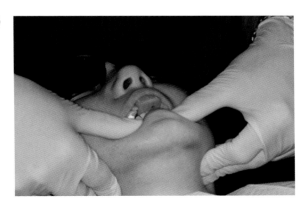

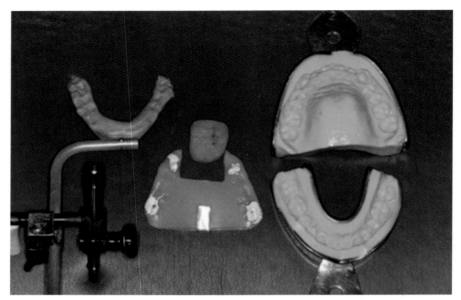

图10.2　面弓记录、Lucia jig、正中关系咬合记录和Rimlock金属托盘联合藻酸盐印模材料制取的上下颌牙列印模

　　牙髓检查时将冷测试与电子牙髓测试仪检测结合起来，检测并记录牙齿的牙髓活力。如果患者的牙髓活力测试结果呈阴性，需要拍摄根尖片评估根尖周结构是否存在病变。因为牙齿磨损通常是一个缓慢的过程，牙髓组织有充足的时间发生适应性变化、形成第三期牙本质，因此牙齿磨损导致的牙髓活力丧失相对少见（0.96%）[3]。拍摄咬翼片可以显示牙槽骨水平、龋齿、牙髓变化、修复体边缘和邻面的牙釉质。

　　剩余牙体组织的评估有时会很困难，特别是当患牙已经进行了冠方修复时。如果患者上次进行修复治疗的旧工作模型或数字化印模还存在，能给医生提供很多帮助，但是医生一般很少会保留这些资料。多数情况下，医生只能选择拆除现有的冠外或冠内修复体来评估剩余牙体组织的状态。拆除原有修复体是不可逆的操作而且拆除后基牙的状态可能与预期不同而导致医生不得不改变原治疗计划。因此，如何处理患者原有修复体是口腔医生较难抉择的一个困难问题，也通常是最让口腔医生感到棘手的问题之一。这种情况下，医生必须让患者了解到拆除原有修复体可能带来的后果，只有获得患者的知情同意后才能拆除。

　　对剩余牙体组织的评估完成后，医生还需要判断未来修复时需要有多少牙体支持组织。这也是一个复杂的问题，因为医生需要根据剩余牙体组织状态决定最合适的修复方式。如果计划采用传统机械固位全冠或桩核冠修复，临床牙冠的高度和剩余牙本质的量就至关重要。例如，如果患牙仍保留有2～4mm的牙冠高度，那就仍有机会用根管桩结合复合树脂或银汞合金的技术加高临床牙冠。但是，能否进行桩核冠修复还要考虑剩余牙体组织的量及其位置，以及能否提供足够的抗力形，必须有足够的剩余牙体组织才能考虑进行桩核修复。患牙必须能够获得2mm的牙本质肩领，使全冠修复体的边缘能够对牙颈部产生"箍效应"，这是桩核冠修复成功必要的前提条件[4]。如果牙冠高度＜3mm，必须通过牙冠延长术或正畸牵引来增加高度（第13章和第14章）。

在过去的20年里，牙齿磨损的修复治疗理念发生了转变。粘接固位修复已日渐成熟并获得越来越多的应用（第15章）。粘接修复的过程是做"加法"而不是"减法"。这一理念的变化有重大意义，因为传统上通过磨切更多的牙体组织来修复已经严重受损牙齿的理念可能会对天然牙带来巨大的破坏。使用粘接修复技术时，是否存在冠周牙釉质（有时被称为"网球拍效应"）是决定修复效果的关键，而传统意义上的临床牙冠高度、剩余牙体组织的抗力形以及牙本质肩领等就没有那么重要了。除此以外，充分的隔湿、良好的清洁和正确的粘接处理也对修复效果有决定性作用。医生甚至也可以通过"龈壁提升技术"将一小部分龈下边缘提升到龈上，以利于良好的隔离和粘接[5]。

正畸治疗是牙齿磨损治疗中一个非常有价值的辅助手段（第14章）。在对磨损牙列进行功能和美学整体设计时，医生要考虑到正畸治疗在创造咬合间隙、排齐牙齿和调整龈缘曲线方面的重要作用。为了获得最佳的治疗效果，医生常需要采用多学科协作的方法，通过多学科早期协同会诊共同确定患者咬合调整的需求，为最终成功的修复治疗奠定基础（图10.3）。

修复治疗前还应该对患者进行全面的牙周检查。6点牙周袋测量表、牙菌斑指数和牙龈出血指数等检查结果都有助于医生对患者的牙周健康状况获得全面了解。虽然临床上慢性牙周病和全牙列广泛牙齿磨损一般很少同时发生，但医生还是需要详细记录患者的附着水平、根分叉病变和牙齿松动度。当临床牙冠高度过低给修复治疗带来困难时，可以进行牙冠延长术加高临床牙冠（第13章）。

咬合评估应该综合临床检查和模型上𬤉架分析结果（第11章）。口内检查时，软组织和神经肌肉可能会妨碍医生对患者的咬合情况进行准确检查及记录。因此，有经验的口腔医生会在𬤉架上进行模型分析，这将作为牙齿磨损临床检查的重要补充。

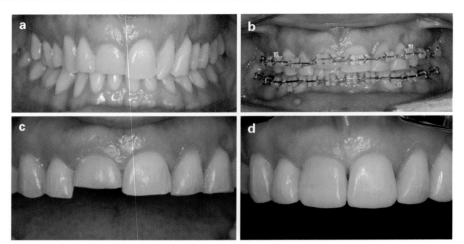

图10.3　（**a**）切缘磨损伴有龈缘曲线不协调。（**b**）通过正畸治疗排齐牙齿并使龈缘曲线协调。（**c**）正畸治疗后获得了协调的龈缘曲线。（**d**）复合树脂直接修复技术完成牙齿磨损的修复治疗

　　模型分析应包括静态牙尖支持接触分析、后牙咬合稳定性分析、前牙引导分析，以及动态的前伸引导分析，工作侧和非工作侧的侧方引导分析。还应该在模型上观察下颌后退位的第一个咬合接触点，并观察从这个位置到最大牙尖交错位是否存在滑动以及滑动的性质和范围。最后，还要评估Spee曲线和Monson曲线，以及可能存在的咬合干扰。在𬌗架上还可以更准确地评估副功能运动性质并观察牙齿磨损模式。

　　修复空间的分析和获取是牙齿磨损修复治疗中的重要环节。模型上𬌗架分析以及相关影像资料对于修复空间的规划很有意义。Turner和Missirlian[6]将牙齿磨损患者分为3类（表10.1）。

　　第1类患者，牙体组织的快速磨损造成咬合垂直距离降低。因此，可以通过直接重建原始的咬合垂直距离来进行治疗。对于第2类和第3类患者，他们的牙体组织磨损可能经过了缓慢的渐进过程，期间伴有牙槽骨代偿性增生，导致咬合垂直距离得以保持。对于这些患者，只有通过增加咬合垂直距离才能获得修复空间。修复空间

表10.1　Turner分类：广泛性牙齿磨损患者的种类

Turner分类
第1类：牙齿过度磨损，伴有咬合垂直距离降低
第2类：牙齿过度磨损，不伴有咬合垂直距离丧失，但可以获得修复空间
第3类：牙齿过度磨损，不伴有咬合垂直距离丧失，且无法获得修复空间

不足的情况非常常见，因此口腔医生需要知道有哪些方法可以获得修复空间，以及如何综合应用各种方法来创造所需的修复空间。常用的获得修复空间的方法有下面几种：

1. **改变下颌闭合位置（第11章）**：如果患者存在从后退位到牙尖交错位的滑动，医生可以通过调𬌗来改变下颌闭合的位置，使后退位与牙尖交错位一致。这样能保持现有的咬合垂直距离，消除后退位和牙尖交错位之间的滑动后，同时在前牙区创造出较小的修复空间。这个过程应该在𬌗架上反复研究和模拟，以评估其生物学上的安全性和将这个位置转移到牙列上时的可行性。

2. **外科牙冠延长术（第13章）**：非常有效地增加临床牙冠长度、为传统机械固位修复提供所需的固位形和抗力形。另外，本方法还可以同期对龈缘曲线进行调整。

3. **正畸治疗（第14章）**：通过改变牙齿的位置创造一定的修复空间，但是可能难以获得理想的牙尖咬合接触。在牙齿磨损病例中，修复和正畸的联合治疗才可能达到最佳效果。

4. **增加咬合垂直距离（第15章和第16章）**：虽然这种方法可以有效地创造修复空间，但采用这种方法就意味着需要对至少一个牙弓，有时甚至是两个牙弓中的所有牙齿进行修复。垂直距离的增加量由多个因素共同决定，包括修复材料所需的空间，恢复前牙美学所需的空间，可否建立有效的前牙引导和稳定的后牙支撑，避免大量牙体预备、牙冠延长术和牙髓治疗。观察下颌从后退位到牙尖交错位是否存在滑动，如果有滑动，就可以在后退位进行修复。通常，在后退位对磨损的牙列进行修复是一个不错的选择。但有时后退位能提供的修复空间太小，不能满足修复需要。另外，临床医生必须记住，对于大多数Ⅱ类骨性关系的患者，前牙的相对位置（前后向）会随着垂直距离的增加而变得更不利于修复。此外，咬合加高的程度也会受到前牙垂直向覆𬌗关系的限制。骨性Ⅱ类关系和前牙覆盖不足的患者都可能因咬合加高导致修复重建时难以建立前牙引导。也有个别情况下，直接在后退位建𬌗获得的修复空间可能大于所需的空间。在这种情况下，可以在修复前进行调𬌗，减小后退位得到的可用空间，这样就能获得更好的前牙接触关系。研究表明，将垂直距离增加5mm是安全且可行的[7]，不会导致长期持续的TMJ症状[8]。虽然当一个或两个牙弓中的所有牙齿都发生了磨损且需要接受修复时，增加咬合垂直距离后进行修复是一个很不错的解决方案，但是如果患者只有少数牙发生了磨损需要修复，那么采用下面介绍的"牙齿相对轴向移动法"可能会更合适。

5. **牙体预备（第16章）**：通过对牙齿进行磨切获得修复空间。在牙齿磨损修复中应尽可能避免使用这种方法。但有些情况下，如果需要调𬌗、调整𬌗曲线，或无法使用粘接技术的情况下也可以使用这种方法。

6. **牙齿相对轴向移动（第14章～第16章）**：这种方法由Dahl在1975年率先提出[9]（图10.4）。

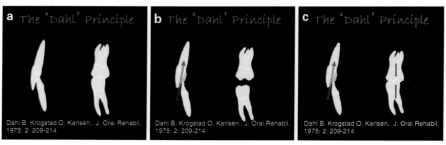

图10.4　（**a～c**）"Dahl技术"示意图

　　Dahl等人使用可摘金属𬌗板来改善创伤性深覆𬌗，在不对后牙进行修复的情况下完成了前牙局部磨损的修复。自20世纪70年代以来，随着粘接牙科学的进步，"Dahl技术"已经成为临床医生修复局部牙列磨损的重要工具。通过仔细规划，用可摘𬌗板加高前牙咬合并使前牙受到与其牙长轴一致的咬合力，随后后牙会沿牙齿长轴逐渐伸长，重新建立咬合接触。去除可摘𬌗板后就在前牙区创造出所需的修复空间。获得修复空间后可以立即使用合适的材料完成磨损前牙的修复，也可以分阶段完成修复。开始治疗前进行充分的计划是非常关键的。一些学者建议从牙尖交错位开始设计，甚至更糟的是还有人直接使用"目测法"进行设计。还有学者认为必须从后退位设计，因为这样相对准确，有助于更好地控制最终的咬合力。如果在后退位开始设计，需要先在后退位上𬌗架、制作诊断蜡型，并复制在口内。当设计合理时，后牙逐渐伸长并重新建立咬合接触，这样就避免了全口或全牙弓修复咬合重建。现代粘接技术和复合树脂材料的应用使前牙的直接及单纯"加法"修复技术成为现实。复合树脂直接修复后一般需要长期维护和修理，但修复体的修理一般比较容易且很少需要比较复杂的大范围干预，因此患者满意度（美观和功能）非常高。研究表明，使用的复合树脂材料越厚，修复体寿命越长[10]。切记在开始治疗前必须先明确引起牙齿磨损的原因，然后结合对颌牙的情况和计划使用的修复材料进行谨慎设计。

10.4 思考的时间和空间：制订治疗计划的过程

在详细询问病史、完成口内外检查，进而获得了所需的信息后，医生要在患者离开诊室后用充足的时间进行修复治疗计划制订。制订计划时应结合医生发现的线索和患者的需求，还要思考是否需要获取更多临床信息、现有信息来支持我们做出明确的诊断以及我们能否通过治疗满足患者的预期。治疗计划制订完成后，医生可以约患者复诊，并和患者就他的病情和治疗计划进行全面沟通，可以利用书面的病例报告或治疗计划辅助沟通，其内容应包括病史、临床检查、诊断、治疗方案和建议。此外，医生可以借此机会列出阶段性治疗计划（表10.2）、预约时间表、费用情况和修复后维护需求等。通常情况下，医生会向患者提供多种治疗方案，并向患者解释每种方案的优缺点，帮助患者在充分知情的条件下做出是否接受进一步修复治疗的决策（第8章）。

预防和稳定阶段的主要目的是控制病因、减轻疼痛和不适、维护牙周健康、提供必要的牙髓治疗、龋齿充填、处理不良修复体、拔除无保留意义的牙齿，以及必要时进行修复前咬合调整，也包括为患者制作诊断性𬌗板（第11章）。

第一阶段预防和稳定治疗结束后，医生就可以进入关键的诊断期并制作诊断蜡型。诊断蜡型应该以恢复患者的美学和功能需求为目标（图10.5），利用可用的空间或通过前文描述的一种或多种方法创造空间来完成。在这一阶段，很重要的一项内容是将诊断蜡型［诊断饰面（Mock-up）］翻制到患者口内进行试戴。如果计划采用粘接修复的方法完成最终修复，那么这一阶段的口内诊断饰面就非常重要，但是如果计划采用传统冠外机械固位的方法进行修复，诊断饰面的意义就没有那么重要了，因为医生可以在基牙预备后用临时修复体来获取和精细调整未来最终修复体的一些关键信息。

口内制作诊断饰面后应评估其外观、功能和语音（图10.6）。美学评估时应检查牙列中线、唇齿关系、牙齿长宽比、上唇支撑和上颌中切牙外形等。功能评估要素包括覆𬌗覆盖关系是否正常，是否能提供平滑的前伸引导，是否能提供侧方运动

表10.2 牙齿磨损患者的治疗阶段

治疗阶段
第一阶段：原发口腔疾病的预防和稳定以及进一步诊断
第二阶段：保护和/或恢复牙齿结构、外观和功能
第三阶段：以预防为重点的维护和复查

图10.5　确定美观和功能的诊断蜡型

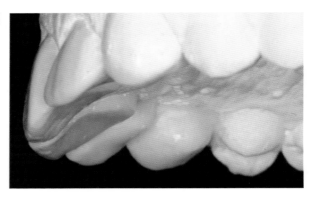

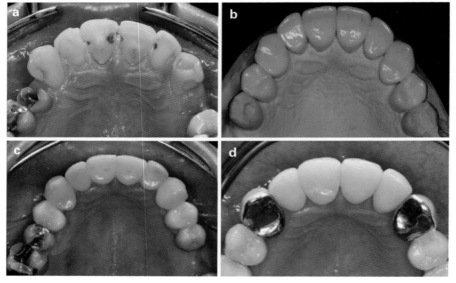

图10.6　（**a**）上颌前牙腭面发生严重磨损，同时伴有上颌牙列的龋齿和牙齿缺失。（**b**）诊断蜡型。（**c**）临时冠树脂材料在口内诊断性修复。（**d**）上颌切牙采用复合树脂腭贴面间接修复，用树脂粘接桥保护尖牙并修复缺失的第一前磨牙

尖牙引导（理想情况下）。语音检查时应该检查患者发音是否有不适，尤其是摩擦音（F和V）和S音。如需调整，既可以直接在口内的诊断饰面上进行，也可以在蜡型上进行。有时医生可能需要根据不同的治疗计划制作几副不同的诊断蜡型。例如，医生可以有两种方案增加上颌前牙的长度，一种是进行牙周整形手术向龈方延长牙冠，另一种是延长切端。这种情况下就需要制作两副诊断蜡型，分别在患者口内翻制诊断饰面并进行美学、功能和语音评估。

10.5　修复治疗的理念

除了单纯牙齿磨损的预防方案，近年来，牙齿磨损的修复理念也发生了巨大变化。过去，口腔医生面对牙齿磨损患者时，常会选择观察、监测和等待较长时间后才开始修复治疗，因为传统的修复方法需要大量磨切和破坏剩余的健康牙体组织，而且修复后的失败往往是无法修理的。现在，医生可以不用过多磨切患者牙体组织，借助粘接和"加法"修复技术进行修复，因此我们就有更充分的理由早期就开始修复介入。例如，"Dahl技术"就是一种微创、可持续的修复方法。利用"Dahl技术"创造修复空间后进行粘接修复可以对磨损牙齿进行早期保护，即使修复材料发生折裂等问题也很容易进行修理。粘接修复技术的应用有希望把患者从传统破坏性修复的循环中解放出来。该概念首先由Elderton[11]提出，Vailati和Belser在他们介绍ACE分类的论文[12]中进行了详细的说明，并由Loomans和Mehta在本书中进行了系统、全面的更新（第9章）。

10.6　修复方法

直接或间接粘接技术都可用于牙齿磨损修复，如何选择主要取决于牙釉质边缘的完整性、患者的美学要求、医生的临床技能、技师的技术水平和患者经济状况。

有复合树脂、陶瓷、金合金和很多的复合材料可供选择。医生应结合患者的美学需求、磨损程度、对颌牙的情况以及引起磨损的病因等进行综合考虑。金合金腭贴面结合唇面复合树脂延长切端可用于磨牙症导致的上颌前牙磨损修复，金合金腭贴面能为切端的复合树脂提供良好的保护（图10.7）。

磨牙症患者的磨牙症状很难通过治疗完全消失，因此如果使用复合树脂进行修复，后期发生修复体折裂和缺损的可能性非常大，必须在制订治疗计划时就如实告知患者。相反，因酸蚀引起的牙齿磨损则不一定非要用硬质耐磨的金属材料进行修复，早期可以进行全𬌗面覆盖的树脂修复（图10.8）。图10.9显示了复合树脂直接腭贴面修复的具体方法步骤。

最后，在某些情况下，例如严重牙齿磨损伴有牙齿缺失的病例，可能需要联合应用粘接修复技术、传统修复技术、可摘局部义齿修复技术对牙列中多颗牙齿同时进行修复以重建外观和恢复功能（图10.10）。

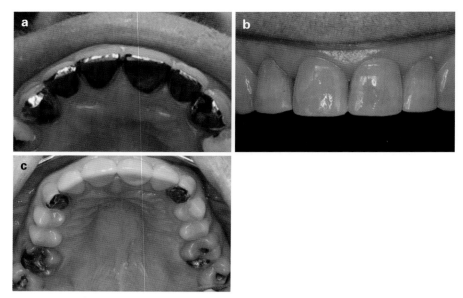

图10.7 （a）金合金腭贴面修复上颌前牙腭面磨损。（b）金合金腭贴面结合唇面复合树脂修复。（c）混合修复，上颌切牙腭面复合树脂腭贴面修复，上颌尖牙腭面金合金腭贴面修复

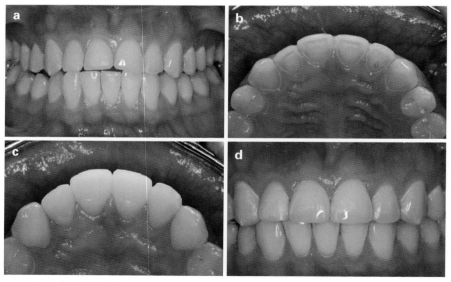

图10.8 （a）前牙中度磨损的唇面照。（b）上颌前牙腭面发生磨损。（c）用间接复合树脂腭贴面修复上颌前牙。（d）修复完成后唇面照

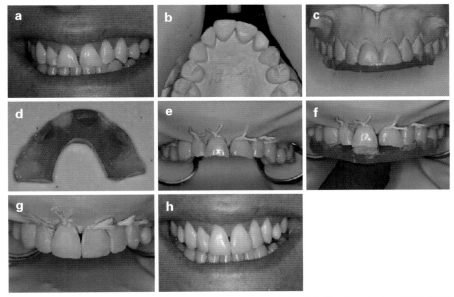

图10.9　患者因前牙磨损求诊。（**a**）治疗前唇面照。（**b**）诊断蜡型。（**c**）利用诊断蜡型制作的透明硅橡胶导板。（**d**）带有稳定装置的透明硅橡胶导板。（**e**）隔离。（**f**）将透明硅橡胶导板在口内就位。（**g**）直接复合树脂修复。（**h**）术后

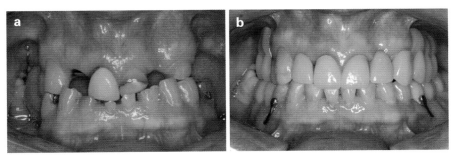

图10.10　（**a**）牙齿磨损晚期患者。（**b**）增加垂直距离后，联合利用粘接修复技术、传统修复技术、可摘局部义齿修复技术对重度牙齿磨损进行修复

10.7　结论：维护和复查

有牙齿磨损病史的患者，无论是处于监测期还是已经接受了修复治疗，都需要定期进行全面、仔细的复查。修复体不是一劳永逸的，已经接受了修复治疗的患者未来可能会因修复体失败而需要反复接受修理或再次修复。此外，医生需要知道，

引起牙齿磨损的致病因素以及龋病和牙周病都不可能通过一次治疗就彻底治愈或完全控制，他们可能会长期存在并不断发生变化，因此医生必须对患者进行定期的监测和检查。

对牙齿磨损修复时，医生需要在生物学和机械力学之间找到一个较好的平衡。本章我们主要关注机械力学并发症。这类并发症通常都是由咬合力过大引起。因此，修复治疗长期成功的关键之一就是控制咬合力和避免过度负荷。对修复体进行咬合设计时应保证咬合力沿牙齿的长轴传导、咬合力应尽量分散并减小咬合接触面积。为了防止修复体发生早期失败，强烈建议为有副功能运动（例如夜磨牙）的患者制作夜磨牙𬌗板（密西根𬌗板），嘱患者夜间佩戴、对修复体进行保护（第11章）。

牙列磨损对咬合的影响及𬌗板治疗
Occlusion and Splint Therapy

Nicholas Capp, Andrew Eder

11

11.1　介绍

　　本书的第一部分集中对牙齿磨损的病因和临床表现进行了介绍，本章将重点讲解牙齿磨损对咬合的影响。如果一名患者出现了与其年龄不符的牙齿磨损，我们可以将其诊断为病理性牙齿磨损。发生在咬合接触区的磨损会影响咬合的稳定性，并给未来的修复治疗带来困难。本章的第一部分将讲述咬合稳定性的重要性以及失去咬合稳定性可能带来的后果。第二部分将主要探讨𬌗板在保护牙齿免受磨损中的作用，以及在修复治疗前的应用。第三部分将详细介绍𬌗板的临床治疗程序和技工室制作步骤。

11.2　咬合

　　下颌骨的大多数功能运动（咀嚼）和副功能运动（磨牙症和紧咬牙）都发生在牙尖交错位（ICP）附近。所谓"牙尖交错位"是指上下颌牙齿尖窝锁结，处于最广泛、最紧密接触时下颌骨所处的位置。功能性运动（咀嚼）中上颌和下颌牙齿会在咀嚼周期末期发生短暂接触。然而，副功能运动（磨牙症和紧咬牙）中上下颌牙齿间会发生长时间的强力接触。

　　90%的人群中最大的牙尖交错位位于后退位的前方。然而，无论牙尖交错位与后退位的关系如何，大部分人的下颌在闭合时会在对颌牙咬合接触及本体感受器的

N. Capp
Private Practice, London, UK

A. Eder (✉)
UCL Eastman Dental Institute and Harley Street Dental and Implant Clinic, London, UK
E-mail: a.eder@ucl.ac.uk

© Springer Nature Switzerland AG 2022
A. Eder, M. Faigenblum (eds.), *Tooth Wear*, BDJ Clinician's Guides,
https://doi.org/10.1007/978-3-030-86110-0_11

引导下重复性进入牙尖交错位，即习惯性牙尖交错位。

如果患者有副功能运动（磨牙症和紧咬牙），维持稳定的ICP接触是有至关重要的意义，因为只有这样才能将副功能运动所产生的咬合力分散开并使其沿最有利的方向传导。

天然牙或修复体应能提供稳定的ICP接触（图11.1），以下两种方式都可以获得稳定的ICP支撑、引导咬合力沿牙齿长传导：支持尖与对颌牙窝沟之间单点接触，或围绕每个支持尖尖端的3个点与对颌牙窝沟周围牙尖嵴之间的三点接触。

稳定的ICP接触加上良好的邻接面接触在稳定单颗牙齿在颌骨中的位置以及稳定下颌骨的位置方面都有重要的作用。如果ICP接触不稳定，特别是在牙列不完整的情况下，牙齿就很容易发生倾斜。牙齿一旦倾斜，ICP接触的不稳定性就会加剧，并可能导致患者在侧向和前伸运动中出现后牙咬合干扰。

为了减少磨牙症患者后牙区的咬合干扰、去除潜在有害的侧向力，应该使前牙发挥良好的前伸引导功能。下颌侧方运动时最好由尖牙承担侧方引导，前伸运动时由中切牙承担前伸引导，这样一旦下颌骨离开ICP，后牙就会发生分离（图11.1）。这种咬合方案减少了ICP以外的颌位中发生牙齿接触的数量。有证据表明，这可以改变中枢神经系统的本体感受反馈，从而降低咀嚼肌的活动水平[1-2]，但是这种观点目前尚没有得到足够的科学依据支持。然而，从简单实用的角度来看，当口内前牙能够提供足够斜度的引导时，后牙很容易发生分离，这样也能让修复治疗相对容易一些[3]。

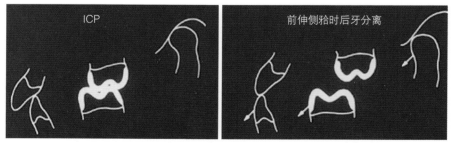

图11.1　修复体的牙尖斜度应适当，在ICP能提供稳定的咬合，在前伸或侧方运动时脱离接触

11.3　咬合稳定性是如何保持或丧失的？

　　大多数修复都是在患者现有的ICP基础上进行的。在现有ICP进行修复时，首先要确定患者现有的ICP是稳定的，然后正确塑造修复体𬌗面解剖形态使其能再现正确的ICP咬合接触。此外，所用的修复材料应易于操作、方便形成稳定的咬合接触，并具有与牙釉质或对颌牙修复体类似的磨损特性。这样才能避免差异性磨损的发生，保证修复体能长期维持稳定的ICP接触。

　　根据上述标准，金合金（图11.2）和银汞合金仍然被认为是非常合适的修复材料。对有副功能运动和前伸引导受限的患者，应避免使用复合树脂（直接或间接）或陶瓷材料对多颗牙齿进行大面积的修复。复合树脂材料很难长期提供稳定的咬合接触，而陶瓷材料因硬度大可能会导致对颌牙的磨损（图11.3和图11.4）。对于没有副功能运动且后牙在前伸运动和侧方运动中很容易发生咬合分离的患者，使用瓷或复合树脂材料修复则不会有大的问题。

　　牙齿的酸蚀、副功能运动引起的天然牙之间或修复体与修复体之间的磨损可能会导致咬合接触不稳定。例如，牙尖高度和外形的缺损、ICP下咬合接触面积的增加以及前牙引导变浅，都会引起咬合稳定性的降低，增加发生前伸和侧方咬合干扰的风险，导致相关牙齿所受应力的增加或产生不利的应力分布。

　　咬合稳定性的丧失可能导致修复体和牙齿出现反复折裂、松动和移位，特别常见于上颌前牙区。传统理念认为，咬合不稳定对颞下颌关节的结构和功能也有长期

图11.2　金合金仍然是恢复稳定咬合接触的理想修复材料

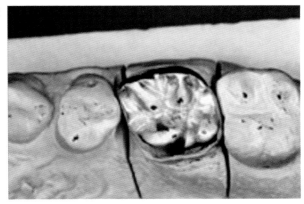

图11.3　三单位固定桥，选择了不当的修复材料且𬌗面形态制作不良

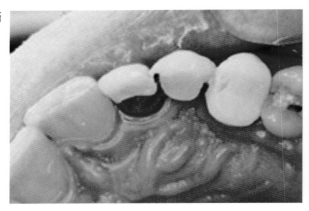

图11.4　因对颌全瓷修复体的引导作用导致下颌牙齿发生机械性磨损

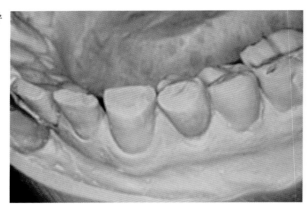

不利影响[4-5]，但这种说法目前受到了一定的质疑。如果患者出现了咬合稳定性下降的迹象，有时需要在下颌后退位为患者重新建立稳定的牙间交错咬合接触。之所以选择在下颌后退位建𬌗，主要是因为"方便建𬌗"。在没有稳定的ICP时，下颌后退位是可以被重复并准确记录的颌位，并且已经被证明是生理上可接受的。下颌后退位也是下颌在无咬合干扰的情况下能反复重复的位置。因此，咬合重建时可以在下颌后退位重新建𬌗。

11.4　𬌗板的原理和适应证

　　𬌗板是覆盖上颌或下颌中全部或部分牙齿𬌗面的可自行摘戴装置。理想的𬌗板是由技工室加工的丙烯酸树脂制成的，覆盖一个牙弓中所有牙齿的𬌗面。下颌在沿

铰链轴闭合时，𬌗板应与对颌牙同时形成均匀的咬合接触，而且当下颌前伸时后牙应与对颌𬌗板的后牙区脱离接触。

𬌗板为患者提供稳定的后牙支撑和理想的前牙引导，可以分离后牙并去除牙尖斜面的引导作用，避免下颌沿习惯性闭合路径进入原ICP。𬌗板可以很快就消除咀嚼肌紧张，使其放松[6]，这样就会使下颌发生再定位并在闭合时不受牙齿干扰，回到下颌后退位。

为了实现肌肉放松和下颌再定位，𬌗板的𬌗面应该是平坦、没有凹痕的，这样才不会对下颌产生异常的引导作用。但尖牙区和前牙区比较特殊。在尖牙区侧面和上颌前牙ICP接触点的前方需要形成斜面，为下颌提供前伸和侧方引导。为了实现肌肉放松和下颌再定位，理想情况下必须持续佩戴𬌗板，否则将导致咀嚼肌活动增加[7-8]。随着下颌的再定位，有必要对𬌗板进行反复调整以保持均匀的咬合接触以及前伸和侧方运动时的后牙分离[9]。然而，持续佩戴𬌗板可能会给患者的日常活动带来不便并影响美观。对于这些无法持续佩戴𬌗板的患者，仅晚间佩戴也能达到同样的效果，但是需要更长的疗程。

11.5 𬌗板的用途

在下列情况下，可能需要为患者制作合适的𬌗板：

11.5.1 防止牙齿磨损

有夜磨牙症倾向的患者，晚上应常规佩戴𬌗板。患者佩戴𬌗板期间，其副功能运动可能会降低，但是一旦取下𬌗板，咀嚼肌的活动将恢复到治疗前水平[6]。可以通过观察𬌗板表面产生的磨损面来监测磨牙症是否持续存在。即使副功能运动一直存在，使用𬌗板也能防止磨牙症对牙齿带来的破坏。医生应向患者充分强调不戴𬌗板的长期危害，进而鼓励患者坚持佩戴𬌗板。

11.5.2 治疗颞下颌关节功能障碍

许多研究表明，𬌗板有利于减轻颞下颌关节功能障碍患者的疼痛[8]。学者们提出了各种理论来解释其中的机制。接受度较高的一个理论认为，𬌗板可以降低咀嚼肌的活动，进而有效减少代谢废物的积累及其导致的局部肌肉疼痛和痉挛。临床上许多颞下颌关节功能障碍患者确实在接受𬌗板治疗后疼痛水平显著降低，但是这种治疗效果是否是由𬌗板带来的目前还并不明确[10]。患者症状的改善可能很大程度上是通过安慰剂效应实现的（尽管有一些证据表明粭板治疗确实具有治疗效果）[11-12]。由于口腔医生很难确定引起患者面部疼痛的病因，而咬合治疗的效果又存在不确定性，因此建议对颞下颌关节障碍患者只进行可逆的咬合治疗（即粭板治疗，而不要盲目对天然牙进行调粭）。

11.5.3 最终修复治疗前建立稳定的颌位关系

本章的第一部分讲述了咬合稳定性的重要性，并提出如果患者没有稳定的咬合关系，就需要在后退位重新建粭以获得稳定、均匀的牙尖交错咬合。在患者现有ICP上恢复个别牙的咬合接触是比较简单的，因为余留牙的尖窝锁结关系能帮助医生准确记录并重现现有的下颌相对位置。但是，进行咬合重建时，需要在后退位重新建粭，就比较复杂。首先要找到下颌可重复的后退位并对其进行记录，然后按照这一颌位关系将模型上粭架并制作诊断蜡型。后退位解除了牙尖对下颌的引导作用，该位置仅由颞下颌关节和相关的神经肌肉系统决定。但是，必须强调的是，正确获取并记录下颌后退位的前提是患者的咀嚼系统没有功能障碍、不存在关节内紊乱或关节囊外肌肉功能障碍。在开始修复治疗之前，必须保证能够准确并可重复地获得下颌后退位。如果无法获得可重复的下颌后退位，上下颌牙齿之间的咬合关系很可能在牙体预备前后、临时修复体戴用后及最终修复体粘接后发生变化。因此进行咬合重建时，必须在开始修复程序之前先进行一段时间的粭板治疗，以确保新的咬合关系稳定地建立在具有可重复性的、稳定的下颌后退位上[13]。

11.5.4 为修复磨损的前牙创造空间

图11.5和图11.6显示了患者接受粭板治疗前后的情况。在初次检查时（图11.5），患者要求修复严重磨损的下颌前牙。检查发现患者的ICP和当时的后退位是一致的，没有空间进行下颌前牙修复。患者佩戴粭板1个月后（图11.6），下颌向后再定位到了稳定的后退位。这时就获得了下颌前牙修复所需的空间。之所以该患者在戴粭板后发生了下颌的再定位，是因为患者本身RCP和ICP是不一致的，但是这两个位置的差异在佩戴粭板之前被患者的神经肌肉系统隐藏了。

图11.5 牙尖交错位时磨损的下颌前牙切缘与对颌牙紧密接触，无修复空间

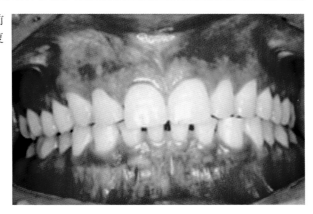

图11.6 患者接受殆板治疗1个月后下颌发生了向后的再定位

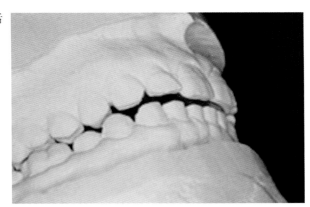

11.5.5 减小副功能运动对修复体的不良影响

副功能运动的病因常与心理压力有关。患者接受磨损牙齿的修复重建后，可能会继续发生磨牙症和紧咬牙等副功能运动。这种情况下强烈建议患者在修复后佩戴殆板以保护修复体免受损坏。这一点在修复治疗开始之前就应该充分向患者解释清楚并获得患者的知情同意。

11.6　希板的类型：优点和缺点

目前市面上有许多类型的希板，可以分为全部或部分咬合覆盖希面的希板、上颌希板或下颌希板、再定位希板或稳定型希板，以及由各种不同材料制成的希板。

11.6.1　材料的选择

技工室加工的丙烯酸树脂是常用的制作希板的材料。这种材料硬度适中、易于调磨，并且具有一定的耐久性。目前也有用真空压膜制作弹性希板的技术。这种希板虽然具有制作方便、价格低廉的优点，但磨牙症患者戴用这种希板后很快就会将其磨破。而且这种弹性材料无法提供并维持稳定的咬合，因此无法使肌肉得到放松[14]。使用钴铬合金等硬金属合金覆盖希面制作希板是非常不可取的，因为它会导致对颌牙的磨损。只有在上颌和下颌同时戴用金属希板才能避免金属引起对颌牙的磨损（图11.7）。

牙齿磨损常是多因素病因引起的。如图11.7所示，患者口内可见显著的酸蚀性牙齿磨损迹象。在通过有效措施对酸蚀病因进行控制后，医生给患者制作了钴铬合金希板以减少上下颌牙齿之间的磨耗。但是，读者们一定要注意，对于酸蚀性牙齿磨损患者（例如胃食管反流病患者），如果造成酸蚀的病因没有得到有效控制，一般不建议进行希板治疗，因为酸性物质可能会积聚在希板与牙齿之间，导致酸蚀性磨损的进一步加剧。

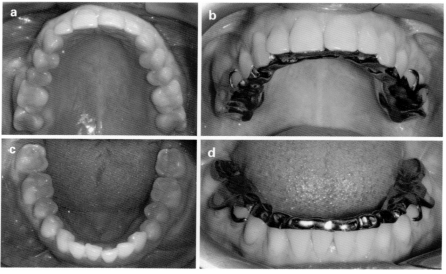

图11.7　（**a~d**）牙齿磨损患者上颌和下颌同时佩戴钴铬合金希板

11.6.2　部分覆盖殆板

　　殆板必须持续佩戴相当长的时间才会产生效果。如果殆板没有覆盖一个牙弓中的全部殆面，没有被覆盖的牙齿会继续萌出，产生医源性咬合紊乱。这种情况在部分覆盖的前牙区殆板或后牙区殆板中都可能发生，因此一般不推荐使用部分覆盖殆板。

　　图11.8a显示了Gelb矫治器，它是一种仅覆盖下颌后牙的部分殆板。该患者佩戴Gelb矫治器约1年后上下颌后牙间产生间隙（图11.8b）。当患者闭口至原牙尖交错位时，前牙接触而后牙出现了约数毫米的咬合分离（基本与殆板的厚度一致）。由于该矫治器没有覆盖前牙，因此前牙和尖牙发生了过度萌出而后牙被压低。相反，仅覆盖前牙的部分殆板会使后牙萌出，取下殆板后会发现前牙出现咬合分离和前牙引导丧失。

　　本书第14章～第16章将详细介绍一种利用前牙殆板（Dahl矫治器）创造前牙修复空间的技术。"Dahl技术"与本节所述的部分殆板是不同的，因为"Dahl技术"是一种预先精心计划的治疗程序，医生后续将利用所创造的修复空间来修复严重磨损的前牙并恢复前牙引导。

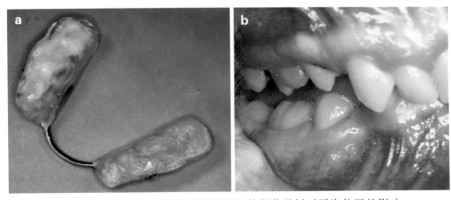

图11.8　（a）Gelb矫治器。（b）佩戴覆盖后牙区的部分殆板对牙齿位置的影响

11.6.3　上颌殆板还是下颌殆板？

　　只要满足全部覆盖整个牙列、提供稳定的后牙支撑及前部引导，并选择了适当的材料这几项条件，殆板是放在上颌还是下颌都是可以的。当前牙呈 I 类或 II 类咬合关系时，制作上颌殆板更容易获得理想的咬合关系，而下颌呈 III 类关系时则正好相反，最好制作下颌殆板。

11.6.4　稳定型殆板与再定位殆板

Ramfjord和Ash[15]最早提出并应用了稳定型殆板，也称密西根殆板，其详细制作和使用方法将在第11.7章节介绍。稳定型殆板一般由技工室加工的丙烯酸树脂制成，覆盖上颌整个牙列，其表面基本平坦，与下颌牙齿能够形成稳定的ICP接触并能为下颌提供良好的前牙引导使下颌前伸和侧方运动时后牙发生咬合分离。这种殆板不追求主动将下颌再定位到预期的位置上。在开始治疗时，医生无法预测下颌再定位的方向和程度，因此这时尝试通过殆板主动将下颌引导到某个位置上，都可能妨碍下颌复位到稳定的后退位上。

对于关节盘移位的患者，如果关节盘移位不太严重且持续时间不久，使用稳定型殆板可以使肌肉松弛，帮助关节盘复位。

有学者提倡，在存在颞颌关节关节内紊乱的患者中使用能够将下颌引导到特定位置的再定位殆板。也有一些研究表明，再定位殆板在这类患者中比稳定型殆板更有效[16]。再定位殆板的殆面有明显的窝沟，能够引导下颌闭合到期望的位置上。这种殆板的问题在于，它们无法让咀嚼肌松弛，而且实际上医生在开始治疗时也很难（甚至不可能）准确预测下颌应该被引导到哪个位置上去。通常，医生会通过这种殆板将下颌引导到习惯性牙尖交错位的前下方，他们认为下颌处于这个位置时颞下颌关节的神经肌肉会得到放松，有利于关节内结构的重新排列[17]。再定位殆板还具有一个很大的缺点，即在关节盘复位后，患者可能会出现后牙开殆。如果发生这种情况，后牙可能会通过继发萌出而重新建立咬合关系。有时，可能还需要辅助正畸治疗才能重建稳定的咬合。

由于再定位殆板使用比较困难且可能对患者的咬合带来不可逆的影响，一般不太建议普通全科医生使用，只有经验非常丰富的医生可以考虑谨慎使用。

11.7　密西根殆板的制作、试戴、调整和监测

11.7.1　制作

使用金属托盘结合藻酸盐印模材料制取上颌和下颌全牙列印模。印模应尽快灌制，灌制时殆面向下，以确保殆面细节能够准确再现。石膏结固过程中，应将印模存放在潮湿环境中。比较理想的方法是在密封塑料容器中置入湿纸巾，将灌注好的印模放置其中等待其彻底固化。将石膏模型从印模中脱模后应将其静置24小时干燥；如果过早上殆架，潮湿的石膏表面可能会被磨损，引起上殆架不准确。如果预

期不能及时灌注印模或需要对印模进行多次灌注，建议使用刚性一次性托盘结合高质量硅橡胶印模材料进行印模制取。

对模型进行检查，确认无问题后再将其上到半可调𬌗架。结合面弓记录来转移上颌与铰链轴的相对关系（图11.9a），先将上颌固定在𬌗架的正确位置，然后利用在口内制取的下颌后退位咬合记录将下颌固定到𬌗架上（图11.9b）。在口内制取咬合记录时应保证上下颌牙齿无接触。将超硬咬合记录蜡堤置于上颌牙列𬌗面上，注意保证蜡堤与软组织无接触。然后将流体咬合记录材料，例如自固化氧化锌丁香酚临时粘接剂，涂布于下颌牙列𬌗面，引导患者闭口至下颌后退位，这时氧化锌丁香酚会在上颌蜡堤上记录出下颌牙尖的位置。这一步也可以使用高质量的硅橡胶咬合记录材料。利用传统的前牙咬合阻断装置（例如Lucia jig）可以使后牙脱离接触，使医生更容易控制下颌回到后退位。模型上𬌗架后，调整𬌗架上的切导针，使牙列中最末端的上下颌牙齿之间有约2mm的咬合空间（图11.9c），然后用铅笔在上颌模型上画出𬌗板的轮廓。𬌗板应该延伸并覆盖腭侧软组织约3mm，颊侧刚好覆盖上颌牙齿的颊尖和切缘。

𬌗板将通过近中、颊侧和舌侧倒凹来固位，因此在制作蜡型之前无须对这些倒凹区域进行填倒凹的操作。将两层粉红色基板蜡软化后置于上颌石膏模型的𬌗

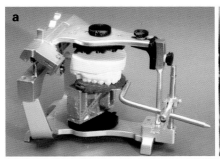
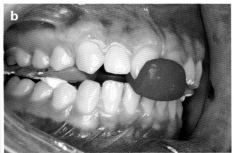
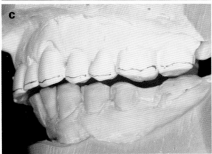

图11.9 （a）使用面弓记录安装上颌模型。（b）前牙咬合阻断装置使下颌回到后退位，然后使用超硬咬合记录蜡堤结合TempBond获得上下颌间咬合记录。（c）将模型上𬌗架，调整切导针使最末端的上下颌牙齿之间有约2mm的咬合空间

面，使其与模型殆面贴合，然后修整其外形至与之前铅笔画出的殆板轮廓一致（图11.10a）。闭合殆架直至切导针与切导盘接触，这样就建立了殆板的咬合垂直距离（图11.10b）。然后对蜡型进行进一步修整并调整咬合（在蜡上使用咬合纸）以建立所需的咬合关系（图11.10c和d）。

殆板的平坦表面与对颌牙列之间建立稳定的咬合接触（图11.10e），同时在前牙区形成浅的、平滑的凹形斜坡（图11.10f和g），在前伸运动中为下颌提供平滑的引导，使后牙快速发生咬合分离（图11.10h）。

蜡型制作完成后，将上颌模型从殆架上取下，在型盒中包埋，煮蜡，然后用透明丙烯酸树脂充填，最后进行固化处理（图11.11）。最后，将殆板出盒、清洗、修整和抛光，准备临床试戴。

11.7.2 试戴和调整

图11.12展示了殆板试戴和调磨所需的工具。试戴和调磨约需要30分钟。首先，检查殆板能否就位及其固位力。如果殆板固位力过大、较难就位，用硬质合金磨头少量磨除殆板进入倒凹区域的丙烯酸树脂，直至殆板能完全就位并具有适当的固位力。如果多次对殆板组织面小心标记并调整后仍无法就位或有翘动，很可能是模型不准确，需要重新制取印模并重新制作殆板。

准确的咬合调整需要使用非常薄的咬合纸。将咬合纸用Millers夹具绷紧，以确保只标记咬合接触的实际区域。调殆时应使用较大的硬质合金磨头，这种磨头能在调磨接触区的同时保持殆板殆面的平坦外形。如果使用直径过小的磨头，会在殆板的殆面产生凹坑、限制下颌的自由运动。

调殆时，护士将2张咬合纸放在患者口中，同时置于左右牙齿之间，医生对患者的下颌进行轻柔的引导，同时嘱患者"前后磨牙"。这些操作将引导患者的下颌回到后退位。用咬合纸标记出咬合接触点后，取下殆板，调整咬合接触点，直至所有下颌牙齿在后退位时于殆板表面形成均匀的接触（图11.13）。有时，由于患者的神经肌肉系统和颞下颌关节存在异常，这个阶段可能无法使下颌回到正确的后退位。

完成后退位开闭口的咬合调整后，对殆板进行侧方和前伸运动调殆。侧向运动时，下颌尖牙和殆板表面之间发生接触引导，下颌其他牙齿与殆板分离（图11.14和图11.15）。前伸运动时，下颌切牙与殆板发生均匀接触引导（图11.16），下颌其他牙齿与殆板分离。调殆结束后，上下颌牙齿有均匀咬合接触，前伸和侧方运动时仅前牙或尖牙与殆板有接触，其余牙均不与殆板接触。

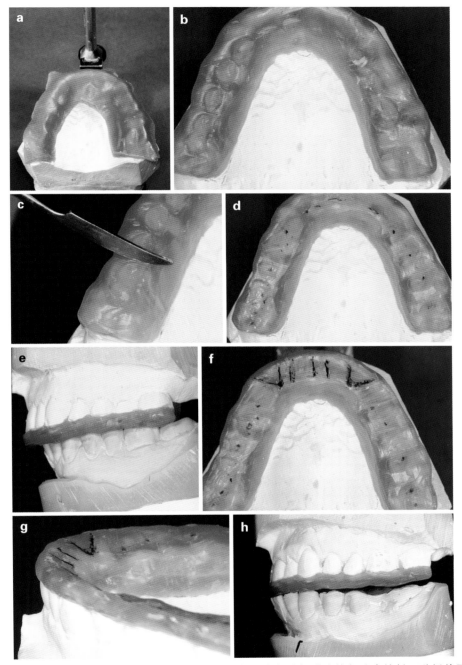

图11.10　（a~h）密西根𬌗板的蜡型制作，下颌牙齿与𬌗板形成均匀咬合接触，𬌗板前牙区形成浅斜面，为下颌前伸提供引导

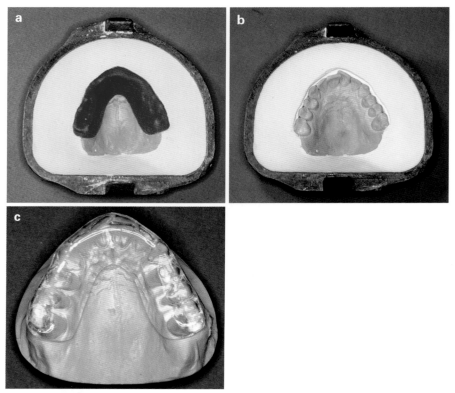

图11.11 （a）将完成的蜡型包埋在型盒中。（b）煮蜡后将透明丙烯酸树脂填入型盒。（c）制作完成的上颌透明丙烯酸树脂𬌗板

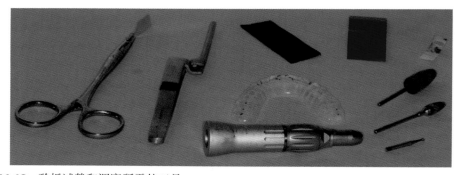

图11.12 𬌗板试戴和调磨所需的工具

图11.13 检查下颌后退位的咬合接触情况

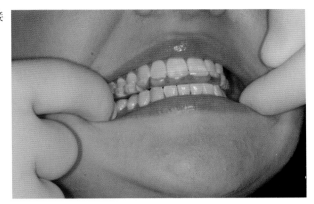

图11.14 检查侧方运动时工作侧的咬合接触情况

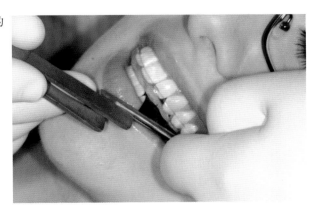

图11.15 检查侧方运动时非工作侧的咬合接触情况

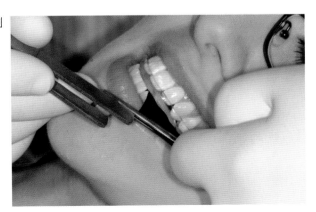

　　𬌗板调整完成（图11.17）后对其进行抛光并交给患者。应告知患者尽可能持续佩戴𬌗板，并教会患者如何正确护理𬌗板。

图11.16　检查前伸运动时后牙是否出现咬合分离

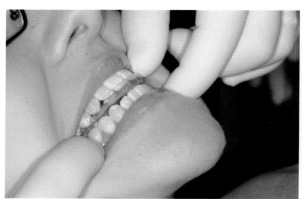

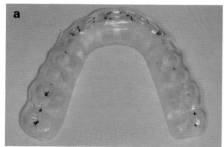
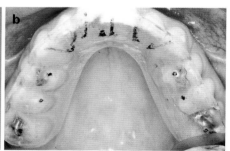

图11.17　（a）调磨完成的𬌗板，可见均匀分布的咬合接触，前伸时前牙引导、后牙无干扰。本病例患者天然前牙覆𬌗覆盖不足，因此𬌗板设计了陡峭的前牙引导以保证前伸运动时后牙能发生咬合分离。（b）调磨完成的𬌗板，可见黑色的、分布均匀的支持接触板、红色的尖牙侧方引导和绿色的前伸引导

11.7.3　𬌗板治疗后的监测

　　如果𬌗板治疗的目的是作为夜间保护装置来保护牙齿或修复体，建议7天后进行复诊，检查咬合是否保持稳定，必要时进行调整。此后，每次患者常规复诊时都要对𬌗板进行检查。

　　如果𬌗板治疗的目的是治疗颞下颌关节功能障碍或用于修复治疗前获得稳定的颌位关系，则必须对患者每周进行复查并调整𬌗板，直至下颌能够稳定地回到后退位。一般情况下患者需要戴用𬌗板数周至数个月。

患者戴用殆板后每次复查时都要重新检查咬合关系，必要时进行调殆以维持均匀的咬合接触并消除侧方运动和前伸运动中的咬合干扰。如果连续两次复诊中患者在殆板上留下的咬合印记保持不变，就认为已经获得了稳定的颌位关系，可以开始下一步治疗。

如果使用殆板治疗目的是缓解颞下颌关节障碍，通常无须对患者的天然牙进行不可逆的调殆。患者戴用殆板一段时间后症状可能得到缓解，随后可以嘱患者逐渐脱离殆板。但是，要告知患者如果再次出现关节的不适症状（通常是在有心理压力时），就要再次戴用殆板进行治疗。

如果戴用殆板的目的是在修复治疗之前获得稳定的颌位关系，可以通过定期随访并观察殆板上的咬合印记来监测殆板治疗的进展。一旦确定下颌已经回到后退位，就需要按照新的颌位关系将上下颌模型关系重新上殆架并制作诊断模型。在开始复杂的修复治疗之前，或出于研究目的，也可以使用下颌边缘运动全景追踪来精确监测殆板是否帮助下颌回到了稳定的后退位并检查殆板对其他下颌边缘运动的影响[3,8-9]。

模型按照新的咬合关系重新上殆架后，就可以用于计划和预演修复治疗。接下来需要在新的颌位关系下为患者制作诊断蜡型，必要时进行进一步调整。

11.8　结论

发生了磨损的牙列需要保护性治疗。但是，必须先对引起磨耗的病因进行控制（有时也许无法完全明确病因并对其进行充分控制），然后再选择和使用合适的修复材料改善或保持咬合的稳定性。当牙齿承担了过大的咬合力时（例如磨牙症和紧咬牙），使用殆板可以有效保护患牙、减缓牙齿磨损的进展。虽然本章主要对传统的殆板加工技术进行了详细介绍，但随着数字化扫描、成像和3D打印技术的进展，新的数字化技术可能在未来10年取代传统技术。如果医生没有为牙列磨损患者提供有效的预防策略或患者未执行预防措施，牙列磨损可能会进一步快速发展，导致医生无法通过固定修复技术恢复患者的牙列和咬合。这时，可能只能使用可摘义齿修复严重的牙齿磨损。第17章将对可摘义齿在牙齿磨损修复治疗中的应用原则进行讨论。

致谢
- Alexandra Day博士允许使用图11.13 ~ 图11.16及图11.17a中的临床照片

儿童和青少年的牙齿磨损

Tooth Wear in the Child and Adolescent

Paul Ashley, Kathy Harley

12.1 介绍

  虽然本书主要讨论的是成年人的牙齿磨损，但年轻人也会发生牙齿磨损，而且年轻人的牙齿磨损可能在患者生命的早期阶段就引起严重的损害。儿童和成年人之间存在一些关键的差异，这些会对牙齿磨损的治疗产生显著影响。第一，乳牙与恒牙的解剖结构不同。与恒牙相比，乳牙的牙釉质和牙本质更薄，所以磨损会进展更快；但是，乳牙很快会被恒牙替换，这对乳牙磨损治疗而言是一个优势。第二，为年幼且可能伴有焦虑的孩子进行牙齿磨损的综合诊疗比较困难。感谢粘接修复技术的发展，使医生能够在不磨除或仅少量磨除牙体组织的条件下，利用粘接技术帮助患者恢复缺损的牙体硬组织。粘接技术的应用使我们在磨损发展的早期阶段就开始干预而不必等到患者成年后再干预。第三，儿童患者处于生长发育期，口内不断发生的变化将对咬合和牙冠高度产生影响。因此，对患者进行的任何修复治疗都可能需要戴牙后不断调整，直至患者的生长发育停止。因此，在儿童牙齿磨损的诊疗中，微创粘接技术非常有效，可以避免未来的复杂治疗。

P. Ashley (✉)
Paediatric Dentistry, UCL Eastman Dental Institute, London, UK
E-mail: p.ashley@ucl.ac.uk

K. Harley (✉)
Great Ormond Street Hospital for Children, London, UK
E-mail: Kathryn.Harley@gosh.nhs.uk

© Springer Nature Switzerland AG 2022
A. Eder, M. Faigenblum (eds.), *Tooth Wear*, BDJ Clinician's Guides,
https://doi.org/10.1007/978-3-030-86110-0_12

12.2　流行病学

儿童牙齿磨损的发病率因国家而异，而且也取决于诊断时所使用的指数和阈值。总体来说，乳牙的牙釉质和牙本质更薄，因此更容易发生牙齿磨损。由于相关数据的缺乏，尚无充足的证据证明牙齿磨损发病率是在升高还是降低。据Schlueter等人[1]报道，乳牙磨损的平均估计发病率为30%～50%，恒牙的平均估计发病率为20%～45%。牙齿磨损随着年龄的增长而增加，且男性比女性发病率更高。

在英国，关于儿童和青少年牙齿磨损的最新数据来自2013年的儿童牙齿健康调查[2]。该调查显示，青少年中累及牙本质或牙髓的严重牙齿磨损发病率较低（4%的15岁青少年前牙腭面发生了累及牙本质或牙髓的重度牙齿磨损，3%的后牙殆面发生了累及牙本质或牙髓的重度牙齿磨损）。虽然重度牙齿磨损的发病率很低，但正如该研究的学者所言，"对15岁青少年而言，重度牙齿磨损是一种非常严重的损害"。

12.3　病因

乳牙列的牙齿磨损比较常见，通常是由机械性磨损和磨耗引起的。这种磨耗一般是生理性的，很少需要治疗。相反，恒牙列中牙齿磨损通常是病理性的，并且一般由酸蚀引起。因此发生于青少年恒牙列的牙齿磨损通常比较严重，处理起来也比较棘手。

与成年人一样，酸蚀性磨损的病因是内源性或外源性。内源性可能与胃食管反流病（GORD）或贪食症等问题有关，这两种疾病都在第5章中进行了详细介绍。Picos等人[3]在他们的综述中指出，几乎所有GORD儿童患者都伴有酸蚀性牙齿磨损。

外源性酸来自饮食中的酸性成分，饮料被认为是主要的致病因素。据估计，儿童每天会摄入含糖饮料[4]，而这些饮料通常pH较低。但是，饮料摄入量和牙齿酸蚀之间的联系因国家而异，中东地区的儿童发生牙齿酸蚀的风险更高[1]。

最后，哮喘和牙齿酸蚀之间也有联系[5]，机制目前尚不清楚。哮喘可能会引起唾液分泌减少或GORD，进而增加牙齿发生酸蚀性磨损的风险。此外，有数据表明，由泵吸入器输送的哮喘药物本身可能是酸性的。

牙齿磨损的发展速度受到许多附加因素的影响，例如唾液的缓冲能力、牙体组织耐酸蚀的能力以及硬组织和软组织之间的关系等。多数影响牙齿磨损进展的附加因素与成年人相似（第3章、第4章和第6章）。但是，与成年人相比，儿童中出现加速牙齿磨损附加因素（例如口干症）的可能性相对较小。

12.4 建立诊断

12.4.1 病史

要确诊内源性酸蚀性牙齿磨损，需要有病史信息支持内源性酸的作用，因此必须有针对性地询问患者是否有进餐后的反流症状。如有必要，可以将患者转诊到消化疾病相关科室进一步检查是否有胃部疾患。对于外源性酸，医生需要详细询问并记录患者的饮食习惯，了解患者进食酸性食物的量、频率和时间。饮食日记是一种很有用的方法，可以为医生提供很多有用信息。儿童和青少年的进食障碍疾病已经在第5章中详细讨论，该章节中指出此类患者的综合诊疗需要口腔医生与临床医生的密切合作。对可能存在饮食问题的儿童和青少年牙齿磨耗患者，医生可能需要多次进行饮食情况询问，从而判断患者的牙列磨损是否与其饮食习惯相关。

儿童和青少年牙齿磨损患者的主诉在确诊方面也非常重要，有助于指导诊疗方案的确定。常见的主诉包括：

- 牙齿敏感
- 牙痛
- 切缘碎裂
- 牙齿折裂
- 切缘发灰
- 牙齿变暗

12.4.2 检查

对患者的前牙进行临床检查可能会发现以下情况：

- 表面解剖形态丧失（图12.1）
- 切端透明度增加（图12.2）
- 切缘碎裂（图12.3）
- 存在牙釉质缺损区域（图12.4）
- 牙髓暴露（图12.5）

在后牙区，酸蚀也会导致类似的表面解剖形态丧失，典型的表现有牙尖的"杯状"缺损（图12.6）以及牙齿颜色变暗。然而，由于后牙形态与前牙不同，后牙一般不会发生碎裂或折裂。恒牙列中后牙因酸蚀而露髓的情况几乎闻所未闻，而乳磨牙因严重酸蚀而露髓的情况更为常见（图12.7）。

图12.1   表面解剖形态丧失

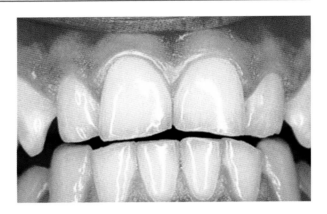

图12.2   切端透明度增加

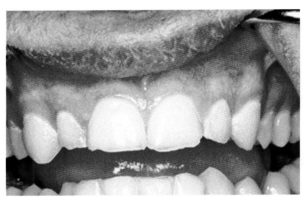

图12.3   切缘碎裂

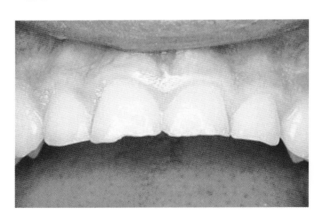

酸蚀性磨损发生的部位和表现可以为医生诊断提供重要线索。例如，磨牙的酸蚀性磨损通常由GORD引起，而上颌切牙腭面的酸蚀性磨损则往往由贪食症或进食酸性食物（例如低pH的含糖饮料）引起。

图12.4 牙釉质缺损区域

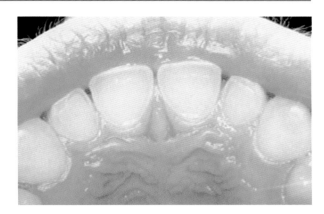

图12.5 上颌左侧中切牙牙髓暴露

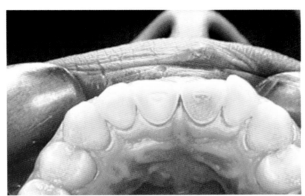

图12.6 下颌第一磨牙磨损，可见
表面解剖形态丧失

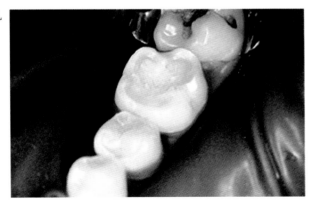

最后，对牙齿磨损的严重程度进行准确记录也至关重要，因为这样有利于对磨损的进展进行长期监测。可以用相关分级指数进行评估，其中BEWE指数[6]是使用最广泛的指数之一，也可以借助数码照片和研究模型进行记录。

图12.7　上颌乳磨牙牙髓暴露

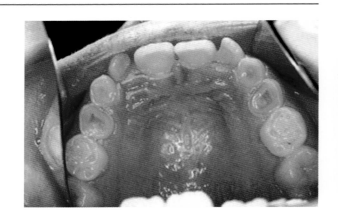

12.5　防止酸蚀的进展

一旦确诊酸蚀性牙齿磨损，综合诊疗的关键就是防止酸对牙齿的进一步酸蚀。如果是内源性酸引起的磨损，那么口腔医生需要将患者转诊给相关专业的临床医生，或我们需要联系临床医疗团队会诊处理可能的消化道疾病。有的消化道疾病能够通过治疗得到控制，而有的可能也难以治愈，但无论如何口腔医生与临床医生团队的良好沟通都是非常重要的。

如果是外源性酸引起的磨损，那么口腔医生需要建议患者改变饮食习惯以消除病因。过度进食酸性食物，例如含糖饮料，还与肥胖等其他全身健康问题有关，因此医生可以将口腔健康与全身健康联系起来引起患者的重视、帮助患者纠正不良饮食习惯。

如果无法完全消除引起酸蚀性牙齿磨损的病因，那么就要尽量降低这些酸性物质对牙齿的不良影响。例如，应嘱患者避免在牙齿接触酸性物质后（例如呕吐后）立即刷牙，降低摄入酸性食物的频率，可能的话尽量仅在三餐过程中摄入酸性食物（避免餐间食用酸性食物），并且建议患者不要将酸性饮料长时间留在口内。

12.6　何时修复

出现以下情况时建议早期积极的修复干预：

- 有大面积牙本质暴露（图12.8）
- 有牙齿折裂风险（图12.9）
- 出现牙齿敏感且无法通过其他方式控制（图12.10）

图12.8 上颌中切牙腭面出现大面积牙本质暴露

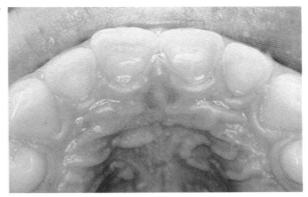

图12.9 切端折裂

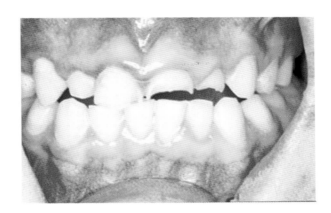

图12.10 因牙釉质大面积缺损导致牙齿敏感

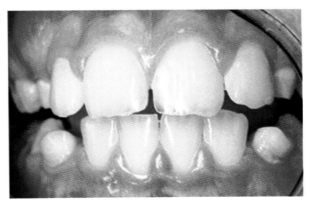

以尚未消除引起牙齿磨损的病因为理由推迟修复干预是不可取的，目前对牙齿磨损进展进行准确监测仍很困难。对于恒牙列的磨损，要等到医生确定牙齿磨损已经不继续进展再开始修复治疗是不现实的。

所有修复干预措施的目的包括：

- 保护剩余牙体组织
- 控制症状
- 稳定咬合

对严重牙齿磨损进行修复干预时应尽可能遵循微创原则，为未来进一步的修复预留空间。目前有多种不同的材料可实现上述修复目标，医生应该根据患者是乳牙列还是恒牙列选择合适的材料。

12.7　乳牙列

不利于乳牙列酸蚀性磨损修复治疗的因素包括患者的依从性、牙釉质不足和冠方牙体组织不足，这些因素都对粘接修复的效果有不良影响。理论上讲，可以用复合树脂恢复磨损前牙的完整性，但实际工作中却很少这样做。如果磨损的牙齿没有症状，通常会选择不进行修复治疗、等待乳牙脱落（图12.11）。如果患牙出现症状，通常会选择直接拔掉患牙。

由于乳磨牙的酸蚀性牙齿磨损通常比较表浅且广泛累及多颗牙齿，出现牙齿敏感症状的乳磨牙通常不适合进行直接充填修复（图12.12）。使用预成金属冠可以缓解敏感症状、防止磨损进展并保留牙齿直至其自然脱落，一般能取得令人满意的效果。使用预成金属冠进行治疗相对简单，且儿童患者大部分可以耐受。

图12.11　磨损的乳切牙

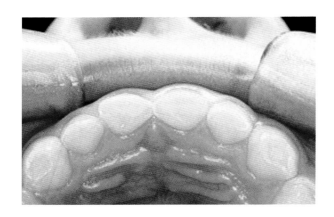

图12.12　磨损的乳磨牙

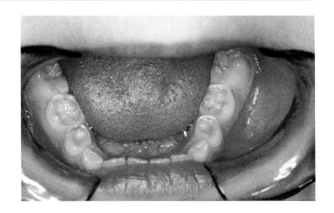

12.8　恒牙列

　　第15章～第17章将对目前可用于治疗恒牙列磨损的材料进行详细介绍。牙列磨损修复治疗中材料的选择是一个有争议的领域，不同的临床医生可能有不同的偏好。对于年轻患者而言，为了获得良好的修复效果，医生需要考虑以下特殊因素：

- 牙釉质缺损累及牙位多但缺损一般较表浅（图12.13）
- 随着患儿年龄的增长和牙冠的持续萌出，前牙修复可能需要定期更换或调整

图12.13　牙釉质的大面积、浅表层丧失

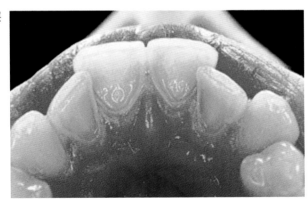

12.9　前牙修复

　　牙釉质缺损限于前牙切端，或牙釉质大面积缺损时（图12.14），都可以首选复合树脂进行修复。使用复合树脂进行大块充填时能获得良好的功能和美学效果。

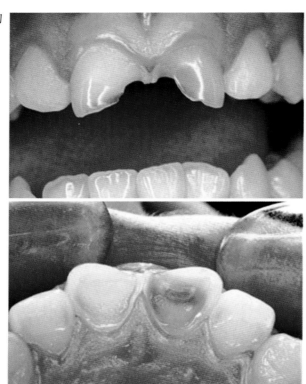

图12.14　2颗严重磨损的上颌中切牙的唇面照和腭面照

　　传统的树脂修复技术和预成冠印模技术都可以进行修改，后者可简化修复过程。即使上颌和下颌切牙已经通过代偿性继发萌出重新建立了咬合接触，修复时也应恢复前牙原有的形状和大小。完成复合树脂修复后，患者可能会有一些咬合不适，但随着时间的延长患者的牙列会通过Dahl效应重建良好的咬合[7]。

12.10　后牙修复

　　恒磨牙𬌗面磨损的修复治疗应从简单的方法开始，例如使用窝沟封闭剂或流动树脂进行治疗。这些方法适用于牙齿磨损不太严重、牙冠的垂直高度未发生显著降低者。对于大量牙本质暴露且伴有咬合垂直距离降低的严重牙齿磨损，可能需要更复杂的修复干预手段。通常建议首选间接修复方法，例如使用金属高嵌体、复合树脂高嵌体或CAD/CAM修复体进行治疗。

　　目前没有足够的证据表明，在处理影响儿童恒磨牙粭面的严重磨损时哪种方法最好。不管使用哪种修复技术，都应遵循微创的治疗理念，避免对牙齿进行大量的磨切预备、尽量保存健康牙体组织。除此以外，所采用的修复治疗技术还应该能够支持轴向牙齿的移动，以重建牙齿磨损造成咬合空间的丧失[7]。

　　理想情况下建议使用直接粘接到牙齿上的间接高嵌体。复合树脂或瓷材料的间接高嵌体需要有足够的厚度以保证机械强度，因此不适用于没有足够咬合空间的情况。对于这类修复空间不足的病例，笔者一般会选择镍铬合金（图12.15）、钴铬合金或金合金高嵌体进行修复，并取得了良好的效果[8]。金属材料只需较薄的厚度就可以获得良好的强度，因此对修复空间不足者可选择金属材料制作高嵌体。金属高嵌体也能为牙齿轴向移动重建咬合提供支持。一些患者可能对金属高嵌体的美学效果不满意；但是，在更长远的治疗计划中，医生可以待患者成年后，将金属修复体替换为美学效果更佳的瓷修复体。

图12.15　下颌第一磨牙上的镍铬合金高嵌体

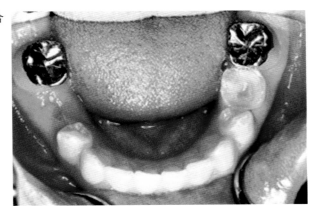

12.11　结论

　　年轻患者中引起牙齿磨损的主要原因是酸蚀，其中GORD或饮用酸性饮料是最常见的致病因素。目前的数据表明，有不少年轻人存在牙齿磨损现象[2]，而且儿童和青少年的严重牙齿磨损将给患者带来严重的长期不良影响。本章介绍了儿童和青少年牙齿磨损的特征，医生可以根据牙齿磨损的表现和所累及的牙位对可能的病因进行分析。

修复治疗时应牢记微创原则，首选粘接修复技术，当上颌切牙的切缘因磨损丧失，选择复合树脂修复时必须保证树脂有足够的厚度以获得良好的远期效果。对后牙磨损，可选择粘接性镍铬合金（钴铬合金）或金合金高嵌体进行修复、防止牙齿磨损继续进展，此类金属粘接修复体具有良好的耐久性且远期效果较佳。与成年人牙齿磨损的修复治疗类似，儿童和青少年牙齿磨损的修复治疗也应尽量使用粘接技术。

第9章和第10章讨论了牙齿磨损修复治疗的原则、如何有效地进行治疗，以及当临床牙冠高度不足时创造修复空间的策略。这些原则同样适用于儿童和青少年牙齿磨损的修复治疗。

牙齿磨损治疗中的外科牙冠延长术

Surgical Crown Lengthening in the Management of Tooth Wear

Richard Horwitz

13.1 介绍

牙齿磨损患者的修复治疗中会遇到许多困难，其中一个困难就是：当患者临床牙冠较短时如何获得足够的修复空间以保证修复体有足够的固位力和机械强度。解决这一难题的一个可能方法是进行咬合加高，通过增加咬合垂直距离就可以在不降低或仅少量降低患牙龈龈高度的条件下获得所需的修复空间。

然而，增加咬合垂直距离的方法也有局限性。第一，咬合重建需要对整个牙弓甚至上下颌两个牙弓中所有牙齿进行修复；第二，改变患者现有咬合状态可能导致并发症；第三，最终修复前需要通过临时修复验证患者对新颌位的耐受性。鉴于以上原因，有时不得不在现有咬合垂直距离下进行治疗，这时如何获得足够的修复空间便成为困扰医生的一大难题。在这种情况下，外科牙冠延长术（Surgical crown lengthening，SCL）是一种可选的治疗方法。

牙冠延长术通过去除部分牙周组织（包括牙龈和牙槽骨）来增加临床牙冠的高度，可用于暴露累及牙根的龋坏、牙折、颈部吸收以及牙齿被动萌出不足和牙齿磨损的辅助治疗，本章将重点介绍牙冠延长术在牙齿磨损治疗中的作用。牙冠延长术不但可以增加临床牙冠高度、提供足够的牙本质肩领、为修复体提供固位和抗力，还可以通过改变软组织的高度、纠正前牙不良的宽长比以改善美学效果。

咬合加高和牙冠延长术各有优点和局限性，因此临床上常需要将二者结合使用以获得足够的牙冠高度和修复空间，以保证良好的远期修复效果。

R. Horwitz (✉)
Private Practice, London, UK
E-mail: rh@richardhorwitz.co.uk

13.1.1　限制SCL应用的因素

以下因素可能会限制SCL的应用：

- 外展隙的大小和笑线高度（"黑三角"）
- 磨牙牙根形态和根分叉病变
- 相邻牙齿间牙槽骨的宽度
- 肌肉附着点——系带附着点的位置
- 牙髓损伤
- 牙周炎
- 剩余牙槽骨不足
- 牙根过短
- 锥形牙根
- 牙齿松动

因此，术前的临床评估中，医生必须仔细筛查可能影响手术效果的牙齿病理因素并拍摄X线片辅助诊断（图13.1）。

医生在对手术拟延长的牙冠高度进行设计时，必须综合考虑相邻牙齿间牙槽骨的宽度、牙髓状态、牙根长度和根分叉位置等多种因素。当计划在牙齿的一个面去骨时，应尽量维持牙槽骨的正常轮廓外形（即邻间区牙槽骨边缘位于牙颈部牙槽骨边缘的冠方），避免造成医源性骨缺损。

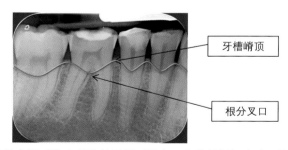

图13.1　出于功能需求拟对该患者进行牙冠延长术，术前拍摄根尖片。该患者有牙齿磨损和原发性牙齿疾病（龋齿），X线片可见下颌右侧第一磨牙远中有透射区。红线表示牙槽嵴顶的位置和边缘骨轮廓（即邻间区牙槽骨边缘位于牙颈部牙槽骨边缘的冠方）

13.1.2 限制牙冠延长术应用的患者全身因素

限制SCL的患者全身因素包括但不限于以下方面：

- 口腔卫生和依从性差
- 吸烟史
- 社会或经济条件差
- 患者期望值过高
- 系统疾病史

系统疾病相关的禁忌证包括免疫缺陷患者、药物治疗相关的颌骨坏死等。因此，在治疗计划阶段必须进行仔细的检查和评估以明确牙冠延长术的可行性。

13.2 外科牙冠延长术中的解剖学考虑

计划SCL时临床医生必须考虑患者的解剖结构。在治疗咨询阶段，应对以下因素进行仔细评估：

- 笑线（"黑三角"）
- 牙齿比例
- 龈缘轮廓
- 牙龈生物型
- 角化牙龈
- 其他（表13.1）

表13.1 限制牙冠延长术应用的解剖学因素

解剖学因素	原因
根分叉的位置	如果患牙根干较短，不建议进行牙冠延长术，因为其会增加根分叉暴露的风险
颏孔	术中应避开此解剖结构，防止医源性神经或血管损伤
牙齿阻生	牙齿阻生时不建议通过将牙周组织向根尖方向再定位以增加临床牙冠高度。建议考虑正畸治疗或必要时拔除
种植体	对牙齿磨损患者同时计划牙冠延长术和种植治疗时，完成牙冠延长术后才能考虑种植治疗。因为牙冠延长术会改变患者牙槽嵴的高度和外形
系带异常	系带牵拉龈缘会影响牙菌斑的清除。必要时牙冠延长术前需要先进行系带成形术[1]

13.2.1　笑线（"黑三角"）

牙冠延长术前应评估患者的"笑线"高度。笑线反映的是患者微笑时口唇与牙龈和牙齿的关系。在咨询过程中，应该帮助患者放松，这样有助于医生对笑线的真实情况进行准确评估。也可以让患者带上自己从前的照片以帮助医生对"笑线"进行评估。

表13.2列出了高、中、低位笑线的标准。高位笑线患者（图13.2）会暴露出整颗牙齿和龈缘，因此牙齿比例和龈缘位置与形态对患者面部的美学效果有很大影响。与低位笑线患者相比，对高位笑线患者进行SCL一般会面临更大的美学风险（图13.3）。

表13.2　高、中、低位笑线的标准

高位笑线	龈缘和龈乳头暴露（图13.2）
中位笑线	龈乳头暴露
低位笑线	龈缘和龈乳头均不可见（图13.3）

图13.2　高位笑线患者的龈缘和龈乳头暴露

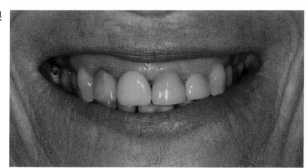

图13.3　低位笑线患者的龈缘和龈乳头均不可见

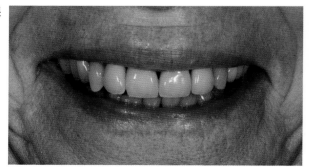

13.2.2　牙齿比例

首先，制作诊断蜡型并在患者口内翻制诊断饰面以确定最佳牙齿长度和整体比例。然后，计算出为获得理想的牙齿比例需要向龈方增加的高度。在此基础上制作手术导板，帮助医生按美学设计实施手术（图13.4）。

图13.4　制作手术导板标记未来龈缘的位置

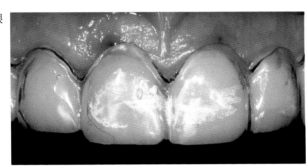

13.2.3　龈缘轮廓

常见的龈缘轮廓有两种类型，即平直型和弯曲型。明确患者龈缘轮廓的分型非常重要，因为牙冠延长术后患者的龈缘轮廓应与术前协调一致，这样才能获得最佳的美学效果。

总体来说，中切牙和尖牙的龈缘顶点（Zenith点）应该是对称的，并且高度一致。而侧切牙的龈缘顶点可能与中切牙及尖牙高度一致（平直型），或比这两颗牙齿更偏向冠方（弯曲型）（图13.5）。多数情况下，弯曲型龈缘轮廓更常见[2]。

图13.5　评估龈缘顶点

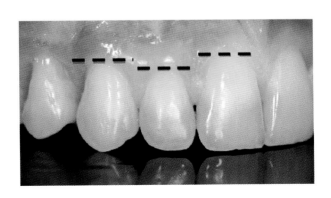

13.2.4　牙龈生物型

牙龈生物型是指牙龈颊舌向的厚度。牙龈生物型由遗传因素决定，对SCL计划的制订以及牙周整体健康都有重要影响。

临床上对患者的牙龈生物型进行判断时，观察患者龈缘的外形和牙龈的外观，也可以将UNC-15牙周探针探入龈沟内并检查探针的颜色是否可以透过牙龈显露出来。

计划进行牙冠延长术时，医生需要考虑牙龈生物型对手术效果的影响。厚龈生物型（龈缘较平、较厚）患者牙冠延长术后软组织出现"反弹"的可能性较大，而薄龈生物型（龈缘呈高扇形、较薄）患者术后出现牙龈退缩的风险较高[3]（图13.6）。

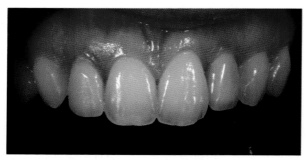

图13.6　薄龈生物型患者。牙冠呈圆三角形。患者上颌左侧侧切牙为种植修复体，可见金属基台的颜色透过软组织显露出来，使牙龈看起来发暗。患者上颌右侧侧切牙进行了贴面修复，可见修复体龈缘因牙菌斑堆积导致牙龈炎。薄龈生物型患者发生牙龈退缩的风险较高

13.2.5　角化牙龈

角化牙龈是指覆盖硬腭和牙齿周围的口腔黏膜。对于后者，角化牙龈从游离龈缘延伸至膜龈联合处。

角化牙龈对保持牙龈健康和避免牙龈萎缩有至关重要的作用。因此，医生要注意保护和保存现有的角化牙龈，尤其是在角化牙龈不足的情况下。为了保持牙齿及牙龈的健康，一般至少要保证有2mm的角化牙龈[4]。否则，未来发生牙周组织退缩，进而引起修复体边缘暴露的风险会比较高。

目前，有多种临床测量方法来评估角化牙龈的宽度：

- 使用UNC-15牙周探针的侧面来探查牙槽黏膜的动度。可动黏膜与不可动黏膜移行的位置就是膜龈联合。膜龈联合到游离龈缘的距离即为角化牙龈的高度
- 局部麻醉会导致可动牙槽黏膜发生"肿胀"，医生通过观察黏膜肿胀的边缘线就可以判断膜龈联合的位置
- 使用Lugol's碘溶液对牙槽黏膜进行染色，显示膜龈联合，借此可评估角化牙龈的高度

对SCL手术进行计划时，医生必须预先判断出术后能保留多少角化牙龈。这一点是至关重要的，因为维持牙齿软硬组织的长期稳定至少需要保留2mm的角化牙龈。如果术前未进行仔细评估，可能会导致术后发生膜龈缺损（即龈沟底达到甚至突破膜龈联合，是角化牙龈丧失的表现），增加未来发生牙龈萎缩的风险。

13.3 牙槽嵴冠方软组织附着（生物学宽度）

结缔组织附着和结合上皮加在一起被称为"牙槽嵴冠方软组织附着"或"生物学宽度"[5]。对30具人体标本中298颗牙齿的测量数据显示，结缔组织附着宽度为0.44~1.56mm（平均1.07mm），而结合上皮宽度为0.71~1.35mm（平均0.97mm）[6]。

结缔组织附着宽度与结合上皮宽度相加的数值约2mm，这就是生物学宽度的平均值。然而，医生一定要注意，2mm的数据是不同个体实际数值的平均值，实际上每名患者的生物学宽度不同，一般为1~3mm，而且即使是同一名患者生物学宽度数值也会因牙位不同而不同。这就再次向我们提示，牙冠延长术前必须对患者进行仔细评估，并对生物学宽度等测量值进行记录。

13.4 骨探测

通过"骨探测"测量生物学宽度。在局部麻醉下（通常在术前），用0.2N的力对手术涉及的每颗牙齿周围的6~8个点进行探针深度的测量。随后，用更大的力使UNC-15牙周探针穿透结合上皮和结缔组织附着并触及牙槽嵴顶，测量龈缘到牙槽嵴顶的距离。骨探测测量值与探诊深度之间的差值即为生物学宽度。这种方法能更准确地反映出患者的生物学宽度。

在口腔诊疗中计划制订和实施中要充分考虑到生物学宽度，因为结合上皮和结缔组织附着对避免生物学并发症有重要意义。例如，如果患者的探诊深度为1mm，生物学宽度为2mm，那么修复治疗时要保证修复体边缘到牙槽嵴顶有3mm的距离。

修复医生需要与牙周医生保持良好的沟通，并将治疗计划详细告知牙周医生，这样牙周医生才能根据未来修复体边缘的位置确定牙冠延长术中是否需要去骨以及去骨量。

13.5　手术注意事项

进行SCL时，医生通常需要对软组织进行以下一种处理方法或将两种处理方法相结合：

（a）切除：切除软组织。

（b）将软组织瓣根向复位：保存软组织并将其向根尖方向重新定位。

对软组织进行处理的同时，还需要考虑其下方的骨组织。

13.5.1　软组织处理

只有患者有充足角化牙龈的情况下才能考虑软组织切除术，如果确定要进行软组织切除（切除量取决于牙冠延长术拟获得的延长量），必须保证至少仍有2mm的角化牙龈，以防止牙龈退缩和膜龈缺损[4]。

软组织切除时需采用内斜切口，刀尖朝向牙槽嵴，远离龈缘（图13.7）。切除时需要遵循手术导板指示的龈缘轮廓（图13.4）。如果要在两颗牙齿的邻接区域获得更多的临床牙冠高度，则需要翻开颊侧和舌侧的黏骨膜瓣。

相反，软组织根向复位技术能够保存角化牙龈。手术时，需要做龈沟内切口和垂直向松弛切口，随后将软组织瓣根向复位到目标位置并缝合固定。

13.5.2　骨切除术与骨成形术

有时单独切除软组织就可以获得所需的牙冠高度，同时保证至少有2mm的角化牙龈以及足够的生物学宽度。但是，更多情况下，单独切除软组织无法同时满足以上要求，这时就需要通过以下一种或两种方式对骨组织进行处理：

（a）骨切除术是指切除部分支持牙槽骨；而骨成形术是指对非支持牙槽骨的轮廓进行重塑，使牙槽骨获得"生理性形态"[7]。如需根据未来修复体龈缘的位置重新获得生物学宽度，则需在手术导板的引导下行骨切除术（图13.8）。修复体龈缘到牙槽嵴顶的理想距离应该约等于龈沟深度加上生物学宽度。也要注意重建邻牙的牙槽骨形态，使其保持良好的边缘骨轮廓（即邻间区牙槽骨边缘位于牙颈部牙槽骨边缘的冠方）（图13.1）。

图13.7　模式图显示软组织切除中制作内斜切口时刀片的位置和方向

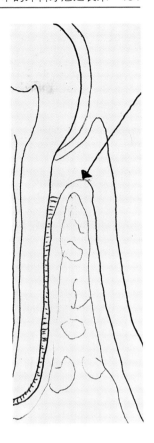

图13.8　用超声骨刀去骨。手术导板可指示未来修复体龈缘的位置，医生可据此确定去骨的范围

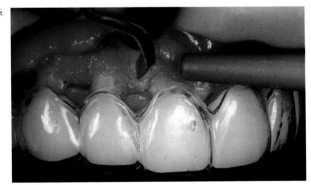

　　（b）骨成形术可以使软组织瓣与牙槽骨获得良好附着、防止牙齿穿龈轮廓过于臃肿、防止牙冠延长术后软组织出现反弹。无论是骨切除术还是骨成形术，都可以使用手动器械（骨凿）、超声骨刀或外科手术马达上的球钻来安全地去除骨组织。

13.6　牙齿磨损患者的修复考虑

修复设计中，一定要重视保护生物学宽度。修复体边缘进入龈沟的深度不能超过0.5mm[8]。任何龈下边缘都有侵犯生物学宽度、导致炎症和牙周病的风险[9]。

如果修复治疗中不考虑生物学宽度，导致修复体侵犯生物学宽度，将对修复治疗的长期效果带来灾难性影响。对于薄龈生物型患者，侵犯生物学宽度会引起牙龈退缩和临床附着丧失。对于厚龈生物型患者，侵犯生物学宽度则通常会引起慢性炎症反应，甚至在易感性高的患者中导致牙周炎[10]。

如图13.9所示的病例，医生为了获得良好的固位和抗力、隐藏冠边缘，将修复体的边缘置于龈下。结果导致牙周组织出现持续的慢性炎症反应，修复体边缘无法自洁。虽然医生设计龈下边缘的初衷是获得更好的美学效果，但结果却事与愿违。

SCL可以避免修复体对生物学宽度的侵犯。SCL的手术一般需要根据医患双方已经认可的诊断蜡型进行设计，保证未来修复体的边缘不侵犯生物学宽度。在愈合阶段，85%的病例在6周至6个月之间龈缘位置会保持不变[11]。但也有少数患者在这段时间内龈缘位置会发生变化。

根据现有的证据，在前牙区进行SCL时，建议术后3～6个月再进行最终修复（图13.10）。这样做的目的是为牙周组织的成熟和稳定提供足够的时间[12]。

牙冠延长术后可能还需要通过进一步的牙龈修整对龈缘形态和龈缘顶点（Zenith点）的位置进行微调，以完善美学效果。这一点需要在一开始进行SCL手术之前就与患者沟通清楚并获得患者的同意。

图13.9　侵犯生物学宽度后牙周组织发生炎症反应

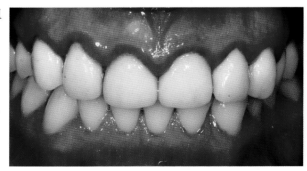

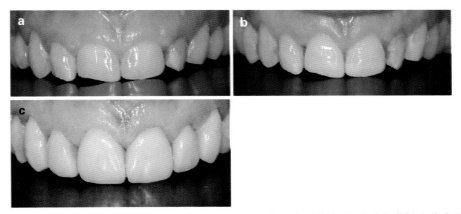

图13.10　（a）本病例的患者由多因素病因（酸蚀和物理性磨耗）导致牙齿磨损和临床牙冠变短。制订详细治疗计划并制作诊断蜡型，随后利用诊断蜡型制作牙冠延长术导板，为手术的设计和实施提供指导。术中医生根据最终修复体边缘确定理想的龈缘和牙槽嵴位置。（b）上颌前牙SCL术后3个月，显示牙冠高度增加。（c）SCL术后6个月行最终修复并咬合加高。图片显示前牙的最终修复效果

13.7　术后注意事项

任何手术治疗都会给患者带来不适。虽然术者的高超技巧和对组织的轻柔处理可能会一定程度上减轻患者的术后不适，但通常情况下患者术后都会出现疼痛。在不存在禁忌证的情况下术前和术后嘱患者口服镇痛药，例如非甾体抗炎药（NSAID）。此类药物不但可以减轻疼痛，还有助于控制和减轻炎症。

SCL术后牙根暴露，患者可能会出现牙本质敏感。考虑使用含磷硅酸钙钠、氟化亚锡或精氨酸基的外用药剂或糊剂来控制牙齿敏感。"封闭性糊剂"含有上述成分，能够促进牙本质小管再矿化，进而有效缓解牙齿敏感[13]。

一般建议术后约7天拆线，拆线前建议患者刷牙时避开手术区域，可以使用抗菌漱口水（例如含氯己定的漱口水）来控制牙菌斑。嘱患者拆线后恢复正常的家庭口腔卫生护理，常规刷牙和使用间隙牙刷以促进术区愈合。恢复口腔卫生护理后的前几天可能会有一些出血。

牙周手术后的另一个常见现象是牙齿动度的暂时增加[14]。这可能与术区血运增加及牙周韧带扩张有关。术前应向患者充分告知出现这种情况的可能性，使患者有充分的心理准备。

13.8　结论

当考虑采用SCL增加临床牙冠高度时，必须充分考虑如何做才能长期维持牙周健康。牙齿磨损的修复治疗效果与牙周健康是直接相关的。

无论是临时修复体还是最终修复体，设计时都应牢记避免侵犯生物学宽度，方便患者个人口腔卫生护理维持牙周健康。因此，在可能的情况下尽量使修复体边缘位于龈上或平龈水平，或仅少量进入龈沟。在保持牙周健康的前提下增加牙冠的高度必要时可考虑进行牙冠延长术。

在编写本章的时候，全世界人民正在和新型冠状病毒感染疫情做斗争。世界范围内的牙科诊疗机构都对口腔标准诊疗操作程序进行了修改和更新以限制患者及医护人员的暴露风险。但是，即使是在这样的关头，医生也不能在相关口腔治疗中做出妥协，否则会导致更多的并发症，例如侵犯生物学宽度等，进而不可避免地增加复诊和治疗次数。

牙冠延长术前一定要进行精心的计划和准备，制作手术导板，以提高治疗效率，保证治疗效果、避免重复手术且减少术后并发症。术后尽快为患者制作临时修复体，但建议术后3~6个月后再进行最终修复。

图13.10显示了一个修复与牙周协同治疗的病例，诊疗计划制订中综合考虑了修复需求和牙周健康维护建议。可见，在牙齿磨损的诊疗中需要重视多学科协作，修复医生、牙周外科医生和技师之间必须进行充分、有效的沟通，只有这样才能制订出最佳治疗计划。

致谢

- 感谢Andrew Eder教授允许使用图13.1和图13.2中的临床照片
- 感谢Sandra Garcia Martin博士允许使用图13.8和图13.9中的临床照片
- 感谢Linda Greenwall博士允许使用图13.10中的临床照片

牙齿磨损治疗中的正畸干预

Orthodontic Therapy in the Management of Tooth Wear

14

Asif Chatoo

14.1 介绍

牙齿磨损是持续一生的生理过程。酸蚀、磨损、磨耗或楔状缺损均可能引起牙齿磨损。这4种类型的磨损可能同时发生，导致牙齿的形态和完整性发生渐进性变化[1]。磨损有时是一种生理现象，但当一种形式的磨损占主导地位时，牙齿的磨损可能会快速进展并引起破坏性结果。

2009年的成年人牙齿健康调查对牙齿磨损的严重程度进行了划分，调查了不同程度牙齿磨损的发病率。该研究将牙齿磨损按程度分为3个级别，分别为轻度磨损、中度磨损（**磨损导致牙本质暴露**）和重度磨损（**磨损导致牙髓或继发性牙本质暴露**）。该调查还指出，自1998年以来，牙齿磨损的发病率呈上升趋势。1998年时，仅11%的成年人表现出牙齿中度磨损迹象，最新的全国调查[2]显示这一比例已升高至15%。

牙齿磨损的诊疗计划制订主要取决于患者的年龄、牙齿磨损的程度及其可能对牙齿长期预后产生的影响。对病理性磨损的牙齿进行治疗可以恢复其外观并改善敏感或疼痛等症状。

牙齿磨损是一种多因素病因引起的疾病，这给其综合诊疗带来巨大挑战。牙齿磨损一般是一个缓慢的渐进过程，常伴随牙槽骨的代偿性增生，使垂直距离和咬合接触得以维持。但这种代偿会给磨损牙列的修复治疗带来困难，因为如果不对牙体组织进行更多的破坏，可能无法获得保护性修复体所需的空间。

A. Chatoo (✉)
The London Lingual Orthodontic Clinic, London, UK
E-mail: asif@londonlingualbraces.com

© Springer Nature Switzerland AG 2022
A. Eder, M. Faigenblum (eds.), *Tooth Wear*, BDJ Clinician's Guides,
https://doi.org/10.1007/978-3-030-86110-0_14

随着牙齿磨损严重程度的加剧，其治疗会越来越困难。有一种说法认为成年人的磨牙症可能与儿童时期的牙齿磨损有关[3]。这提示我们应该从儿童时期就开始对可能的磨损患者进行密切监测、必要时提供阻断治疗以防止或减缓磨损的进展。

有多种方法可以修复受牙齿磨损影响的牙列。用可摘或固定正畸装置为修复体创造空间，使修复医生不必大量磨除牙体组织就能获得所需的修复空间。以下方法均可用于为修复治疗创造空间：

- 固定或可摘𬌗板装置，例如Dahl矫治器
- 使用或不使用临时支抗装置的正畸治疗

14.2 Dahl矫治器

"Dahl技术"是指利用局部矫治器（或修复体）加高咬合，引起牙齿发生相对轴向移动、进而重建咬合关系[4]。

牙齿轴向移动并不是一个新的概念，因为不管是过去还是现在，正畸医生都常在这一理念的指导下利用可摘矫治器来缓解生长期患者的深覆𬌗。但Dhal理念最早在1975年被提出。Dahl等人报道了使用钴铬合金可摘前牙𬌗板来创造咬合间隙，为年轻成年患者上颌前牙腭面的磨损创造修复空间[5]。

最早的Dahl矫治器是一种覆盖上颌前牙腭面、由尖牙或前磨牙上的卡环提供固位的可摘装置。当下颌切牙咬至上颌前牙腭面的Dahl矫治器时，后牙发生咬合分离。随后，学者们开始使用粘固于上颌前牙腭面的固定金属修复体来加高咬合并获得同样的效果[6]。

前牙局部𬌗板必须能使咬合力沿着待移动牙齿的长轴方向进行传导，重建的后牙咬合接触必须是稳定的，并且𬌗板不能妨碍已发生咬合分离的后牙的移动。𬌗板的厚度和咬合垂直距离增加的程度取决于修复所需的空间。

佩戴Dahl矫治器一段时间后，后牙发生萌出，在前牙区创造出空间，再进行上颌前牙腭面缺损的修复。Dahl和Krogstad报告显示，这一过程历时4~6个月，其间牙槽骨会发生可控的压低（40%）和增生（60%）[7]。Dahl矫治器还可能会引起下颌和髁突的再定位[8]。

Dahl概念并不适用于所有前牙磨损患者。Hemmings等人指出Ⅲ类错𬌗和面部不对称患者使用Dahl矫治器效果不佳，可能与这些情况下牙尖交错位和后退位时没有稳定的咬合接触有关[8]。

14.3　正畸治疗注意事项

多数情况下，仅通过修复治疗就可以达到诊疗目标。然而，当患者同时有咬合关系异常或牙列拥挤等问题时，可以考虑在综合诊疗计划中加入正畸治疗。

如果需要进行多学科联合治疗，并且涉及正畸治疗，修复和正畸专科医生需要对患者进行独立评估及联合会诊。作为牙齿磨损系统诊疗的一部分，正畸治疗可能只起到辅助作用，也可能在重建良好的咬合关系方面具有重要作用。无论是上述哪种情况，正畸治疗的主要目的都是为牙齿修复创造所需的空间。开始治疗前向患者说明并解释清楚每种治疗的目标和局限性是非常重要的。

14.4　临床检查

正畸治疗前需要进行彻底的检查来确定上下颌骨的三维位置关系。建议对颞下颌关节进行评估，检查开口度以及是否存在开闭口偏斜、相关疼痛、关节弹响或功能障碍。

对口内软硬组织的详细检查以及牙周评估也是必不可少的。最后，还需要确定患者的咬合关系、功能关系以及是否存在错𬌗畸形，这些都是初步评估中不可忽略的内容。

不同类型错𬌗畸形的患者发生牙齿磨损的位置和模式会存在差异[9-10]。由反𬌗或前牙开𬌗导致的牙列拥挤和异常功能关系也可能影响牙齿磨损的模式。对牙齿磨损进行评估时，应记录磨损的类型、位置、累及范围以及严重程度。

完整的诊断记录中还应包括上𬌗架的研究模型以评估在当前颌位关系下是否存在异常的咬合接触。另外，详细的术前照片以及根尖片也是必不可少的。

在开始正畸治疗之前，必须先采取适当的预防措施防止牙齿磨损的进展，例如针对酸蚀应给患者提出饮食建议、对磨耗应通过调𬌗消除异常接触或制作𬌗板减轻夜磨牙等副功能运动的不良影响。只有在有效实施了牙齿磨损的预防措施后才能考虑开始正畸治疗。另外，开始正畸治疗前还需要完成患者其他口腔及系统疾病的治疗，确保患者的牙体、牙周及全身情况处于健康且稳定的状态。

正畸治疗的类型和目标取决于最终的修复目标及需要的减少覆𬌗的距离。

14.5　正畸治疗装置

对于前牙磨损的病例，可选择多种不同的正畸方法来创造所需的咬合间隙并减小覆𬌗。可能的方法包括唇倾上颌前牙、压低上下颌前牙及尖牙、牵出后牙（前磨牙和磨牙）[11]。

正畸治疗方法的选择取决于错𬌗畸形的特征、牙齿磨损的病因、程度以及患者的年龄。

医生根据所期望牙齿移动的方式选择活动矫治器、固定矫治器，或二者联合使用。如果只需要通过简单的牙齿倾斜移动就能实现上颌前牙唇倾，可以选择带有弹簧的活动矫治器使牙齿按照期望移动。限制活动矫治器在成年患者中使用的主要因素是患者的依从性和耐受性。

当对牙齿移动进行全方位三维控制时，需要使用固定矫治器。当无法通过打开后牙咬合或增加咬合垂直距离为修复创造空间时，可以考虑将前牙压低。医生在决定到底是压低上颌还是下颌前牙时，应考虑哪些牙齿受磨损影响最大，并结合上唇与上颌前牙龈缘的相对位置关系进行选择[12]。

切牙的压低只需要在精确控制加力方向的基础上施加非常小的力（10～20g的力）就可以实现。可以采用多种不同的正畸方法来压低前牙、减小覆𬌗。

Begg和Tip-Edge技术特点是结合使用绕过前磨牙的刚性不锈钢弓丝，使用轻力上颌间橡皮筋来完成治疗。治疗初始阶段允许牙齿同时排齐并减小覆𬌗覆盖。

对于在正畸中更常用的预调节方丝弓矫治器，应在完成包括第二磨牙在内的所有牙齿初始排齐之后再开始减小覆𬌗。使用橡皮筋和刚性连续不锈钢弓丝（可能有或没有反Spee曲线）来控制覆𬌗。借助舌侧牙冠扭矩可以防止下颌切牙发生不必要的唇倾。在上述的两种技术中使用弹性牵引均可能会导致异常的磨牙牵出。

使用多用途弓或片段弓可以绕过后牙，对前牙直接施加压低力[13]。可以将其与预调节方丝弓矫治器结合使用，能够有效压低前牙而不必使用弹性牵引部件。但是，这类装置制作较困难，并且容易在𬌗平面中形成台阶。

在许多情况下，接受牙齿磨损正畸辅助治疗的对象是成年人。有时患者可能会因为传统唇侧矫治器对外观的不良影响而拒绝正畸治疗。在这种情况下，也可以选择舌侧矫治器来实现正畸治疗目标。

正畸技术的选择取决于治疗医生的偏好。和口腔临床医学其他专业一样，每种正畸技术都有其优点和缺点。医生需要平衡不同治疗技术的优缺点选择出最合适的治疗方案。

完成正畸治疗后，可以用修复体恢复牙齿外形、排列和完整性（图14.1和图14.2）。修复体必须能够使患者下颌闭合时形成良好的咬合接触并维持牙齿在新的稳定位置上。

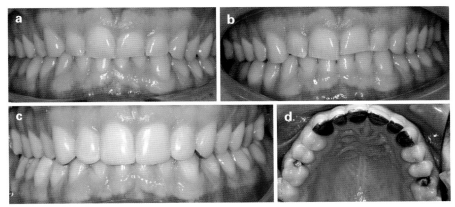

图14.1 （a）正面照显示前牙发生不均匀磨损，同时可见上颌左侧中切牙和侧切牙的牙槽骨发生代偿性增生。（b）正面照显示：通过正畸治疗压低上颌和下颌前牙，为上颌前牙的修复创造了空间。（c和d）完成家庭美白和修复治疗后的正面照及殆面照。修复治疗中用复合树脂延长磨损前牙的切端，同时用粘接固位的白金腭贴面恢复腭侧外形、防止磨损进展。嘱患者夜间佩戴密西根殆板，起到正畸保持同时保护牙齿和修复体免受夜磨牙影响的作用

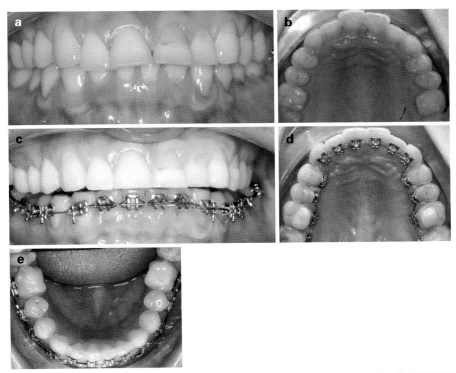

图14.2 （a和b）正面照和殆面照显示牙齿发生明显磨损。（c～e）正面照和殆面照显示正畸治疗即将结束时的情况。在后牙殆面用玻璃离子粘固咬合止点（Occlusal stops），以验证垂直距离的增加量是否合适，为后期"加法"修复做好准备。咬合加高的同时也为上颌前牙腭面以及下颌前牙切缘的修复创造了空间

14.6 微型种植体作为临时支抗装置的作用

正畸微型种植体（Orthodontic mini-implant，OMI），有时也被称为临时支抗装置（TAD），是一种医用钛合金螺丝，其钻入牙槽骨为牙齿的移动提供支抗（第18章）。

Costa等人在1998年首次介绍了使用"微型螺丝"为牙齿移动提供支抗的技术[14]。从那时起，OMI为各种正畸治疗提供了一种新的支抗选择。

在正畸治疗中使用OMI的优点包括：

- 易于植入
- 根据所需的支抗类型，可以将OMI放置在不同的区域
- 植入后可以立即加力
- 安全地在原位存留数个月
- OMI的取出很容易且无痛
- 取出OMI后，该部位会迅速愈合
- OMI相对便宜

OMI可作为直接支抗也可作为间接支抗。作为直接支抗时，可以对OMI直接施加正畸力。作为间接支抗时，一般将OMI与支抗牙固定在一起以加强支抗作用，避免支抗牙发生不期望的移动。

牙齿磨损患者需要通过正畸治疗压低牙齿时，可以将OMI植入到需要压低牙齿的区域，并通过固定矫治器将力直接施加到拟压低的牙齿上。这种方法的优点是可以施加与牙齿长轴方向一致、靠近牙齿阻抗中心温和的力。

OMI是压低前牙甚至磨牙非常有效的方式，可以辅助创造修复空间，从而允许在少磨牙甚至不磨牙的条件下使用"加法"修复技术完成磨损牙列的修复。

OMI现在是正畸治疗中的一种常见方法，具有多功能、微创、成本与收益之间正相关的特点。OMI植入过程简单而且在机械力学方面具有多功能作用，已成为临床实践中的常规方法，能减少对复杂技工加工过程的依赖。由于微型种植体植入骨内后能提供有效的支抗（骨骼支抗），因此当需要最大支抗时微型种植体为正畸治疗提供了一种新的替代方法。当需要支抗在正畸治疗发挥关键作用时，或传统支抗力量不足可能导致垂直位移等副作用时，可以使用骨支抗来替代传统支抗发挥作用。一篇系统综述表明，与传统支抗相比，OMI在防止不必要和不良的牙齿移动方面具有较大的优势[15]。

14.7　结论

牙齿磨损的综合诊疗计划制订中，可考虑通过正畸技术引导牙齿萌出或使牙齿移动，从而为修复治疗创造空间。当不存在错𬌗畸形或牙列拥挤时，使用"Dahl技术"可以有效开辟出前牙修复空间。然而，当情况更复杂时，则须考虑全面的正畸治疗以创造必要的修复空间，降低修复难度，避免因修复需要而过多磨除健康牙体组织。

致谢
- Andrew Eder教授允许使用图14.1和图14.2中的临床照片

粘接修复技术

Adhesive Restorations

15

Sophie Watkins, Matthew Jerreat, James Baker

15.1 介绍

自Buonocore在20世纪60年代发明了磷酸酸蚀技术后[1]，粘接牙科技术开始在口腔领域得以应用。后来，随着牙本质粘接剂[2]、硅烷偶联剂、树脂水门汀的研发以及复合树脂材料性能的改善，临床上通过粘接技术使牙体组织与各种材料获得可靠的粘接，粘接技术使用复合树脂作为修复材料，也使用树脂水门汀来粘接合金材料或可蚀刻的陶瓷材料。粘接技术的优越性使其在口腔临床实践中获得广泛应用。

粘接牙科学的发展使牙齿磨损修复治疗在很多方面变得更简单。粘接技术能够替代全冠等传统修复方式用于牙齿磨损的修复治疗。牙齿磨损修复治疗的一个主要目标就是尽量保存剩余牙体组织。虽然在极个别剩余牙体组织不足的情况下，仍然需要使用传统机械固位的完全或部分覆盖修复体，但是这些传统的修复方法都具有一定的破坏性，需要对牙齿进行大量磨切（图15.1），与现代的保存理念背道而驰。因此，在牙齿磨损修复中使用粘接技术具有两个巨大的优势：微创性（保存剩余牙体组织）和可逆性（"加法"修复）。

S. Watkins (✉)
Restorative Dentistry, Guys and St Thomas' NHS Foundation Trust, London, UK
E-mail: sophie.watkins@gstt.nhs.uk

M. Jerreat (✉)
Restorative Department, Musgrove Park Hospital, Taunton, UK
E-mail: matthew.jerreat@somersetft.nhs.uk

J. Baker (✉)
UCL Eastman Dental Institute, London and Peninsula Dental School, University of Plymouth, Plymouth, UK
E-mail: p.james.baker@ucl.ac.uk

© Springer Nature Switzerland AG 2022
A. Eder, M. Faigenblum (eds.), *Tooth Wear*, BDJ Clinician's Guides,
https://doi.org/10.1007/978-3-030-86110-0_15

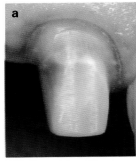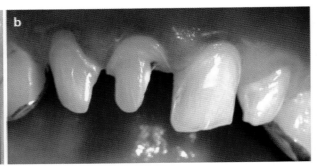

图15.1 传统的牙体预备对牙体组织有很大的破坏性。（**a**）常规全冠预备后的基牙形态。（**b**）患者上颌右侧中切牙和侧切牙进行了传统的全冠预备，而上颌左侧中切牙和侧切牙进行了粘接修复牙体预备，可见使用粘接修复技术能够保存大量健康牙体组织

随着粘接技术的不断进步以及医生对粘接牙科学越来越适应和熟悉，传统机械固位修复技术的适应证越来越少。粘接技术的应用与传统修复方法有所差异，本章将对粘接技术在牙齿磨损修复中的应用进行详细介绍。

15.2 病例选择

和任何治疗一样，粘接修复中病例的选择是成功的关键。这需要对预后、患者因素和医生技能及经验进行正确的诊断与评估。医生应首先能够对牙齿磨损进行正确诊断，随后对其预后进行评估，同时综合患者的自身因素以及医生的经验与技术，判断该患者是否适合通过粘接技术修复牙齿磨损。牙齿磨损的诊断，尤其是对病因的探索，以及牙齿磨损的预防措施等重要内容已经在前面的章节中进行了详细的介绍，在此就不再赘述。不过，在此我们要再次强调，在牙齿磨损的综合诊疗中，预防和监测至关重要，在进行最终修复之前应保证牙齿磨损已得到良好的控制。如果在没有控制病因的前提下就开始修复治疗，修复治疗的效果和预后会大打折扣。

在病例选择时要考虑的主要因素有：

- 磨损病因
- 牙体组织缺损的程度
- 患者的期望和愿望
- 定期复诊的依从性
- 经济状况

15.3　治疗计划

15.3.1　直接修复与间接修复

粘接技术最初仅限于直接修复，主要使用复合树脂。虽然目前复合树脂直接粘接修复技术仍具有重要作用并可获得良好的美学效果，但现在粘接技术的应用已经得到了进一步的拓展，其与间接修复技术相结合，为牙齿磨损的修复提供一种新的方案。与传统全冠等机械固位的间接修复技术不同，粘接性间接修复技术无须对牙齿进行大量磨切以获得固位形，可以保存剩余牙体组织（图15.1）。借助粘接技术，临床医生可以在低美学需求和高咬合力的区域使用更耐用及保守的铸造金属部分覆盖修复体。

15.3.2　时机选择

虽然我们一直在强调应该尽一切努力来确定牙齿磨损的病因并对其进行控制，但我们也必须承认牙齿磨损的病因具有多因素的特点，因此有时很难找到明确的病因。临床上，不应以没有找到磨损的病因、难以对其进行控制为理由一再推迟修复治疗，因为这样可能会导致磨损进一步加剧、牙釉质进一步缺损、粘接修复的失败风险升高。因此，有时在磨损发展的早期阶段就要开始粘接修复治疗，可能此时存在牙齿磨损尚未明确的病因，或尽管采取了预防措施但仍无法控制牙齿磨损的进展，或患者已经出现了美学、牙齿敏感或大面积牙本质暴露等问题。

即使磨损的病因仍未得到明确和控制，或症状仍未得到缓解，医生也可以通过简单的直接复合树脂修复对牙尖"杯状"缺损及前牙切缘的缺损等早期磨损进行处理（图15.2）。然而，需要注意的是，复合树脂的厚度过薄容易失败，例如用其修复浅的"杯状"缺损时。由于复合树脂材料需要达到一定的厚度才能保证良好的机械性能，因此对于上颌前牙腭面较表浅的缺损，一般不太建议用复合树脂直接修复，或提前告知患者修复后可能需要反复复诊进行维护修理后再实施复合树脂直接修复（见第15.3.5.1章节关于"Dahl理念"）。

15.3.3　磨损部位

磨损的部位以及磨损影响的范围（局部磨损或大范围磨损）都是影响治疗计划制订的重要因素。如果磨损发生在非咬合区域（例如楔状缺损），修复治疗相对简单。但是，如果磨损发生在牙齿的功能殆面，则需要在修复治疗前对颌位和咬合进行仔细评估及设计并谨慎选择修复材料。

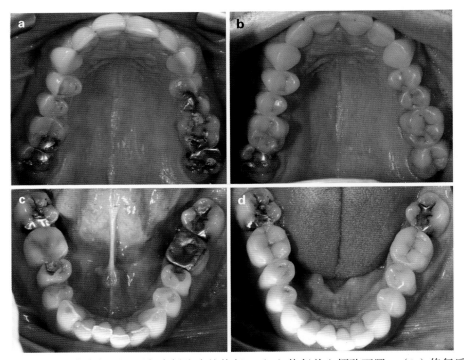

图15.2 早期牙齿磨损可以用复合树脂直接修复。（**a**）修复前上颌𬌗面照。（**b**）修复后上颌𬌗面照。（**c**）修复前下颌𬌗面照。（**d**）修复后下颌𬌗面照

15.3.4　牙颈部缺损

　　根据病因不同，牙颈部缺损的形式多种多样，并不是都需要修复。然而，如果出于纠正美学缺陷、缓解牙齿敏感或恢复牙体组织完整性的考虑，可以进行粘接修复。牙颈部的楔状缺损通常易于修复，并且有多种材料可供选择。当缺损的边缘局限在牙釉质内时，复合树脂直接修复就可以获得持久且美观的效果（图15.3）。然而，当缺损累及根面牙本质时，虽然目前粘接也能获得较好的效果，但修复时隔湿不良可能会对树脂粘接修复带来不良影响，因此这种情况下更建议选择玻璃离子进行修复。与常规复合树脂相比，玻璃离子还具有一些其他优点，包括与牙本质形成化学结合释放氟离子，还可以预防继发龋的发生。然而，尽管玻璃离子类材料近年也在不断更新发展，出现了树脂改性玻璃离子和复合体等多种改良型材料，但此类材料的美学效果还是与复合树脂有较大差距。从美学角度讲，复合树脂粘接修复的长期效果仍然更好。

　　不当刷牙方式引起的机械损伤是牙颈部缺损的常见原因，因此除非患者已经出现症状或因其他原因需要立刻进行修复，否则一般建议医生在开始修复治疗前尽一

切努力对病因进行鉴别和控制。

对牙颈部缺损进行复合树脂粘接修复的一个问题是缺损表面为非常光滑的硬化牙本质，常规粘接处理难以获得良好的强度。用50μm氧化铝（Al$_2$O$_3$）对缺损部位进行喷砂处理（图15.4），能够清洁和粗化粘接界面，进而增加表面积和润湿性、提高牙本质粘接强度。

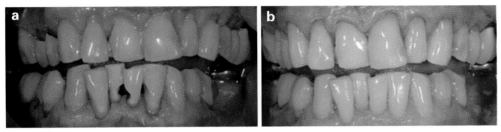

图15.3 患者因不良刷牙方式导致牙颈部及邻面出现缺损，采用复合树脂进行直接修复。（a）治疗前照片。（b）治疗后照片

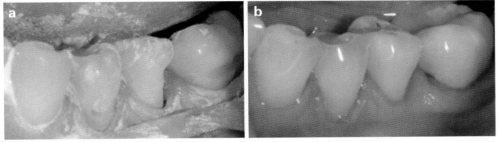

图15.4 （a）复合树脂修复前对缺损部位进行氧化铝喷砂预处理。（b）复合树脂修复后效果

15.3.5 **拾面磨损**

15.3.5.1 **大范围磨损vs局部磨损**

涉及牙齿拾面的磨损一般伴有牙槽骨的代偿性增生，这使磨损牙齿之间的咬合接触得以维持，同时咬合垂直距离（OVD）也不会有明显的降低（图15.5）。

加高OVD后再进行修复可以避免对牙齿进行不必要的破坏性预备，但是术前必须仔细设计。应该先制取研究模型，并借助面弓将其以后退位（正中关系位）上到半可调拾架上。

对于大范围全牙列牙齿磨损，可以增加OVD为单颌或上下双颌牙列的修复创造空间，然后利用粘接性高嵌体或传统的部分覆盖修复体进行修复，这样可以避免破坏性的牙体预备。

对于牙列局部磨损，磨损区域往往会发生代偿性牙槽骨增生使磨损牙齿之间仍保持咬合接触，导致修复空间不足。可以通过"Dahl矫治器"[3]增加OVD，使牙齿发生相对轴向移动并重新建立咬合，从而在磨损区域创造出修复空间。这样做可以避免对未发生磨损的牙齿进行大范围磨切。"Dahl理念"目前被认为是一种比较成熟并被广泛接受的创造咬合空间技术。早期的Dahl矫治器为临时的可摘或固定形式。现在，可以在"Dahl理念"的指导下直接在磨损牙齿上进行最终修复、加高咬合。一段时间后，咬合加高的牙齿被压低，同时其他牙齿继发萌出，最终使未接受修复的牙齿间重新建立咬合接触[4]（图15.6）。

通过牙周韧带和相关神经肌肉本体感受的调节，患者通常可以很好地耐受垂直距离的增加[5]。在成年人临床研究中未发现因垂直距离增加而导致颞下颌关节功能障碍（TMD）或牙齿问题增多[6]。因此，如果仅是为了验证垂直距离增加的量是否合适（第11章），并没有必要在最终修复前戴用可摘𬌗板。但是，仍有很多情况需要先戴用一段时间𬌗板，例如修复前获得稳定可再现的颌位关系、避免机械性磨耗对牙齿或修复体的不良影响（例如夜磨牙患者）、治疗颞下颌关节紊乱病等[7]。

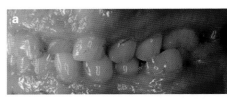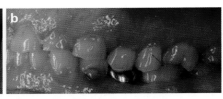

图15.5　（**a**和**b**）虽然上颌前牙腭面发生了重度磨损，但由于牙槽骨代偿性增生前牙仍保持接触

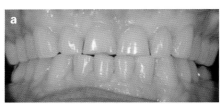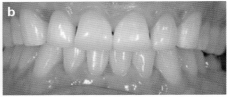

图15.6　（**a**和**b**）复合树脂"Dahl矫治器"：上颌前牙已经建立咬合，根据"Dahl理念"人为造成后牙开𬌗，一段时间后后牙会因牙槽骨代偿重建咬合接触

15.3.5.2　前牙磨损

前牙磨损常见于上颌前牙的腭面和切端以及下颌前牙的切端和唇面。因为这些区域与对颌牙有咬合接触，修复时需要为材料创造空间。为了避免对天然牙的磨切及降低相关的生物和机械并发症，可以使用前述的"Dahl技术"来创造修复空间。

当腭面磨损加剧时（图15.7），切缘变薄、透明度增加，导致切缘呈现出淡淡的蓝色。这时，牙体组织已经非常薄弱，折裂风险较高，而且切缘可能进一步变薄、变短导致美学缺陷。如果不加以控制，可能形成一个切缘不断变薄–折裂变短的恶性循环。因此，为了防止病情迅速恶化，强烈建议进行修复干预。

与患者就美学问题进行讨论是诊疗计划制订阶段非常关键的一环，因为保护剩余牙体组织比修复已经失去的牙体组织要简单得多。在这种情况下，必须对磨损进行有效控制并对其进展进行持续监测。如果患者认为目前牙齿美学状态仍可接受，修复治疗可以仅局限于保护腭面的剩余牙体组织，这时有很多种修复材料可供选择，包括金属材料（图15.8）。由于用金属进行腭面修复比较隐蔽，而且强度高、不容易折裂、所需修复空间小，因此是一种对远期维护要求较低的修复方式[8-9]。

金色的贵金属合金比灰色的非贵金属或半贵金属美学效果更佳，但后者更经济、强度更高，并且更容易形成氧化层进而与含有10–甲基丙烯酰氧基十二烷基二氢磷酸酯（MDP）的树脂水门汀形成良好的化学粘接。有一点医生需要注意，前牙切端变薄后可能会"透出"腭面修复体的颜色，导致修复后切缘"发灰"。这一问题可以一定程度上通过使用具有遮色性的水门汀来克服[10]。虽然这种方法能掩盖金属颜色，但任何腭面不透明的材料都会导致切牙半透性的丧失，从而改变牙齿颜色，这一点必须在治疗计划制订阶段就予以充分考虑（图15.9）。

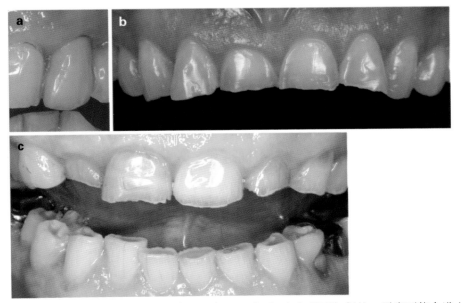

图15.7 （**a**）前牙腭面磨损导致切缘"透亮"。（**b**和**c**）如果不加保护，牙齿可能会进入磨损变薄–折裂变短的恶性循环，为后期修复治疗带来困难

图15.8　腭面照，金合金腭贴面覆盖前牙切缘（上颌右侧第一前磨牙上预留了可摘义齿所需的𬌗支托窝等设计）

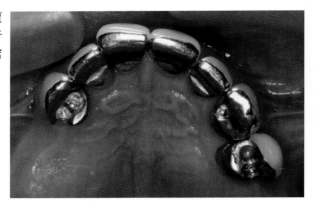

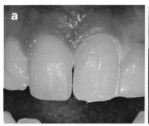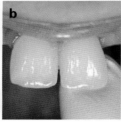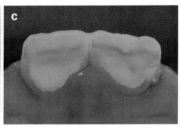

图15.9　（**a**）计划使用遮色树脂水门汀粘固腭贴面时，必须考虑到其对牙齿半透性的影响。可以通过两种方法预判遮色树脂水门汀对牙齿颜色的影响：（**b**）将棉球或戴手套的手指放在牙齿腭面。（**c**）使用TempBond等不透明的材料来模拟水门汀对牙齿颜色的影响，辅助比色

　　为了更好地防止磨损进展，金属腭贴面应该延伸到切缘上（图15.8），这样能保证修复体的精确定位，而且可以最大限度地利用可用的粘接面积，同时可以一定程度地减少剪切力对修复体的不良影响，进而使腭贴面获得更好的远期预后。切缘往往是前牙最脆弱、最需要保护的位置。

　　患者和医生常会担心这种覆盖切端的设计会导致美学效果无法接受，因此在修复时选择不覆盖切缘并接受可能带来的功能缺陷。然而，如图15.10所示的临床照片，如果金属修复体在切缘呈逐渐变薄的羽状边缘，从唇侧观察时几乎不会察觉到切缘的金属。尤其是在正常说话、上下牙齿分开时不易暴露出金属修复体（图15.10a）。

　　当需要用修复体恢复切缘外形和牙齿正常高度时，需要选择牙色材料进行修复，可以通过复合树脂进行直接修复，也可以选择间接修复技术。复合树脂直接修复可以获得很好的美学效果（图15.11），而且因为不涉及技工成本，因此更经济实惠。然而，复合树脂直接修复技术敏感性高，如果要获得最佳的美学效果需要耗费较多椅旁时间。当有足够的修复空间或能创造出足够的修复空间、能使复合树脂材

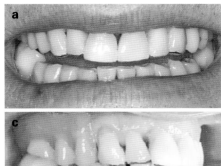
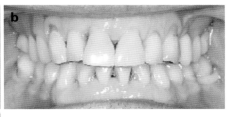
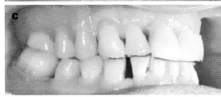

图15.10 用遮色树脂水门汀粘固金合金腭贴面后切牙半透性丧失，修复体覆盖切缘可以对牙齿发挥更好的保护作用同时对美学效果没有太大不良影响。（**a**）上下牙齿分开时唇面照可见前牙半透性丧失，虽然修复体覆盖了切缘，但美学效果仍可接受。（**b**）上下牙齿咬合状态下的唇面照，可稍微看到修复体的切缘部分。（**c**）颊面照

图15.11 （**a**和**b**）复合树脂直接修复是一种经济的修复方法。复合树脂材料厚度足够时具有良好的强度

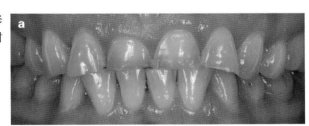
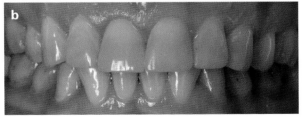

料达到一定的厚度以保证其强度时，这种技术才能够获得良好的远期效果，而且具有方便维修的优势[11-13]。

　　与间接修复[14-15]相比，直接修复术后维护修理虽然通常比较容易，但维修频率可能会比较高，这一点在知情同意过程中应充分告知患者（第8章）。与传统机械固位修复技术相比，复合树脂直接修复技术具有微创的优势，虽然传统修复技术可能术后中短期内维护需求较低，但是从长远来看对牙齿的长期寿命有不利影响[16]。

　　修复治疗后戴用保护性拾板，例如密西根拾板（第11章），可以提高最终修复

体的寿命（图15.12）。或者，也可以选择间接修复技术，同样可以在少磨牙或不磨牙的前提下完成磨损牙列的修复（图15.13和图15.14）。

可以先用复合树脂直接修复技术恢复切端和唇面的缺损，然后在腭面制作金属腭贴面（图15.11b）；也可以在设计金属腭面贴面时就在切端预留出复合树脂直接修复的空间[17]（图15.25和图15.26）。或者，也可以选择牙色材料制作间接修复体来恢复腭面和切端的外形（图15.13b）。例如，可以制作覆盖腭面和切端的瓷修复体。近年来，复合树脂材料的物理性能得到了改进，已经可以作为瓷材料的替代用于前牙的间接修复。与全瓷间接修复体相比，树脂间接修复体的优点在于其唇面修复体边缘可以很容易就用复合树脂直接充填覆盖隐藏起来。复合树脂与树脂类间接修复体的结合强度高于其与全瓷修复体的结合强度。

无论采用哪种间接修复方法，一般都需要对间接修复体与牙齿暴露于唇面的衔接边缘位置进行一些遮蔽处理，间接修复体粘固后在其唇面边缘直接充填复合树脂来进行遮蔽。与间接修复体相比，唇面发挥遮蔽作用的复合树脂直接修复时更容易发生崩脱、折裂等问题，可能需要更频繁的维护修理。另一种方法是在唇面使用瓷贴面来覆盖腭面的金属贴面，但这种方法涉及的界面过于复杂（瓷–牙齿界面以及瓷–金属界面），导致其设计更麻烦、预后难以预测。

当牙齿缺损面积较大时，医生在传统全覆盖冠修复体与微创树脂或全瓷冠修复之间进行选择时，应仔细评估（图15.14）。一定要权衡不同技术在维护成本与保存牙体组织方面的利弊，做出合适的选择。

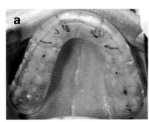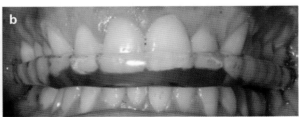

图15.12　（**a**和**b**）修复治疗后戴用密西根𬌗板保护最终修复体

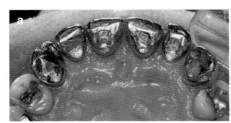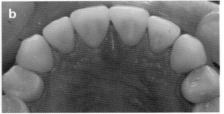

图15.13　上颌双侧尖牙的金合金腭贴面（**a**）和间接复合树脂腭贴面（**b**）

制订治疗计划时，尤其是需要对切端进行加长时，需要在面弓的帮助下将研究模型按照后退位（正中关系位）上到半可调殆架上，然后制作诊断蜡型以确定未来理想的牙齿外形（图15.23）。利用诊断蜡型，医生可以在最终修复之前就对未来修复体外形进行诊断性预览，还可以将其在患者口内翻制成诊断饰面（图15.24），让患者直观看到修复后的美学效果。

可以利用数字化技术（图15.15和图15.23）来辅助修复方案的制订，随后在CAD/CAM和扫描技术的帮助下设计和制作修复体。

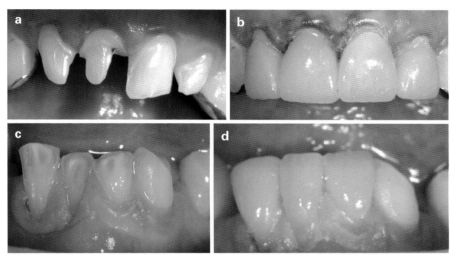

图15.14　用间接修复技术制作的牙色材料修复体来修复磨损的上颌或下颌前牙。（**a**和**b**）全瓷修复术前和术后。（**c**和**d**）复合树脂修复术前和术后

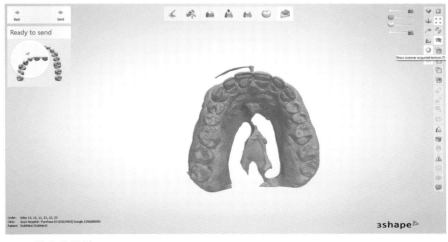

图15.15　数字化设计

15.3.5.3　后牙磨损

总体来说，局限于后牙𬌗面的磨损比前牙区局部磨损更少见，因为往往都是前牙引导面发生磨损后才会发生后牙的磨损。然而，在缺乏前牙引导的情况下，例如安氏Ⅱ类1分类或安氏Ⅲ类错𬌗或前牙开𬌗的患者中，也可能存在局限于后牙𬌗面的磨损。对于𬌗面磨损的病例，治疗的难点在于如何获得充足的修复空间。如果是累及整个牙列的大范围磨损，通常最合适的方法是先增加OVD并修复前牙，然后再利用增加OVD获得的修复空间来修复后牙𬌗面。由于前牙修复和后牙修复之间通常会有时间的延迟，因此可以在完成前牙修复后先用玻璃离子水门汀或复合树脂等直接覆盖后牙𬌗面以维持前牙修复空间（图15.16）。

后牙磨损修复中进行材料的选择时需要仔细考虑许多因素。

第一，必须明确病因。如果后牙磨损的主要病因是机械性磨耗，需要选择机械强度相对高的修复材料，因为这种情况下修复体可能需要承担较大的咬合力。相反，如果后牙磨损的主要病因是酸蚀，则对修复材料强度的要求没有那么高。但是，在酸蚀性磨损的病例中，应避免使用玻璃离子等可溶于酸性环境的水门汀来粘固修复体。

第二，咬合关系。与前牙开𬌗、覆盖不足、前牙对刃𬌗或反𬌗的严重Ⅲ类关系等导致缺乏前牙引导的患者相比，具有良好前牙引导关系的患者中其后牙修复体所受到的侧向力更低。

第三，确定剩余牙体组织的质和量至关重要。粘接修复需要以天然的健康牙体组织作为基础，最好修复体的边缘有一圈完整的牙釉质。传统机械固位修复理念不依赖粘接效果，而是强调固位形和抗力形的获得。因此，传统机械固位修复时需要保证患

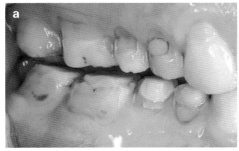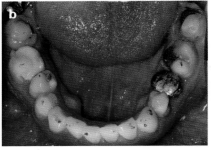

图15.16　为了防止因前牙、后牙修复时间差异造成的后牙修复空间的丧失，可以使用玻璃离子水门汀（**a**）或复合树脂（**b**）覆盖在后牙𬌗面来维持修复空间

牙有足够的龈龈高度，但后牙磨损的病例中往往因牙冠变短难以保证足够的固位力。另外，如果使用传统机械固位修复体还需要磨除大量宝贵的轴面牙体组织。

第四，患者的审美需求。例如，大多数患者可能乐于接受在他们的上颌第二磨牙上进行铸造金属全冠修复，但很少有患者会接受在其前磨牙或下颌磨牙上进行金属修复。

第五，修复材料选择时还需要考虑不同方法和材料的时间与经济成本，以及医生或技师是否能熟练运用某种修复材料或技术并获得高质量的修复效果。

15.4　材料的选择

15.4.1　水门汀粘接剂

水门汀可用于粘固各种修复材料，包括金合金、半贵金属合金、钴铬合金或镍铬合金等非贵金属合金，以及不断推出的各类牙色材料。对于金属修复体，用50μm氧化铝（Al_2O_3）对组织面进行喷砂可以使非贵金属合金表面获得粗化并形成氧化层，而在贵金属合金表面则仅有粗化作用。贵金属修复体的组织面需要用含有MDP的底漆进行处理（研究证明可产生可靠的粘接力）[18]，如果在底漆中加入VBATDT含硫单体则可进一步增强贵金属合金的粘接强度[19]。这种技术目前已被广泛接受。也有学者推荐在粘固前对金合金修复体进行热处理以产生氧化层、提高粘接效果。氧化铝喷砂具有避免合金变色的优点，但是其实变色可能不是永久性的。临床上喷砂的方法可能更实用，因为完成修复体试戴后可以在粘固前用口内/椅旁喷砂机对氧化层进行椅旁粗化。

15.4.2　修复材料

后牙牙齿磨损修复中经常遇到的难题包括缺乏修复空间以及机械性磨耗是主要病因时可能存在的咬合力负荷过大问题。对于存在这两类问题的病例，牙色材料（树脂和瓷）通常表现不佳，而金属修复材料具有抗断裂强度高的优点，仅需要较薄的厚度就能获得良好的机械性能，因此远期效果更可靠。然而，选择金属修复会不可避免地带来美学问题。因此，目前学者们仍在不断努力对牙色材料的物理性能进行改进。

关于不同修复材料在广泛性牙齿磨损中的治疗效果是否有差异，目前研究数据非常有限，缺乏定论[20]。在现有的少数研究中，有一项研究比较了间接修复体和复合树脂直接修复在严重的广泛性牙齿磨损治疗中的效果差异。二者的10年存留率分别为74.5%和62%，这一差异在统计学上并不显著。此外，对失败类型的分析发现，间接修复体的失败主要为生物学并发症，而复合树脂直接修复体的失败主要是机械并发症。与生物学并发症相比，机械并发症更易于管理和维护[14]。总体来说，金合金修复体的失败率最低，但其美学效果不佳。最近的一项研究报告指出，使用复合填料树脂材料直接修复治疗广泛性牙齿磨损的失败率也较低[21]。

　　本章的重点是概述各种技术的应用，而不是详细介绍各种修复材料，因为材料会随着时间的推移而不断变化。第16章将详细介绍传统牙体预备技术和机械固位修复体在牙齿磨损修复中的应用以及相关材料的选择。本章主要介绍的是依赖粘接技术的各类修复材料和技术。

15.4.2.1　复合树脂直接修复技术

　　所有复合树脂直接修复中，良好的隔离（例如橡皮障）是获得高质量、持久修复效果的关键。如果医生有扎实的牙体解剖知识和高超的技能，可以直接徒手进行树脂充填修复（图15.17）。否则可以用研究模型和诊断蜡型制作透明的硅橡胶导板，用"印章技术"堆塑形态优良的复合树脂修复体。表面上看，这种印章技术很有吸引力。然而，医生也必须意识到这项技术有一些局限性；第一，用这种技术无法恢复良好的凸形邻接面接触，因此可能对口腔卫生带来不良影响，随之而来的是龋齿和牙周病风险的增加。第二，制作硅橡胶导板时需要保证患牙的两侧各有一颗支持牙，以保证导板的精确复位。这就意味着要为每颗待修复牙齿都制作一个独立的导板，因此术前就必须制作复杂的、分阶段的诊断蜡型。将硅橡胶导板与可注射复合树脂结合使用的技术也越来越受欢迎，并能获得良好的效果（图15.18）。但这种技术也较难恢复良好的邻接面接触区解剖形态，且这类新材料的长期耐磨损特性尚缺乏数据支持。

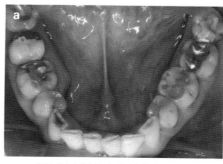
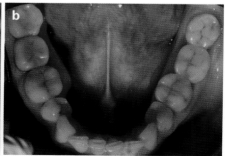

图15.17　直接复合树脂高嵌体修复下颌磨牙：（a）修复前。（b）修复后

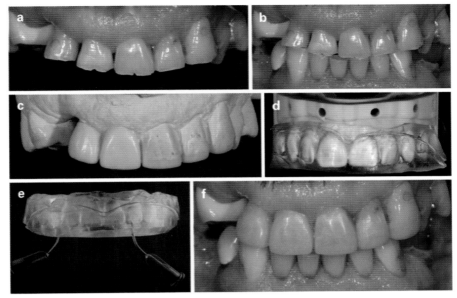

图15.18 （a~f）复合树脂直接修复的注射技术

15.4.2.2 间接复合树脂𬌗面高嵌体和腭贴面

这种方法规避了直接复合树脂高嵌体修复相关的一些技术问题（图15.17和图15.18）。然而，这项技术也具有一定的挑战性。首先，发生了磨损的牙齿邻接面接触一般不会发生破坏。为了方便技工室制作单颗牙齿的可卸代型，有两个选择：第一个选择是基牙预备时就打开邻面，但这样做可能会导致基牙在等待技工室完成修复体的过渡期内发生移动的风险；第二个选择是基牙预备时不打开邻面，由技工在制作代型时进行代型分割，这种方法会导致重要信息的丢失。这两种方法都会导致最终修复中邻接面接触恢复不理想。在取印模之前，将小块赛璐珞分离片（豆瓣）放在邻接面接触区可以避免这个问题（图15.19）。

间接复合树脂修复的另一个难点是，间接复合树脂修复体交联程度高（可供与树脂水门汀结合的未聚合单体少），因此较难与树脂水门汀结合而形成良好的粘固力。解决这个问题的一种方法是，使用树脂底漆来重新激活修复体组织面。间接复合树脂高嵌体的另一个经常被忽视的缺点是，与所有间接修复体一样，其设计和牙体预备时需要考虑就位道问题，因此与直接充填技术相比，可能会减少可用的有效粘接面积。在修复计划阶段应该考虑到这个问题，在制作印模之前对基牙上的倒凹进行必要的调整或封闭。

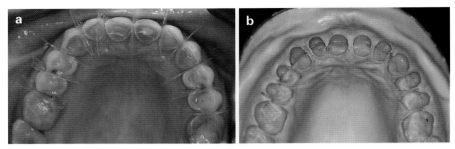

图15.19 （**a**和**b**）取模前，在牙齿间放置聚酯薄膜片分离患牙，方便技工室制作单颗牙齿的可卸代型

15.4.2.3 粘接性金属高嵌体和腭贴面

在咬合力高而美学要求低的情况下，粘接性金属高嵌体是一种非常耐用的可选方案（图15.20）。可以选择金合金或非贵金属合金制作高嵌体或腭贴面，其中非贵金属材料可能会造成对颌牙的磨损，但是其优点是用氧化铝（Al_2O_3）对组织面喷砂后，可以形成氧化层，能够与含MDP的水门汀形成化学结合，进而保证良好的粘接效果。与陶瓷或复合树脂材料相比，金属高嵌体需要的修复空间更小且不容易发生整体断裂。后牙区因更靠近髁突，通过咬合加高获得的修复空间比较有限，因此用金属高嵌体修复磨牙是一个合理的选择。

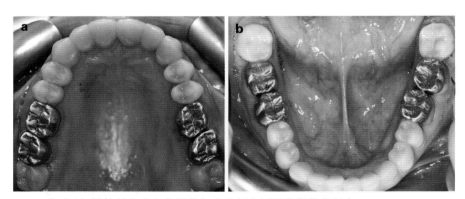

图15.20 （**a**和**b**）粘接性金合金高嵌体与直接复合树脂高嵌体的组合

15.4.2.4 全瓷高嵌体和腭贴面

瓷材料本质上是一种脆性材料，因此不适合用于侧向咬合力较高的区域。出于这个原因，全瓷高嵌体的使用应限于那些前牙能提供良好引导且后牙咬合力较低的患者。在所有牙科陶瓷中，氧化锆的弯曲强度最高，但它不能被蚀刻或硅烷化，因此需要依赖常规的固位和抗力形式。二硅酸锂可以被蚀刻和硅烷化，因此如果需在

粘接理念下行全瓷修复可优选二硅酸锂全瓷材料（图15.21）。在咬合接触区二硅酸锂需要约2mm的修复空间，如果不对牙齿殆面进行预备，仅依赖增加OVD很难在磨牙区获得这么大的修复空间。

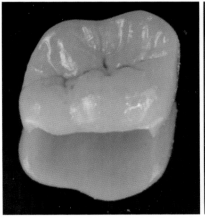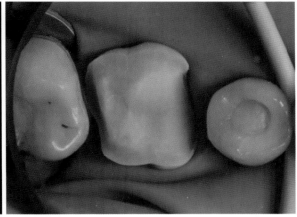

图15.21　陶瓷高嵌体及其基牙预备体

15.5　临床指南

下面的临床指南旨在为年轻的初级口腔医生提供一个"检查清单"，帮助他们在前牙牙齿磨损的粘接修复中选择合适的技术。

15.5.1　增加OVD后，用直接复合树脂重建修复磨损的前牙（复合树脂"Dahl技术"）

- 制取研究模型并制作诊断蜡型（图15.22a）
- 用诊断蜡型翻制硅橡胶导板，在导板中注入自凝树脂临时冠材料，在口内制作诊断饰面（Mock-up），医生和患者共同评估蜡型是否符合患者的预期（图15.24）
- 患者对诊断蜡型认可后，用诊断蜡型（图15.22a）制作硅橡胶导板（图15.22a和b）为口内直接充填提供参考和引导。对硅橡胶导板进行修整，使其能准确就位，同时应不影响上橡皮障；硅橡胶导板应从最后一颗待修复牙齿起向后方外形不变的天然牙上延伸至少超过半个牙位，以确保导板能在牙列上获得准确就位。在就位参考牙齿殆面制作90°的切口，帮助医生观察判断导板是否准确就位
- 检查硅橡胶导板，确保其完全就位；如有必要，对导板进行调整，以确保其在口内完全就位

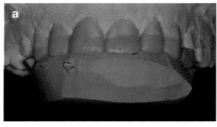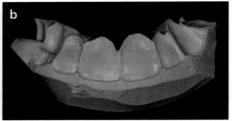

图15.22　（**a**和**b**）在诊断蜡型上用硅橡胶重体翻制前牙复合树脂直接修复的导板

- 如有必要，可进行少量牙体预备，例如将锐利的牙釉质边缘打磨圆钝，或在对美学有影响的唇颊面预备小斜面使复合树脂能与牙体组织获得良好、美观的移行。用50μm氧化铝（Al₂O₃）进行口内喷砂，可以去除牙结石、牙菌斑生物膜、旧修复体残留，并增加粘接固位力

- 按照粘接剂制造商的使用说明对牙齿的粘接面进行处理，全程应注意适当的湿度控制

- 将一薄层复合树脂置于硅橡胶导板上待修复牙齿的腭面壁上。如果相邻的牙齿也需要修复，必须用聚四氟乙烯保护邻牙，避免树脂与邻牙发生粘连。如果已经发生了这种情况，可以用金属邻面抛光条来处理，这样处理不会过度破坏邻接面接触

- 将导板在口内准确复位，用小毛刷或探针确保复合树脂材料与待修复牙齿的腭面紧密贴合

- 从唇面对这层树脂充填物进行固化，固化时应保持导板就位。不要移除导板，重复以上步骤，直至完成整个腭面的树脂充填

- 取下硅橡胶导板，在邻面放置合适弯曲的豆瓣成型片做支撑，在邻面添加少量的"牙釉质"树脂以形成邻接面接触区外形

- 在唇面分层堆塑复合树脂。通过在唇面分层堆塑"牙本质"、"牙釉质"、"透明"复合树脂来获得良好的美学效果

- 基本堆塑完成后，对边缘、邻接面接触区和𬌗面进行精细调整，确保所有的牙齿上有均匀的ICP接触，同时有均匀分布的引导

- 完成外形修整和抛光

- 观察并记录前牙充填后，后牙中有哪些牙齿发生了咬合分离，方便随后复诊时进行监测

- 复查时，检查修复体的咬合情况，并监测后牙的咬合重建情况

15.5.2 粘接固位金合金腭贴面（延长或不延长切端）修复磨损的前牙

临床阶段——牙体预备、印模制取、面弓转移与咬合关系记录

- 微创牙体预备：将锐利的边缘打磨圆钝，例如切牙边缘嵴。由于金属可以被精加工成羽状边缘，因此无须对牙齿进行肩台预备
- 对工作牙列进行全牙列弹性印模（图15.19b）制取或数字化口内扫描（图15.23a）印模制取。制取对颌牙列的弹性印模或藻酸盐印模，或口内扫描印模。进行面弓转移并制作咬合记录。在制取印模前，对修复体涉及的边缘区域进行排龈处理，以确保印模制取包含的范围大于待修复边缘的范围。一定要避免印模边缘处发生形变或产生缺陷，因为这会导致技师无法辨别模型缺陷和真实的牙齿结构

技工室制作——诊断阶段

- 如果计划延长切端：
  - 在技工室按照修复体最终外形制作诊断蜡型，该诊断蜡型还可用于构建金属腭贴面（图15.23b ~ d）
  - 注意在设计诊断蜡型时保持腭面牙体组织外形大致不变，以保证腭贴面能精确就位，同时保证腭贴面就位后有足够的空间容纳遮色水门汀和复合树脂。遮色水门汀能遮盖金属腭贴面的颜色，而复合树脂则能遮盖金属和遮色层，使修复后前牙的颜色与余留牙匹配，获得良好的美学效果（图15.23和图15.25）
  - 研究模型应该在面弓辅助下以后退位（正中关系位）按照加高后的OVD上到半可调𬌗架。在研究模型上分析咬合加高后的修复空间是否足够，如果可以则在此OVD下制作诊断蜡型

临床阶段——如果计划延长切端，可在口内制作诊断饰面（Mock-up）

- 可以按照前述的方法，利用诊断蜡型制作硅橡胶导板（图15.22、图15.23d和图15.24b），然后用自凝树脂临时冠材料（图15.24c）在口内翻制诊断饰面（由于存在吸入风险，不得让患者直接带着诊断饰面离开诊室）

技工室制作

- 如果不计划改变切端长度，或如果已经通过复合树脂直接修复延长切端：可以制作与目前牙齿腭面形态符合的金合金腭贴面（图15.10），可以保护磨损牙齿的剩余牙体组织，获得最大的粘接面积，并延伸到切缘以辅助准确就位并避免修复体

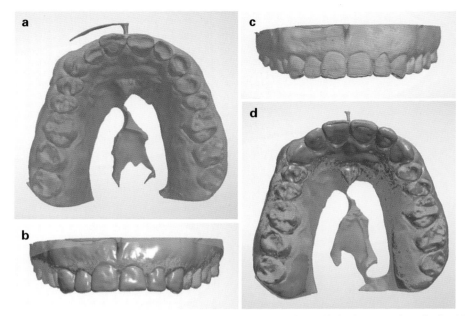

图15.23 数字化技工室制作阶段：扫描牙列并设计诊断蜡型，恢复前牙腭面完整外形。设计并制作前牙腭侧背板，待完成腭侧背板口内粘固后，可以在椅旁行前牙唇面和切端复合树脂直接充填，恢复前牙切缘和唇面外形。（**a**）用于制造金合金腭贴面的工作模型截图。（**b**和**c**）切端延长的数字化诊断蜡型，可见腭侧背板的设计和预期的复合树脂修复后效果。（**d**）数字化蜡型的腭面观

在剪切力作用下脱位

- 如果计划延长切端：在工作模型上制作金合金腭贴面，按照诊断蜡型的设计延长切端（图15.25）。用50μm氧化铝（Al_2O_3）对修复体的组织面进行喷砂，以形成氧化层、提高粘接性能

- 表15.1显示了技工设计单，包含医生的制作要求

临床阶段——试戴和调整

- 金合金腭贴面的试戴：检查修复体能否精确就位以及修复体切端延长是否合适

- 修复体粘固之前，用50μm氧化铝（Al_2O_3）对组织面进行喷砂处理

- 采取适当的措施隔离患牙，使用适当的遮色水门汀根据制造商的说明书完成腭贴面的粘固

- 如果计划改变切端长度：

   - 金合金腭贴面表面不与牙齿接触的部分未来将用复合树脂直接修复技术进行覆盖，以延长切端。这一部分可在技工室用遮色层覆盖，或在粘固腭贴面时用不

图15.24　（a~c）借助诊断蜡型，用自凝树脂临时冠材料制作口内诊断饰面

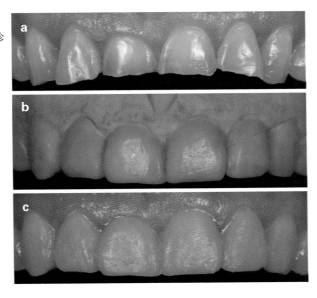

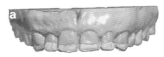 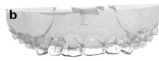 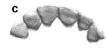

图15.25　（a~c）修复体设计，可见腭贴面的设计为后续用树脂延长切端预留了空间。图c为腭贴面的形态

透明水门汀覆盖，这样做可以使复合树脂能较好地遮蔽腭贴面的金属色（图15.26）

- – 使用传统的堆塑技术用复合树脂直接充填法恢复缺损的切端牙体组织。注意要堆塑足够厚度的牙本质树脂，然后再堆塑透明度高的牙釉质树脂，这样才能遮蔽下方的遮色/不透明水门汀层（图15.27）
- • 修复体粘固完成后，检查咬合接触。理想情况下，如果计划在前牙局部加高咬合，咬合接触应均匀分布在所有腭面修复体上，而后牙区天然牙应脱离接触。患者可能最初会感觉不正常，但后期牙齿的位置会发生改变。在随后的数周和/或数个月内，后牙会重新建立咬合接触。医生在复诊时对咬合接触状态进行检查和监测。每次复诊时都要记录哪些牙齿接触/不接触，以备参考
- • 修复体刚刚粘固时，避免对修复体进行过度调磨、修形、抛光或去除多余的水门汀，这些操作可能导致尚未完全固化的水门汀发生振动和温度升高，进而降低粘固效果。调磨及修形等操作应在随后的复诊时进行

表15.1　金合金腭贴面的技工设计单示例

1. 请灌注上颌和下颌模型

2. 使用面弓记录将上颌模型上𬌗架，并使用提供的咬合记录将下颌模型按后退位（正中关系位）上𬌗架

3. 然后制作蜡型并铸造上颌前牙金合金腭贴面，延长前牙切端。腭贴面覆盖患牙整个腭面并向切端延长，腭贴面的切端覆盖切缘的1/2**

4. 羽状边缘，必要时咬合略高

　　谢谢

**如果要延长切端，包括以下内容：

在制作金合金腭贴面之前，请用蜡型将上颌前牙的切端延长至设计的位置（由之前的诊断蜡型确定），以便为后续复合树脂充填延长切端预留空间（见下图）

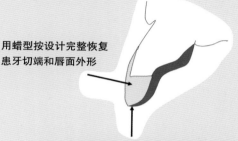

用蜡型按设计完整恢复
患牙切端和唇面外形

将金属腭贴面向切端延伸，腭贴面的
切端覆盖切缘的1/2（羽状边缘）
后续将按照诊断蜡型的设计用遮色水
门汀和复合树脂材料覆盖腭贴面，
恢复患牙切缘和唇面形态

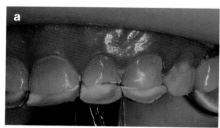
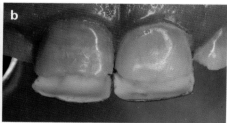

图15.26　（**a**和**b**）复合树脂充填前的金属腭贴面，可见遮色树脂水门汀遮盖在金合金腭贴面组织面以遮蔽金属色

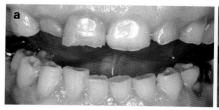
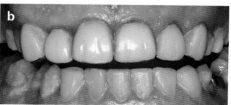

图15.27　（**a**）术前唇面照。（**b**）腭贴面加复合树脂充填术后唇面照

复诊时的临床检查

- 去除多余的水门汀,并根据需要对复合树脂修复体进行进一步的修整和精细抛光
- 检查咬合接触状态以及后牙接触是否已经重新建立
  - 如果牙槽骨代偿尚未发生,应继续定期检查
  - 如果9~12个月后仍没有明显的改善,必须考虑对后牙进行修复恢复后牙咬合接触,如第15.3.5.3章节所述。后牙修复时应在当前新的垂直距离下进行

15.6 结论

本章概述了目前牙列磨损修复中直接和间接粘接修复的材料及技术。本章所介绍的技术可能并未详尽包括目前可选的所有技术,但我们介绍的都是非常适用于牙齿磨损修复并且已获得大量证据支持的技术。鉴于这一领域的快速发展,笔者建议医生随时关注临床口腔领域的最新进展。

致谢

- 感谢Zohaib Ali博士允许使用图15.7c、图15.26和图15.27中的临床照片
- 感谢Paul Byford先生允许使用图15.15、图15.23和图15.25中的数字化设计图像
- 感谢Akit Patel博士允许使用图15.16中的临床照片
- 感谢Kostas Karagiannopolous博士允许使用图15.18中的临床照片
- 感谢Mo Al'Dashti博士允许使用图15.19和图15.20中的临床照片

固定修复技术
Fixed Prosthodontics

Konstantina Dina Dedi

16.1 介绍

当患者因功能或美观问题寻求帮助时，主要原因可能不仅限于龋齿或牙齿折裂。有时持续的机械力和/或酸性物质的酸蚀也可能引起牙齿解剖外形的破坏以及咬合间隙的变化，进而导致牙齿敏感、牙髓坏死和修复治疗失败。因此，对于因副功能运动和/或酸蚀导致的牙齿磨损，通过修复治疗恢复牙齿外形、重建功能和美观，并获得良好的远期效果是非常复杂并具有挑战性的。

牙齿磨损常导致前牙切缘变薄、变平或形态变得不规则（图16.1），或患者可能因后牙及后牙修复体反复折裂来医院要求修复或修理。有一些明确有磨牙症和紧咬牙习惯且伴有牙齿磨损患者，可能同时有颞下颌关节功能障碍（TMD）的表现。还有患者前来就诊的原因可能是发现牙齿在说话或微笑时不能暴露牙齿或牙齿颜色逐渐变暗，尤其是龈缘区域的牙体组织出现黄色或棕色的颜色变化。深覆𬌗患者的牙齿外形可能因机械性磨损而发生变化，下颌前牙咬在上颌前牙腭面颈部，使上颌前牙负荷过重，长此以往会在上颌前牙颈部造成阶梯状的牙齿磨损（图16.2）。

随着牙齿磨损病程的延长，下颌切牙的切缘和唇面会有大量牙体组织缺损（图16.3），暴露出牙本质甚至牙髓腔，最终导致牙髓失活和坏死。通常，牙体组织的渐进性缺损提示即使对缺损牙齿进行了修复，引起损伤的破坏性病因也可能会一直存在，给修复治疗的预后带来不良影响。因此，对牙齿磨损患者开始修复治疗之前，必须进行全面、系统的风险评估（第3章）。制订修复计划时需要考虑到每颗牙齿的剩余牙体组织量、𬌗平面及𬌗型、可用修复空间、所需修复空间以及牙髓腔和软组织的位置。

K. D. Dedi (✉)
UCL Eastman Dental Institute and Harley Street Dental and Implant Clinic, London, UK
E-mail: k.dedi@ucl.ac.uk

© Springer Nature Switzerland AG 2022
A. Eder, M. Faigenblum (eds.), *Tooth Wear*, BDJ Clinician's Guides,
https://doi.org/10.1007/978-3-030-86110-0_16

图16.1　上颌右侧中切牙和侧切牙因磨损导致切缘形态不规则，并且颈部出现非龋性颈部碎裂（楔状缺损）

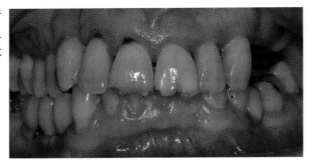

图16.2　下颌前牙切缘造成的上颌前牙腭面磨损

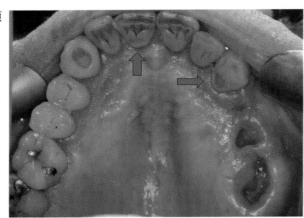

图16.3　下颌前牙磨损，可见𬌗平面异常

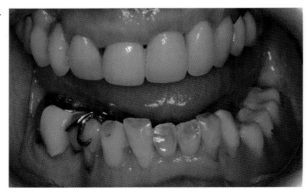

16.2　牙齿磨损的影响

许多牙齿磨损患者可能意识不到他们的磨损问题，但其实这时牙齿可能已经发生了显著的结构变化，影响了牙齿的解剖形态、牙髓活力和功能。前牙可能的形态变化包括牙齿高度变短、切缘变平、外展隙变得不明显、腭面舌隆突特原有"S形"形态丧失且变得更加凹陷（图16.4）、颊面牙釉质渐进性缺损等。

前牙牙体组织缺损会导致牙齿硬度和强度下降，在负荷下更容易发生弯曲形变，进而可能发生折裂。当对前牙进行传统的全冠修复时，基牙预备体的固位形和抗力形均依赖于剩余腭面的牙体组织（图16.5）。对于严重酸蚀或磨损的前牙，舌隆突形态的丧失可能导致常规全冠预备难以获得良好的固位形和抗力形（图16.6）。

然而，未磨损的前牙横截面形态更接近方圆形、轴面线角更明显，但是老年人前牙以及磨损前牙横截面的唇面轮廓则更接近椭圆形。这提示唇面轴面线角处有牙釉质的缺损，导致牙齿间的接触点变得更宽、更紧。牙齿也有向中线移动的趋势，导致前牙拥挤加剧。对后牙而言，磨损会导致其牙冠变短、牙尖斜度降低、牙尖变平甚至形态丧失。工作侧牙尖受到的影响更严重。随着牙尖磨损，𬌗面会变得更宽大，牙齿轴面外形高点会向顶部移动（图16.7）。

磨损会导致某些区域的牙本质暴露，使患者产生牙本质敏感症状，增加龋齿和牙髓问题的风险（第6章）。由于牙齿强度和抗挠强度的下降，磨损的牙齿可能更容易出现裂纹且裂纹更容易扩展。除此以外，牙齿和修复体的完整性及寿命都会降低。

除了牙齿上的磨损面、颊侧和舌侧缘的凹痕外，副功能运动异常的另一个特征性表现是牙颈部出现非龋性缺损病变，也被称为"非龋性牙颈部缺损"或"楔状缺损"。这类缺损被认为是由于牙齿的弯曲形变造成的，会因不当的刷牙方式而加速进展。严重的楔状缺损会导致牙齿强度的显著下降，甚至可能在颈缘处发生折裂[1]。

如果牙齿缺失且没有及时修复，对颌牙可能会过度萌出或倾斜，导致𬌗平面不协调。在这种情况下，剩余的牙齿可能无法正常行使功能，或可能导致缺牙区修复空间丧失、修复重建难以获得良好的效果（图16.8）。因此，牙齿缺失后如果不及时修复会增加功能和美学恢复的困难，也会增加余留牙修复治疗的难度（图16.9）。

图16.4　酸蚀导致上颌前牙腭面呈凹陷状外形

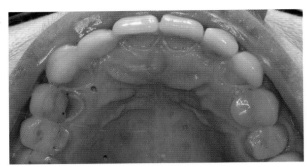

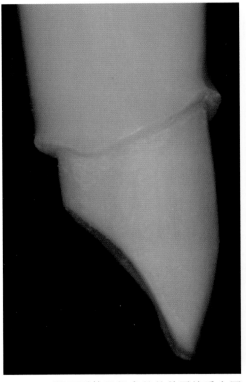

图16.5　腭面牙体组织完整的前牙接受全冠预备后的形态

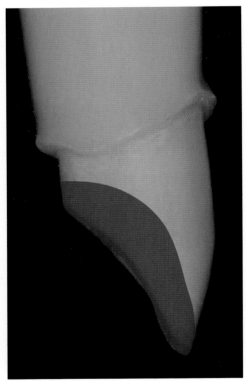

图16.6　前牙腭面发生磨损（红色区域代表因磨损丧失的牙体组织），导致传统全冠预备体外形受到影响，无法获得良好的固位形和抗力形

图16.7   磨损的后牙。殆面更宽大。图中下颌右侧第一磨牙已行嵌体冠的预备

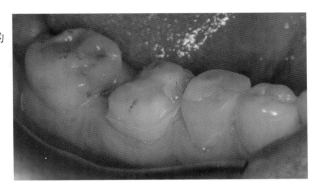

图16.8   牙齿缺失后未及时修复，导致对颌牙伸长、殆平面异常

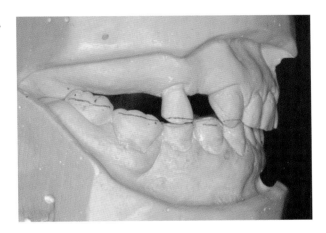

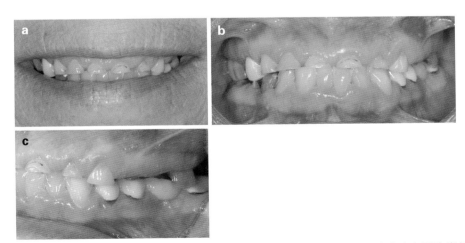

图16.9   （a）该患者微笑时观察到明显的重度牙齿磨损。（b）正面照可见重度牙齿磨损伴有殆平面异常，同时可见上颌左侧后牙和下颌右侧后牙缺失。（c）左侧咬合照可见重度牙齿磨损、殆平面异常

16.3　牙齿磨损综合管理方法

前几章讨论了牙齿磨损评估、诊断、记录以及很多综合管理方法（第8章～第10章）。本章将重点介绍传统固定修复方法在牙齿磨损治疗中的应用。传统固定修复需遵循机械固位和抗力的原则，可能需要额外制备辅助固位沟槽并借助粘接技术来完成。

对于中度磨损的牙齿，根据临床要求，在现有咬合关系下对个别磨损牙齿"一颗接一颗"地进行修复（第16.4章节）。然而，在磨损非常严重且涉及多颗牙齿时，可能修复空间非常有限，同时存在𬌗平面异常。这时，建议采用更全面咬合重建的方法来建立新的、更协调的咬合关系（第16.5章节和第16.6章节）。

对患者进行初步评估时，必须重视分析引起磨损的病因。如果患者的磨损是由副功能运动引起的，必须将这一情况向患者充分告知，因为患者很可能根本没有意识到他们存在磨牙症和紧咬牙的问题。磨牙症和紧咬牙不但会导致天然牙列的磨损，也会增加修复体折裂、失败的风险。如不把这一情况向患者充分告知，患者可能会对修复效果抱有过高的期待，导致潜在的医疗纠纷。

如果观察到患者口内有磨损小面、楔状缺损、切缘变平、双侧颊黏膜白线和舌侧缘扇形齿痕时，医生都应高度重视，这些表现均提示患者可能存在磨牙症和紧咬牙等活动性副功能习惯。这些副功能运动会使牙齿承受过大的咬合力、产生侧向力、加重牙齿磨损、引起颞下颌关节问题，导致疼痛和敏感等症状并增加牙齿折裂和修复体失败的风险。因此，对于存在磨牙症和紧咬牙的患者，修复治疗前一定要将副功能运动的可能影响充分告知患者，使患者对修复治疗的寿命和效果有合理的预期。

16.4　保持现有咬合垂直距离进行前牙磨损的修复

一名46岁的男性患者因前牙磨损导致美学缺陷前来就诊（图16.10）。医生首先明确了酸蚀和副功能运动是引起患者牙齿磨损的主要原因，并采取了适当的预防措施。随后，开始准备对磨损牙齿进行修复治疗。首先制取研究模型，并借助面弓转移将研究模型按后退位（正中关系位）上到半可调𬌗架上。保持现有咬合垂直距离（OVD）不变的条件下，完成诊断蜡型的设计，重建唇颊面和切端缺损的牙体组织，并恢复已经缺失的尖牙引导（图16.10c）。将诊断蜡型中牙齿的形态在患者口内翻制成诊断饰面，并验证美学和功能效果（第10章）（图16.10d）。随后，进行微创

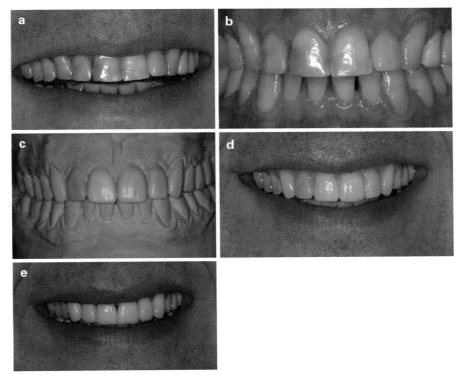

图16.10　（**a**）术前微笑时的正面照。（**b**）术前最大牙尖交错位的正面照。（**c**）前牙诊断蜡型。（**d**）口内诊断饰面效果。（**e**）前牙瓷贴面修复后即刻效果

牙体预备，制作前牙瓷贴面并粘接到上颌前牙以恢复磨损牙齿的外形，重建外观和功能（图16.10e），不久后，再对前磨牙进行修复。

16.5　Dahl理念的介绍

一些患者中，牙齿磨损可能仅发生在牙列的局部区域，因此仅需要对个别磨损的牙齿进行修复。例如，临床上常会见到局限于上颌前牙腭面的磨损，上颌前牙变薄、腭面呈凹陷状（图16.11a）。当上颌前牙的舌隆突失去了其特有的"S形"解剖外形并变得平坦或凹陷时，咬合力就无法沿其长轴传递，导致上颌前牙受到的有害侧向力增大。上颌前牙局部磨损常因酸蚀、胃食管反流病或贪食症患者的胃酸反流引起（图16.4）（第5章），上颌前牙腭面牙体组织缺损后，下颌前牙会代偿性伸长并保持咬合接触，这会导致前牙继发性深覆𬌗。如果前牙磨损发生了明显进展，则需要对上颌前牙进行及时修复和保护。然而，此时可能已没有足够的剩余牙体组织为传统的全冠修复提供固位与抗力，特别是需要通过牙体预备来创造修复空间时。

根据Dahl理念[2]，制作腭贴面并粘固到磨损的上颌前牙腭面上，以修复缺失的牙体组织并重建正常的牙齿轮廓（图16.11b）。对腭贴面与下颌牙齿的咬合进行调整，使最大尖牙交错位时所有前牙都有均匀的咬合接触。这时，患者的OVD是增加的，增加的高度就是腭贴面的厚度，同时后牙呈开𬌗状态[2]。

有很多证据表明，通过前牙腭贴面加高咬合后，前牙会在咬合负荷的作用下被压低，同时后牙会继发萌出，最终后牙会重新建立咬合接触。"Dahl技术"的应用前提是患者的牙周状况健康，并且前牙修复后其咬合负荷与牙长轴一致。但需要注意，在一些患者中牙齿发生移动需要更长的时间。通常牙齿萌出潜力更大的年轻患者牙齿移动的速度更快。

上述这种使用半正式修复的技术是Dahl的最新改良，最早Dahl是利用可摘腭侧金属基板加高前牙区咬合，然后待后牙重新建立咬合接触后，再利用腭侧基板在前牙区创造的修复空间对上颌前牙进行最终修复。现在，学者们对"Dahl技术"进行了改良，直接用正式"一颗接一颗"的粘接固位前牙腭贴面来加高咬合。用于制作前牙腭贴面的材料可以是金合金或非贵金属合金、二硅酸锂全瓷材料或间接复合树脂。当然，上述的粘接固位腭贴面也可以作为过渡性修复体，待获得前牙修复空间后再用全覆盖牙冠完成前牙修复。这种情况下一般用复合树脂直接或间接腭贴面作为过渡性修复体来创造前牙区修复空间。"Dahl技术"临床应用的具体步骤在第15章有更详细的描述。在某些情况下，也可以不用前牙腭贴面，而用技工室制作的前牙临时冠来加高咬合。这种技工室制作的临时冠也可以恢复前牙腭面理想的外形，按计划增加咬合垂直距离，为前牙修复创造空间[3]。

Dahl理念也适用于后牙。图16.12中的一名女性患者牙齿发生酸蚀性磨损，同时上颌左侧磨牙缺失。下颌第一磨牙已经伸长并咬在上颌缺牙区的黏膜上（图16.12a）。医生为患者制作了临时非贵金属合金桥增加OVD并使桥体与下颌第一磨牙接触（图16.12b）。随着时间的延长，下颌第一磨牙被压低，在临时桥体的𬌗面反复添加复合

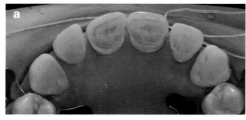
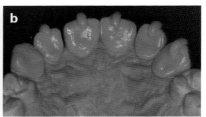

图16.11 （a）用橡皮障隔离的上颌前牙，可见上颌前牙腭面有显著磨损。（b）工作模型上的复合树脂间接腭贴面，修复体切端有辅助就位的"钥匙"，其可在修复体粘固后磨除

树脂以维持该区域咬合加高的状态，直至下颌𬌗平面被纠正（图16.12c）。图16.12d
显示了最终的固定桥修复体，戴临时固定桥期间上颌缺牙区两侧的基牙也被压低了，
在该区域产生了修复空间，因此最终固定桥修复时不必对两侧固定桥基牙进行降𬌗处
理。对该患者进行了10年以上的随访，所有牙齿均未见不良后果。

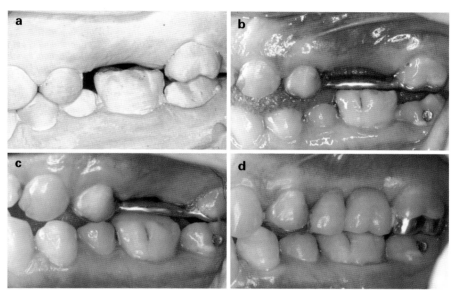

图16.12 （**a**）下颌磨牙伸长。（**b**）上颌的临时非贵金属合金桥。（**c**）下颌𬌗平面被纠正
后。（**d**）最终的固定桥修复体

16.6 利用Dahl理念创造修复空间，治疗局部前牙磨损

Dahl的理念可用于最终修复之前创造修复空间，一名40岁女性患者出现多个修
复体失败、前牙变短、前牙腭面磨损，伴有副功能运动。此外，患者对自己微笑时
"牙龈暴露过多"也不满意（图16.13a）。患者上颌前牙过薄，如果进行全冠牙体
预备将无法获得足够的固位形和抗力形，而且患牙没有足够的牙釉质为粘接贴面提
供良好的预后保障。另外，患者现在的𬌗型也不理想，会导致前牙过度负荷（图
16.13b）。

在面弓辅助下，将研究模型按后退位（正中关系位）上到半可调𬌗架，进行诊
断分析（第10章）。在技工室制作厚度为1mm的间接复合树脂腭贴面。根据Dahl理
念，戴上间接复合树脂腭贴面后患者的OVD会增高，进而为最终全冠修复创造出修
复空间，同时使𬌗平面通过重建变得更加理想（图16.13c）。

待后牙重新建立咬合接触后，在面弓和咬合记录的帮助下，将新的研究模型在后退位（正中关系位）上到半可调𬌗架（第10章），制作前牙诊断蜡型（图16.13d）。随后将诊断蜡型在患者口内翻制成诊断饰面（第10章），医患双方通过诊断饰面对蜡型的美学和功能进行评估及反馈（图16.13e）。最终决定对上颌前牙进行牙冠延长术，以减少微笑时软组织的暴露量，同时增加前牙的长度（第13章）。牙冠延长术后3个月，为患者制作临时冠，再过3个月后完成最终全冠修复（图16.13f和g）。

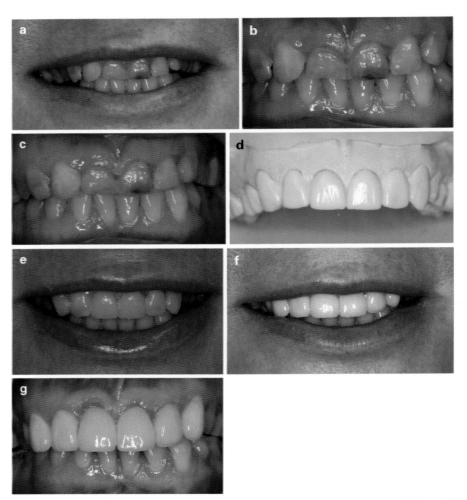

图16.13 （**a**）治疗前微笑照。（**b**）治疗前牙尖间交错位时的前牙正面照。（**c**）上颌前牙戴腭贴面后的正面照，可见垂直距离增加、后牙开𬌗。（**d**）上颌前牙诊断蜡型。（**e**）将诊断蜡型在患者口内翻制成诊断饰面，对蜡型的美学和功能进行评估及反馈。（**f**）治疗后微笑照。（**g**）上颌前牙全冠修复后即刻照

16.7 增加咬合垂直距离后进行全牙列牙齿磨损的修复

一名58岁的女性患者，长期有副功能运动，同时大量摄入水果、果汁和碳酸饮料等酸性食物，导致全牙列牙齿磨损。患者自述无胃食管反流症状，微笑时几乎看不到前牙，曾接受上颌切牙的复合树脂充填以延长切端，但充填体反复失败，牙釉质大量缺损、牙本质暴露，同时伴有OVD降低，口唇丰满度欠佳（图16.14a、c、e、g、i和k）。治疗初期的重点是明确并解决病因，预防干预使磨损趋于稳定。

该患者需要接受广泛的修复治疗，修复计划制订、执行、临时修复和最终修复等一系列复杂的步骤可能会让很多医生望而生畏。实际上，咬合重建的基本修复原则与临时全口义齿在很多方面都十分相似，二者都需要重建前牙美学和唇部支撑，并在舒适和合适的OVD下重建功能性咬合。这种情况下一般需要进行咬合加高，且增加后的OVD应与神经肌肉功能以及颞下颌关节相协调。为了修复便利，一般选择后退位（正中关系位）作为可重复的参考颌位，在此建殆以替代患者现有的牙尖交错位。

完成初步检查以及影像学和临床评估后，在面弓的帮助下将研究模型按后退位（正中关系位）上到半可调殆架（第10章）。对患者的息止殆间隙进行分析。正常情况下人群中息止殆间隙平均值为2～3mm。将患者的息止殆间隙数值与息止殆间隙平均值（2～3mm）相减，就能得到垂直距离需要增加的大致数值。

然后在技工室制作全口诊断蜡型，一般从上颌前牙开始，最好以患者前牙磨损之前以及垂直距离降低之前的照片为参考。技工设计单上应详细说明期望的牙齿外形（方形、卵圆形或方圆形）、长度、前牙外展隙特征、唇面纹理以及切缘位置。根据Magne等人提出的理想上颌前牙长宽比值来初步计算前牙长度[4]。

完成诊断蜡型后，可将其在患者口内翻制成诊断饰面，帮助医患双方对修复后的美学效果、口唇支撑和发音情况进行评估，必要时进行调整（第10章）。利用诊断蜡型，用合适的临时冠材料在口内制作诊断饰面，也可以用3D打印的数字化蜡型来翻制诊断饰面。临床上，在不磨牙或仅少量磨牙的条件下将诊断蜡型的形态翻制到患者口内，方便医患双方对修复效果进行评估和反馈[5]。

一旦确定了上颌前牙的外形，就可以据此制作下颌前牙蜡型。然后，根据咬合考量，先完成下颌后牙蜡型，再完成上颌后牙蜡型。新的咬合设计应能够提供稳定的后牙支撑、前牙引导（尖牙保护）且不存在非工作侧的咬合干扰。

对于该患者，还需要进行多颗牙齿的牙冠延长术，以增加待修复牙齿的牙冠高度，使其能够为全冠修复提供充足的固位和抗力（第13章）。根据诊断蜡型制作牙冠延长术导板，帮助医生根据未来牙冠的高度确定理想的龈缘位置。

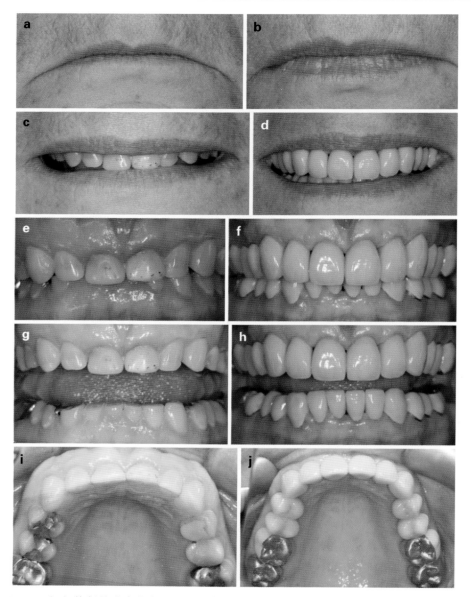

图16.14 （a）修复前咬合状态下的口唇照。（b）修复后咬合状态下的口唇照。（c）修复前微笑照。（d）修复后微笑照。（e）修复前正面咬合照。（f）修复后正面咬合照。（g）修复前非咬合状态下的正面照。（h）修复后非咬合状态下的正面照。（i）修复前上颌𬌗面照。（j）修复后上颌𬌗面照。（k）修复前下颌𬌗面照。（l）修复后下颌𬌗面照。（m）修复后右侧咬合照。（n）修复后左侧咬合照。（o）修复治疗结束后为上颌牙列制作密西根𬌗板，嘱患者夜间佩戴

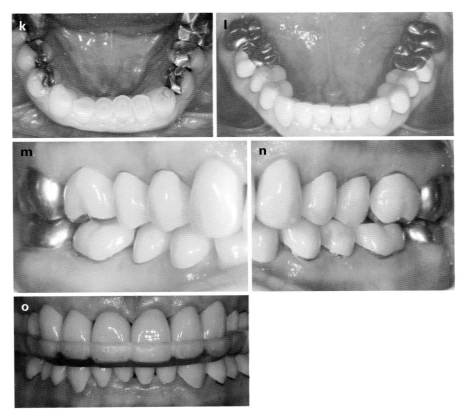

图16.14（续）

待软组织愈合后，进一步完善诊断蜡型，并用诊断蜡型制作硅橡胶导板。硅橡胶导板可用于指导患牙的牙体预备，帮助后续全冠修复牙体预备时能做到"以目标为导向"进行适当的牙体预备。基牙预备完成后，再利用诊断蜡型翻制临时修复体，医患双方利用临时修复体再次对修复后的唇部丰满度、垂直距离（可能在治疗开始时已经对新的OVD进行过评估）和牙齿设计等进行分析。如果临时修复体评估中发现有不满意的地方，可以对诊断蜡型再次进行调整，直至医患双方均满意，再制作最终修复体并在患者口内试戴（图16.14b、d、f、h、j、l~n）。

在知情同意书中（第8章）一定要充分告知患者副功能运动可能会持续存在并增加修复体早期失败的风险。因此，完成修复治疗后，一般建议患者整夜佩戴密西根𬌗板保护修复体和牙列（图16.14o），降低异常咬合力对天然牙以及修复体的不良影响（第11章）。

16.8   治疗牙齿磨损中传统固定修复的材料和设计

为牙齿磨损患者设计固定修复体时，需要仔细检查是否有充足的修复空间并思考如何创造修复空间，设计时要综合考虑患者的息止殆间隙、剩余牙釉质的量、可用的牙冠高度、髓腔的位置和可能存在的副功能运动及其不良影响。

传统的全冠修复体在牙齿磨损的修复治疗中能获得较好的远期效果，但是需要磨除大量牙体组织。可选择的材料包括后牙的金合金冠或金-瓷冠、前牙金-瓷冠、全瓷冠等。如果能获得2mm的修复空间，则可以考虑全瓷或殆面瓷覆盖的金-瓷全冠。如果无法获得2mm的修复空间，则可以考虑殆面不上饰瓷的金-瓷冠。金属殆面可以做得很薄同时保证足够的强度，而且金属殆面更"宽容"，不像陶瓷那么容易发生折裂和崩瓷。因此，对于可能有副功能运动的牙齿磨损患者，尤其是前牙无法提供良好的前伸和侧方运动引导、后牙可能承担不良的侧向力时，使用金属殆面修复体远期效果更好。

近年来，出现了创伤更小的仿生修复方法，其依赖粘接技术，利用全瓷材料制作的部分嵌体冠或全冠修复缺损的牙釉质和牙本质，而且其硬度等物理特性与天然牙体组织接近（图16.15），更符合生理需求。虽然这种保守的修复方法越来越受欢迎，但其成功高度依赖牙釉质的存在、有效的隔湿以及严格规范的粘接操作[6]。虽然这种技术能保存牙体组织，但由于修复体很大一部分需要粘固在暴露的牙本质上，术后发生牙齿敏感的可能性较高（第6章）。当患者修复空间有限且伴有副功能运动时使用二硅酸锂进行粘接修复，术后发生修复体折裂的风险也比较高，因为二硅酸锂玻璃陶瓷的机械强度低于金属或氧化锆。

近年来，患者和口腔医生对美学修复需求日益增加，推动了固定修复学领域中新技术和新材料研发的指数级增长。最新的氧化锆材料具有更好的抗疲劳强度和半透性，可用于全冠和固定桥修复。全解剖形态的氧化锆修复体无须上饰瓷，可以通

图16.15 下颌右侧第一磨牙上的外染色二硅酸锂玻璃陶瓷全冠粘固后的口内照片。术后不久患者又接受了第二磨牙的修复治疗

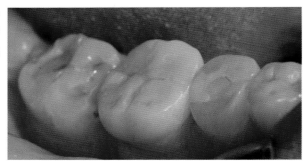

过外染色获得较好的美学效果。氧化锆修复体粘固时可以使用树脂改性玻璃离子，其可与牙本质形成化学结合，不会引起术后敏感[7]。

当计划用传统固定桥对牙齿磨损患者的缺失牙进行修复时，必须对桥基牙进行认真评估，尤其需要关注基牙的牙周潜力以及基牙在牙弓中的位置和不同牙位间咬合力的差异。对于有副功能运动迹象的患者，最好避免设计跨度较大的固定桥。另外，下颌骨可能会发生弯曲形变，这会导致下颌第一磨牙区特别容易受到弯曲扭力的影响，增加修复体脱粘接的风险，导致基牙龋齿和修复体失败[8]（第19章）。

16.9　结论

自从本书的第一版出版以来，修复理念发生了巨大的转变。传统依赖机械固位的修复技术（"减法"修复技术，需要对患牙的健康牙体组织进行大量磨切）已经被更实用和微创的最小干预技术所取代。新的微创修复基础是粘接技术（"加法"修复技术），粘接牙科学在过去20年中取得了巨大的发展，为粘接修复的成功提供了保障。

这种修复理念的转变使医生对磨损牙齿修复时不再需要进一步对牙齿进行大量磨切，无须牺牲牙冠高度来获得咬合空间。此外，将牙冠延长术、咬合重建技术和粘接技术相结合，医生对临床牙冠过短的磨损牙齿进行修复时不再需要对患牙进行去髓和桩核冠修复。

然而，上述发展并不意味着传统修复技术在牙齿磨损的修复中已无用武之地。如果患者过去已经接受了大面积修复或不适合进行粘接修复时，还需要借助传统技术完成磨损牙列的修复。

致谢
- 感谢Derrick Setchell教授允许使用图16.12中的病例和临床照片
- 感谢Caroline Brill女士允许使用图16.14中的临床照片
- 感谢Andrew Eder教授对患者进行修复治疗，Richard Tucker医生的牙周治疗，以及牙科技师Richard Gidden的技工支持

可摘义齿在牙齿磨损修复中的应用
Removable Prosthodontics

Kenneth Hemmings

17.1　介绍

　　严重的牙齿磨损，尤其是伴有牙齿缺失时，会导致咬合的显著变化和美学缺陷。可摘义齿也是牙齿磨损修复的一种方法，尤其是当磨损非常严重时。无论是采用固定还是可摘义齿进行牙齿磨损修复，垂直距离和颌位关系的确定都是治疗的基础。在牙齿磨损的修复中，可以单独使用可摘义齿，也可以将其与固定修复联合使用以恢复口颌系统的外观和功能[1-2]。

　　当牙齿磨损非常严重时，冠方牙体组织的重度缺损可能导致固定修复效果不佳，此时可以选择可摘义齿进行修复，其成本更低且治疗时间更短。选择可摘义齿进行修复时，可以利用剩余牙体组织为修复体提供支持、固位和/或稳定。然而，开始可摘义齿修复之前，一定要充分告知患者可摘义齿修复后的注意事项，例如义齿所需的日常维护，以及患者依从性不良时义齿可能给余留牙带来的潜在不良影响。

17.1.1　可摘义齿修复牙齿磨损的适应证

- 严重磨损
- 多颗牙齿缺失和牙齿磨损
- 软组织缺损
- 长跨度牙齿缺失或远中游离端缺失
- 已适应佩戴可摘局部义齿的牙齿磨损患者
- 原发疾病未得到控制或某些牙齿的预后不确定

K. Hemmings (✉)
UCLH Eastman Dental Hospital and UCL Eastman Dental Institute, London, UK
E-mail: kenneth.hemmings@nhs.net

© Springer Nature Switzerland AG 2022
A. Eder, M. Faigenblum (eds.), *Tooth Wear*, BDJ Clinician's Guides,
https://doi.org/10.1007/978-3-030-86110-0_17

17.1.2 牙齿磨损可摘义齿治疗的禁忌证

- 无法耐受可摘义齿的患者

17.2 伴有或不伴有牙槽骨代偿性增生的牙齿磨损

将磨损牙列恢复到正确的咬合垂直距离是修复治疗的基础，没有牙齿磨损发生的情况下，人类面部高度的发育和增长会一直持续到中年，息止殆间隙保持不变[3-4]。然而，发生牙齿磨损后牙齿会继发萌出，因此息止殆间隙仍然会保持不变，面部比例也保持不变，这就是通常所说的伴有牙槽骨代偿的牙齿磨损[5-6]。Sicher等人的研究支持这一观点，并发现80%的重度牙齿磨损患者具有正常的息止殆间隙（即3mm）[7]。然而，也有学者持有相反意见[4]，认为牙齿磨损会引起息止殆间隙发生变化，且息止殆间隙的大小与磨损的程度成正比。实际上，重度牙齿磨损的表现存在差异，有的可能伴有息止殆间隙和咬合垂直距离的变化，也有的不伴有上述变化[8-9]。

当牙齿磨损的速度太快，牙齿继发萌出的生理机制跟不上磨损进展时，就会发生非代偿性牙齿磨损[10]。这种情况下，患者的息止殆间隙会增加，咬合垂直距离也会降低。从这方面看，牙齿磨损可分为两种类型：

- **代偿性牙齿磨损**：通常牙列完整或基本完整，牙齿磨损但不伴有咬合垂直距离的下降，且息止殆间隙在正常范围内
- **非代偿性牙齿磨损**：通常多见于伴有牙列缺损或后牙支撑丧失的牙齿磨损，患者咬合垂直距离下降，且息止殆间隙变大

Stern和Brayer[11]指出，**"当后牙支撑减少或丧失时，可能会发生咬合关系的病理性变化"**。当后牙支撑不足时，下颌骨需要一个新的支撑，而新的支撑通常位于口内前牙区。这时，过大的咬合力会对前牙造成显著影响，这种情况被称为"咬合坍塌（Occlusal collapse）"。Russell[10]支持这个观点，并指出息止殆间隙 > 5 ~ 6mm时即为不正常，并且这种情况发生的原因是牙齿磨损的速度快于生理补偿机制（图17.1）。

代偿性牙齿磨损患者通常牙列完整，一般无须用可摘义齿进行修复[1]。然而，后牙缺失伴有前牙磨损患者通常表现为非代偿性牙齿磨损，其咬合垂直距离降低，这种情况下则可能需要可摘义齿修复。这些患者殆平面通常存在紊乱，可以使用下述方法来确定正确的咬合垂直距离。

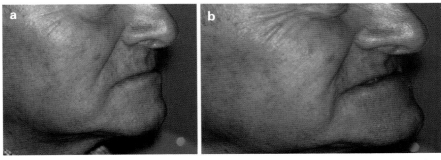

图17.1 非代偿性牙齿磨损伴有牙列缺损。（**a**）休息位侧面照。（**b**）咬合状态下的侧面照

17.3 评估咬合垂直距离

以下方法可以帮助医生确定咬合垂直距离：

1. 如果磨损的前牙后方还有未磨损的后牙，那么当下颌沿着后退位（正中关系位）闭合弧闭合时出现第一个咬合接触点的垂直距离就可作为治疗垂直距离，这个位置为后退位，能够为磨损前牙的修复提供所需的空间。

2. 患者牙齿磨损前的照片。

3. 患者休息位和微笑状态下牙齿的暴露情况。

4. 后牙修复所需的修复空间。

5. 语音评估。

6. 让患者戴用临时义齿6周至6个月。患者通过试戴义齿评估美学和功能恢复情况。

通常需要使用蜡堤来记录咬合垂直距离，然后由技工确认最终的咬合垂直距离，确定垂直距离时需要综合考虑前面所提到的因素，并兼顾到贴面、高嵌体或覆盖义齿部件所需的修复空间。如果义齿是牙–黏膜混合支持式的，一般很少见到患者无法适应咬合垂直距离变化的情况。

17.4 可摘义齿修复

并非所有严重磨损的牙齿都能得到满意的修复，当牙体组织缺损超过原始牙冠高度1/2时，比较经济的修复方法是对患牙牙冠微创磨除并在其上制作可摘覆盖义齿。同样，如果患者伴有牙齿缺失和软硬组织缺损，也可以选择可摘义齿来恢复牙列完整性和软硬组织缺损，而且可摘义齿在设计时还可以为进一步修理添加人工牙做好准备。

尽管可摘义齿有很多优点，但是如果患者口腔卫生不好时，义齿容易导致牙菌斑的堆积[12]。因此，一定要指导患者做好口腔卫生维护，并嘱患者每天夜间将可摘义齿摘下。如果做不到这一点，可能会很快导致关键基牙损伤，给临床医生的诊疗带来进一步困难，也给患者带来不便。

医生需要帮助患者对可摘义齿建立合理的期望。与常规可摘义齿相比，用于牙齿磨损修复的可摘义齿体积更大，治疗牙列磨损的可摘义齿将承受较高的咬合力，因此术后可能需要更多的维护。

并不是所有缺失的牙齿都需要进行修复，根据年龄和是否有其他原发牙齿疾病，患者可能只需要有10对有咬合关系的上下颌牙齿（第二前磨牙至第二前磨牙）就能维持足够的咬合功能[13-14]。严重牙齿磨损患者需要可摘义齿修复的可能性更大，因为磨损常会累及前牙。后牙支撑的丧失可能导致前牙磨损的加剧或前牙修复体的反复失败[15]。一般情况下，患者使用前牙可摘义齿的依从性相对更好[16]。

17.5　治疗方法

17.5.1　拔除余留牙后进行全口义齿修复

这是处理牙齿磨损导致的终末期牙列缺损一个相对简单的方法。然而，随着患者预期寿命的增加，牙齿保留的时间也更长[17]，这就带来一个潜在的问题，即年龄过大的患者对全口义齿的适应能力更差。因此，一般不建议对老年人一次拔除所有余留牙并进行全口义齿恢复，更建议尽量保留个别余留牙，帮助患者逐步适应越来越大的可摘义齿，最终过渡为半口或全口义齿。但是，如果余留牙很少，且治疗比较复杂或昂贵，拔除余留牙并行全口义齿修复也是一种可以考虑的方法。临床上发现，磨牙症患者牙列缺失后佩戴全口义齿通常很难适应，因为这些患者咬合负荷较大，容易发生黏膜破损和牙槽嵴吸收。因此，为此类患者进行全口义齿修复需要医生有高超的技术。此类患者可能需要接受种植体辅助固位的下颌覆盖义齿以获得良好的功能[18-19]。但是，种植覆盖义齿的维护成本更高，因为患者修复后会继续保持较高的咬合力。

17.5.2　全口或部分覆盖义齿

为牙齿磨损患者制作义齿时，必须决定是否保留牙根并在其上制作覆盖义齿。同样，牙齿磨损导致牙冠高度严重降低且如果无法恢复其正常外形时，也需将其作为覆盖基牙为可摘义齿提供支持。可以考虑以下选择：

1. **覆盖义齿（Overdenture）**：用人工牙和丙烯酸树脂基托恢复磨损及缺损的牙列（图17.2）。

2. **高嵌体义齿（Onlay denture）**：覆盖基牙的𬌗面或切端的可摘义齿（图17.3）。

3. **唇面覆盖义齿（Overlay denture）**：覆盖磨损牙齿唇面的可摘义齿（无唇侧基托）（图17.4）。

一副义齿中可以包含上述方法的不同组合[20]，但是标准的可摘义齿设计应包括以下内容：

（a）基托。

（b）支托。

（c）卡环。

（d）导平面和对抗臂。

（e）大连接体。

（f）间接固位体。

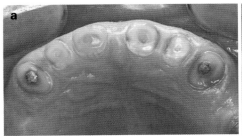
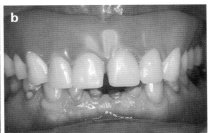

图17.2 （**a和b**）覆盖义齿的基牙可以是活髓牙或死髓牙。理想情况下，残根断端应位于龈上约2mm。树脂基托应使用加强型丙烯酸树脂，通常需要用金属网来增加基托的机械强度，进而提高义齿的耐久性

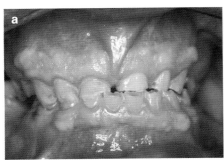
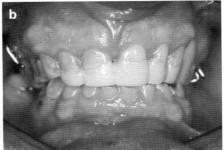

图17.3 （**a和b**）用于评估咬合垂直距离增加是否合适的临时高嵌体义齿。试戴时需要对覆盖天然牙𬌗面和切端的高嵌体部分的组织面进行精细调磨，保证义齿能准确就位。如果患者为低位笑线，这种修复也能获得可接受的美学效果

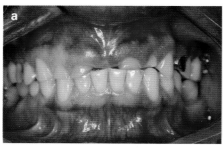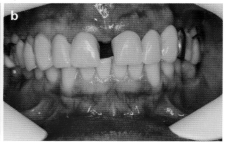

图17.4 （**a**和**b**）金属支架唇面覆盖局部义齿。为了获得准确就位和良好的美学效果，试戴时需要对修复体进行精细调磨

将余留牙降殆并保留作为覆盖基牙具有以下优点：

- 减少牙槽嵴吸收[21~22]

- 心理和情感上更容易接受[23]

- 保留本体感受反馈[24~25]

- 咀嚼效率更高，患者更容易控制下颌运动[26]

- 通过增加精密附着体，例如磁性附着体或钉帽附着体，可以进一步提高固位力

- 树脂基托可以恢复软硬组织缺损

- 基牙的冠根比更协调。理想情况下，覆盖义齿基牙的高度应为龈上约2mm，呈圆顶状[27]。基牙冠根比的降低可以减少其动度[28]

覆盖义齿也有一些明显的缺点：

- 维护费用较高，因为如果义齿基托或部件较薄，可能会断裂。磨损患者常伴有牙槽嵴代偿性增生，导致修复空间减少，可能使义齿疲劳断裂的风险增加[29]。因此，建议设计时对义齿基托或支架进行加强处理

- 如果口腔卫生控制不佳，可能会导致龋齿。如果希望覆盖基牙能长期存留，需要高度重视口腔卫生的维护[23,30~33]。对于有原发性牙病史的老年患者，建议每年4~5次复诊以保护覆盖基牙[32]

- 不可避免地带来牙周损伤，除非能采取非常有效的预防措施[31]

- 如果没有足够的附着龈，基牙有进一步的牙周损伤风险[34]

- 由于继发性牙本质的持续沉积，严重磨损的牙齿并不一定必须接受根管治疗。然而，对牙齿进行降殆时总有露髓的风险，必要时可给予预防性去髓治疗[35~36]

17.5.3 完全或部分高嵌体或唇面覆盖义齿

唇面覆盖义齿用完全的唇面贴面覆盖受损牙齿的唇面，但没有唇侧基托，因此比常规覆盖义齿体积小。

高嵌体义齿仅覆盖天然牙的拾面或切端。这种义齿非常适用于中度磨损的后牙修复，可以重建正确的咬合垂直距离。义齿覆盖拾面的部分可以是白色的丙烯酸树脂材料，也可以由义齿的钴铬合金支架延伸到拾面，后者的机械强度更高、耐久性更佳（图17.5）。

如何在高嵌体义齿、覆盖义齿或唇面覆盖义齿之间进行选择，主要取决于患者对外观和功能的要求。义齿设计时需要在模型观测仪上确定就位道。唇面覆盖义齿想要获得良好的就位道可能需要牺牲一部分后牙固位倒凹，这一点在义齿设计时需加以考虑（图17.6）。如果患者为低位笑线，则仅覆盖前牙切端的高嵌体义齿也能获得可接受的美学效果；如果患者笑线较高，则会暴露义齿与前牙切端的衔接线，影响美学效果，高位笑线患者更建议进行唇面覆盖义齿修复。

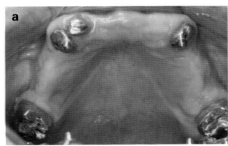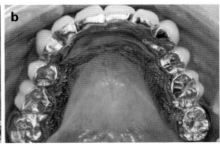

图17.5　（**a**和**b**）精密的全口覆盖义齿需要临床医生和技工有高超的技术。同时，患者需要有很好的依从性，能严格实施口腔卫生维护，这样才能降低修复治疗早期失败的风险

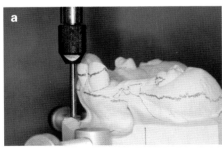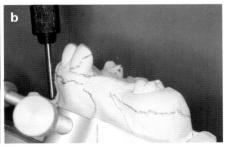

图17.6　（**a**）导线观测可见，如此设计就位道时，后牙有足够的有利倒凹帮助卡环提供固位，但此时前牙唇面倒凹过大。可以用唇面覆盖义齿进行修复。（**b**）将模型向后倾斜后，则需要在前牙区设计唇侧基托，但此时后牙有利倒凹丧失，无法通过卡环提供固位力

17.5.4　可摘义齿与粘接修复或常规固定义齿联合应用

如果余留牙没有受到磨损的不良影响可通过固定修复恢复正常外形，修复治疗就能得到简化，医生可以先行固定修复治疗牙体缺损再行可摘义齿修复解决牙齿缺失问题。行固定修复时需要对修复体的形态进行合理设计，使它们能够辅助可摘义齿的固位、支持和稳定。固定–可摘联合修复时，可对天然牙和固定修复体进行以下处理：

- 对天然牙基牙进行预备，获得𬌗支托窝、导平面和有利倒凹
- 通过复合树脂充填改变天然牙的外形，使其形成有利于卡环固位的倒凹
- 如果需要制作全冠，则应对全冠进行设计，以获得导平面、𬌗支托、有利倒凹或精密附着体

如果只有前牙为冠修复，而后牙为可摘局部义齿修复，可能导致患者佩戴可摘义齿的依从性不佳，这样会导致前牙承受过大的咬合力，不利于修复治疗的远期效果[37-38]。

17.6　诊断性修复或临时修复

在诊断阶段，可以使用带有或不带有人工牙的上颌热固化全覆盖丙烯酸树脂𬌗板作为临时义齿（第11章）。该𬌗板在后退位（正中关系位）有均匀分散的咬合接触，同时前伸和侧方运动时由前牙发挥引导作用，后牙脱离接触。这种𬌗板可以验证患者对垂直距离改变的适应程度[39-41]。它还可以放松相关肌肉，帮助医生引导下颌回到正中关系位并进行颌位关系记录。除此以外，该𬌗板最大的作用是对牙列和修复体进行保护，防止磨损进一步进展。

除了计划采用Dahl理念创造前牙修复空间以外[42]，避免使用局部覆盖的𬌗板，因为其可能引起个别牙的压低或伸长。一旦使用设计不当的局部𬌗板可能会引起咬合紊乱，后期很难纠正。

使用覆盖义齿、高嵌体义齿和/或唇面覆盖义齿设计的全丙烯酸树脂临时义齿来验证咬合垂直距离是否合适，以及美学、语音和功能恢复是否理想。此类义齿还可以用来测试患者对可摘义齿的耐受性和适应能力。制作临时义齿时医生和技师也应与制作最终修复体一样认真、规范（图17.7）。

如果戴用临时义齿期间基牙形态发生了变化，例如因需要制作固定修复体而接受牙体预备或为加强最终义齿固位对个别天然牙进行树脂充填改形，这时可以对义齿进行调改（例如重衬或调磨）。

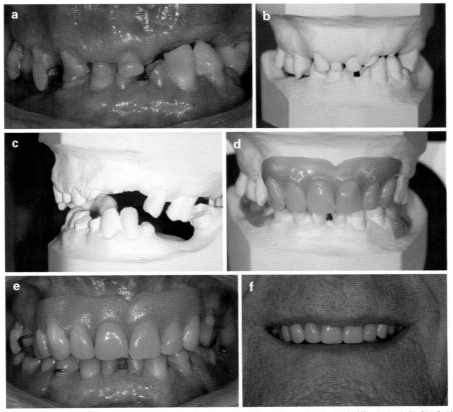

图17.7 （a）一名非代偿性牙列磨损伴有牙列缺损的患者。（b）研究模型显示患者牙列情况。（c）在𬌗架上加高咬合。（d）上下颌义齿蜡型。（e和f）临时上颌覆盖义齿和下颌可摘义齿戴入后，患者可评估义齿的美学和功能效果

17.7 最终修复

患者适应并对临时义齿表示认可以后，应参考临时义齿的主要特征设计并制作最终义齿。

患者戴用临时修复体期间，应对临时修复体或诊断性修复体的以下特征进行评估：

（a）外观。

（b）唇部支撑。

（c）咬合。

（d）患者的耐受性。

（e）耐久性。

如果需要对临时义齿进行较大调整，可重新制作蜡型。如果临时义齿戴用期间发生折裂或磨损，则在制作最终义齿时需要加厚或更换材料，以使最终义齿获得良好的机械性能。在戴用临时义齿阶段，软组织应该是健康的，基牙也是有保障的。如果个别牙的预后不明确，在最终义齿的设计中应考虑到这些预后存疑的天然牙，为将来出现并发症后义齿的修理做好准备。

关于咬合，如果天然牙能保持引导功能，义齿的稳定性和患者对义齿的适应性都会不错。因此，如果患者的大部分天然牙仍然存在，并且义齿是牙支持式的，那么一般是可以获得理想咬合的。然而，对于严重的牙列缺损，接受牙-黏膜混合支持式义齿修复时，建议设计为双侧平衡𬌗。同样，如果最终义齿的对颌为全口义齿，也需要设计为双侧平衡𬌗。

当义齿的对颌为天然牙列时，必须在义齿的耐用性和天然牙的进一步磨损之间寻求平衡。理想情况下，与天然牙相对的修复体𬌗面应与天然牙具有相近的耐磨损特征，这样才能避免差异性磨损的发生。如果无法避免天然牙与金属等材料之间的咬合接触，医生应对天然牙未来的磨损有所预期并对天然牙的磨损情况进行定期监测。钴铬合金和陶瓷对天然牙的磨损尤其严重（图17.8）。

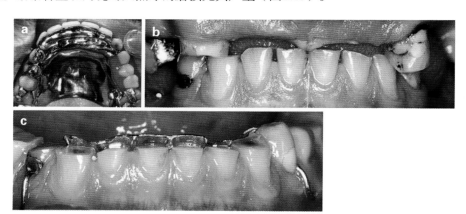

图17.8　（**a**）上颌可摘义齿𬌗面照，可见义齿前牙腭面有金属舌面背。（**b**）下颌义齿戴入后口内照片。（**c**）义齿戴用8年后口内照片，可见下颌前牙因与上颌金属舌面背咬合接触而发生磨损

17.8　技工室注意事项

最终义齿的设计可能很复杂，医生应该与技师进行充分沟通。医生最好能在义齿设计单或研究模型上画出义齿的设计。医生还可以与技师当面就设计进行讨论，以获得更好的修复效果。开始修复体制作前的医-技沟通可以避免义齿制作过程中可

能出现的技术问题。如果没有充分的医-技沟通，医生由于缺乏相关知识可能很容易忽略这些技术难题，使义齿修复效果受到影响。

17.9　义齿基托

义齿基托通常由金属或丙烯酸树脂制成。丙烯酸树脂美观性好，且易于调磨和重衬。树脂基托厚度应达到至少2~3mm，但是为了增加强度，树脂基托可能需要做得更厚。树脂基托可能会发生磨损，同时在固化过程中的应力可能导致基托变形[43]。树脂基托也更容易积聚牙菌斑。如果有覆盖基牙，义齿基托和人工牙的空间会减小。如果计划用丙烯酸树脂作为覆盖义齿的基托，需要用金属网对基托进行加强。

也可以用金合金、钴铬合金或钛合金铸造金属基托，但是这类义齿难以调磨和重衬。金属基托也有许多优点，包括[44]：

- 精度高，能准确就位
- 光洁度好，且为惰性材料
- 口感轻盈
- 强度高
- 易于清洁

17.10　人工牙

如果使用与天然牙颜色一致的人工牙，义齿能获得良好的美学效果。但是，对后牙进行修复时，可能修复空间非常有限，这时就需要在美学效果上有所妥协。如果义齿的耐用性是患者最关心的问题，那么将更薄的金属铸造成牙齿外形可能更好，也更容易被患者接受。有多种材料的人工牙可供选择：

- **丙烯酸树脂**——需要具有足够的厚度才能保证强度，不能有薄边或锐边。一般情况下技师会对成品人工牙的盖嵴部进行修整后，通过化学方法将其粘固到丙烯酸树脂基托上，或通过机械与化学固位相结合的方式将其固定在金属基托上。可以使用含有4-甲基丙烯酰氧基乙基偏苯三酸酐（4-meta）的粘接剂将丙烯酸树脂人工牙粘固到金属基托上。丙烯酸树脂人工牙耐磨性低，不会造成对颌牙的磨损，其还具有易于调磨的优点。但是，如果患者有副功能运动习惯，可能导致丙烯酸树脂人工牙的磨损或折裂。有时，为了获得最佳的外观，可以在椅旁对唇面进行重衬（图17.4b）

- **全瓷**——美学效果最佳，但是脆性高，而且一旦表面釉层剥脱后很容易造成对颌天然牙的磨损。全瓷牙在发生咬合接触时还会发出咔嗒声。可以通过物理化学涂层技术将全瓷人工牙粘固到金属基托上

- **复合树脂**——虽然结合了丙烯酸树脂和陶瓷的最佳物理特性，但当其厚度较薄时相对较脆。为了获得良好的性能，复合树脂人工牙的厚度至少要达到2～3mm，并需要受到义齿基托的保护

- **钴铬合金**——可以铸造得很薄并保持良好强度和刚性，将金属殆面或金属舌面背与义齿支架整体铸造，但金属材料很难调磨，而且会磨损对颌天然牙，可在咬合空间非常有限时覆盖磨损的后牙，用于制作高嵌体型可摘修复体

- **金合金**——对天然牙的磨损小，也更容易调磨。铸造金合金舌面背可以与丙烯酸树脂牙获得良好的粘接。缺点是成本高。完成义齿金属支架的试戴和调整后，对其进行带支架的印模制取、面弓转移、颌位关系记录，然后重新上殆架，随后就可以在技工室完成丙烯酸树脂人工牙的粘固

　　牙色唇面是影响牙齿磨损可摘义齿耐久性的薄弱环节[45]，对义齿进行设计时，需要结合宏观和微观机械固位原理，使牙色唇面获得良好的粘固。可以使用固位珠、固位钉和固位柱加强唇面（丙烯酸树脂、复合树脂或全瓷材料）与金属舌面背的结合。有时，需要将金属舌面背延伸至切缘或殆面，为牙色材料的唇面或殆面提供足够的保护（图17.9）。

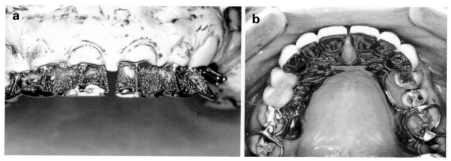

图17.9　（**a**）可摘义齿的设计中需要通过宏观和微观机械固位原理为人工牙提供固位。本病例中用金属固位珠和固位柱为树脂唇面提供固位。（**b**）将金属舌面背延伸到树脂唇面的切缘，以为其提供进一步的保护

17.11　结论、预防和维护

佩戴可摘局部义齿的牙齿磨损患者一般年龄较大，发生龋齿、牙周病等疾病的风险较高。这些患者往往在口腔卫生维护上存在困难，因为即使他们有足够的主观能动性，但由于视力不佳且手的灵活性不好，他们很难独立实施良好的口腔卫生维护措施。这些老年患者佩戴可摘局部义齿后口腔卫生的维护会更加困难，因为义齿会增加牙菌斑的积聚[12]。在可行的情况下，尽量鼓励老年患者坚持良好的口腔卫生维护，医生应将这些患者看作高患龋风险患者进行管理[45]。

应向患者强调预防性牙齿护理的重要性，特别注意使用高氟牙膏来清洁余留牙。嘱患者饭后对义齿进行清洁，夜间将义齿摘下并泡在义齿清洗液中，将高浓度氟化物凝胶涂在义齿组织面上，在不同时间使用含氟化物漱口水也会有所帮助[46-47]。

为患者制作带有或不带有人工牙的𬌗板，嘱患者夜间佩戴以减小副功能运动对天然牙和修复体的不良影响。如果义齿设计得不够坚固，可能会出现早期失败（图17.10）。牙齿磨损患者可摘义齿部件频繁失败的可能原因包括：

（a）咬合因素。

（b）设计因素。

（c）材料选择不正确。

重度牙齿磨损患者佩戴可摘义齿修复后，一般需要频繁地维护和修理，并且可能会发生早期失败。开始治疗前就应将这些风险充分向患者告知并要求患者定期复诊。

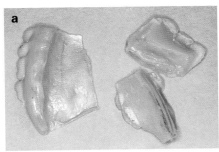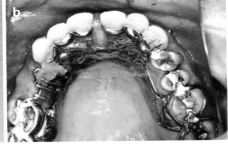

图17.10　（a）丙烯酸全口覆盖义齿的失败。（b）部分金属支架义齿的问题。更稳定的设计可以避免未来的早期失败

种植技术在牙齿磨损治疗中的应用

18

Dental Implants in the Management of Tooth Wear

Pranay Sharma, Pratik Sharma

18.1　介绍

　　文献证实，在严格把握适应证的前提下，种植修复是一种安全、可靠的治疗技术。一篇系统综述中指出种植体的13年存留率接近95%[1]。然而，种植修复也会有问题和并发症，其中大多数并发症是可以通过适当的患者筛选和细致地制订执行治疗计划来预防的。应用种植技术治疗牙齿磨损具有一定的特殊性，需要在治疗前对患者进行仔细评估。牙齿磨损患者进行种植修复的适应证包括恢复功能、美观和咬合稳定性。在集中详细讨论使用种植技术治疗牙齿磨损之前，我们将首先通过一个病例简单介绍种植技术在单颗牙齿缺失中的应用（图18.1～图18.5），并回顾当前关于种植体的特征和患者因素对种植治疗效果的影响。

　　种植体的材料和外形设计旨在获得最佳的初期稳定性，并通过骨结合获得持久稳定的骨–种植体界面。种植体外形设计中的宏观和微观机械特征都有助于这一过程的实现。

P. Sharma (✉)
UCL Eastman Dental Institute, London, UK
E–mail: pranay.sharma@ucl.ac.uk

P. Sharma (✉)
Barts and The London School of Medicine and Dentistry, Queen Mary University of London, London, UK
E–mail: p.k.sharma@qmul.ac.uk

图18.1　患者缺牙区骨量充足，能为种植体提供初期稳定。在缺牙区植入种植体

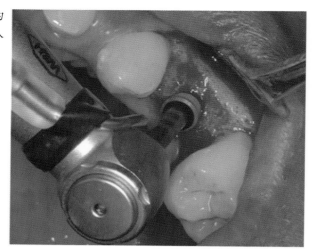

图18.2　复诊见种植体获得骨结合，且软组织轮廓及角化牙龈状态良好

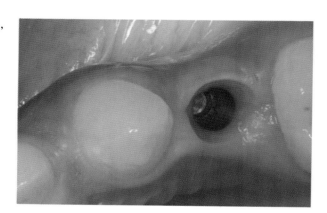

图18.3　螺丝固位烤瓷冠就位后的情况

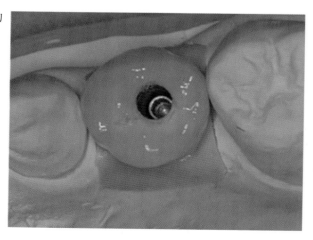

图18.4 单颗牙种植修复体，可见良好的美学效果和功能整合

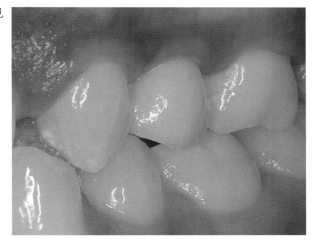

图18.5 根尖片显示种植体位置合适，种植体周围骨水平及修复体就位良好

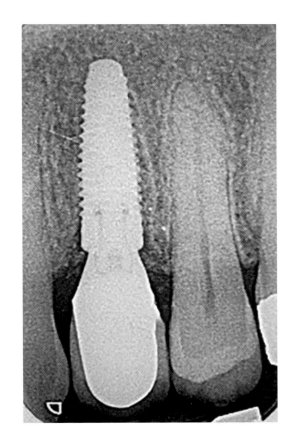

18.1.1　宏观机械特征

目前临床中使用的大多数种植体是带螺纹的，呈圆柱形或圆锥形。种植体的长度、直径和螺纹设计是影响骨内稳定性的重要参数。种植体表面的螺纹具有提高种植体初期稳定性、增加骨结合面积、改善应力分布的作用。种植体颈部的微螺纹能增加骨接触并进一步改善应力分布，有助于减少嵴顶骨的吸收。

18.1.2　微观机械特征

常规牙科种植体由4级商业纯钛或钛合金制成，最近也有氧化锆陶瓷材料的种植体面世。目前种植体都具有微粗糙的表面，这种微观结构可以增加骨与种植体的接触面积并加速种植体周围的骨愈合。很多技术都可以用来增加种植体表面的粗糙度，包括机械加工、等离子喷涂、喷砂、酸蚀、阳极氧化、激光处理和涂层等[2]。用某些形式的生物活性涂层（例如磷酸钙、骨形成蛋白和氟离子）对微粗糙表面进行化学改性可以进一步增强骨结合[3]。

18.1.3　种植体−基台连接

现代大多数种植体与基台的连接方式为内连接（修复部件伸入种植体内部获得连接）而不是外连接（修复部件包绕在种植体顶部）。表18.1总结了内连接的优点。

18.1.4　患者筛选

当考虑种植治疗时，临床医生必须在一开始就评估种植修复是否适合该患者。评估时需综合考虑患者本身的口腔状况以及种植技术在整体综合诊疗计划中的作用。全面、系统的患者评估是制订适当治疗计划的先决条件，应考虑到患者的主诉、牙科病史、社会史和系统疾病史。

种植治疗的绝对医学禁忌证非常少。表18.2列出了种植治疗的禁忌证和高风险因素。

表18.1　内连接的优点

• **机械**：防旋转特征，密合度高/微间隙和微动度小
• **生物**：提高密封性，防止微生物污染
• **临床**："平台转移"理念可提高边缘骨稳定性、软组织稳定性和美观性

表18.2 种植治疗的禁忌证和高风险因素

绝对医学禁忌证
- 正在进行的癌症治疗：化疗
- 急性传染病
- 不受控制的精神病
- 不受控制的药物或酒精滥用
- 近期心肌梗死、脑血管意外、瓣膜修复手术
- 静脉注射双膦酸盐药物
- 怀孕
- 免疫抑制：系统疾病，器官移植

口腔相关禁忌证和高风险因素
- 口内硬组织和/或软组织疾病
- 骨和软组织的体积/质量差
- 牙周炎病史
- 无法实施良好牙菌斑控制措施：生理/精神损伤
- 副功能运动（例如磨牙症）
- 吸烟
- 头颈部放射治疗史，尤其是最近1年内
- 无法控制的糖尿病
- 骨质疏松症

18.1.5 患者年龄

患者的实际年龄本身并不是判断能否进行种植治疗的决定因素。在年轻人中，种植体植入应该推迟到颅面生长停止，通常在18岁左右。然而，面部骨骼的生长可以持续到30多岁，因此谨慎起见，可能的情况下尽量将种植体植入年龄推迟到25岁以后，尤其是在前牙区[4]。对于老年患者，需要考虑治疗的必要性和患者对种植治疗的耐受能力，仔细评估患者是否有任何相对禁忌证和增加治疗风险的系统疾病。

18.1.6 吸烟

一些研究报道，吸烟患者种植体植入后的失败率较高，发生术后感染、种植体周围炎和边缘骨吸收的风险也有所升高[5]。但是，也有研究报道，吸烟患者中种植体的存留率也较高。因此，吸烟应被视为种植治疗的相对禁忌证。术前医生应仔细评估患者的吸烟状况，并告知患者吸烟对种植成功率和存留率的潜在不良影响。

18.1.7 牙周炎病史

有牙周炎病史的患者发生种植体周围炎的风险更高[4]。口腔卫生不良也与种植体周围炎的发生有关。开始种植治疗前，必须保证患者的牙周病已得到控制并处于稳定状态且患者具有良好的牙周健康意识和依从性；种植治疗期间和治疗后也需要坚持定期进行牙周维护性治疗。

18.2 磨牙症等副功能运动对种植体支持式修复体的影响

前几章已经讨论了副功能运动（例如磨牙症）在牙齿磨损中的作用。然而，关于磨牙症对种植治疗影响的临床研究仍较少，因为许多种植相关研究的纳入标准就将磨牙症患者排除在外了。虽然现有文献提示磨牙症和种植上部结构的折裂之间存在因果关系，但磨牙症和种植体失败之间似乎并没有直接关系[6]。此外，还有一些学者指出，磨牙症对种植体周围的边缘骨吸收也没有显著影响[7]。尽管如此，许多临床医生仍然认为副功能运动或磨牙症导致的咬合超负荷是引起种植体周围骨吸收的一个风险因素，并建议据此制订计划以降低风险（表18.3）。

由于种植体本体感受较低，磨牙症活动期间施加到种植体上的力甚至可能比施加到天然牙上的力更大。种植体咬合超负荷的后果可能表现为迟发性生物和/或机械并发症[8]。迟发性生物学并发症可表现为已经实现完全骨结合的种植体在术后一段时间出现病理性边缘骨丧失。

咬合过载引起的机械并发症可能包括种植体的折裂、基台螺丝松动或断裂、覆盖义齿附着体系统的松动或过度磨损，以及上部修复体瓷层、树脂和人工牙的过度磨损或断裂[9]。

表18.3 磨牙症患者行种植重建修复治疗前制订治疗计划时需考虑的因素

- 增加种植体与骨组织的接触面积：尽可能考虑在磨牙区使用直径更大的种植体，可能的情况下增加种植体的数量
- 优化种植体与上部结构的冠根比
- 消除或减小悬臂
- 将多颗种植体连在一起以分散咬合力
- 可能的情况下，将修复体设计为金属粭面以降低崩瓷的风险

18.3 修复设计与材料选择

应用种植技术治疗牙列磨损时，需要进行严格的临床评估和详细的治疗计划以降低发生潜在并发症的风险。治疗前应对修复体的咬合方案和机械力学进行精心设计。评估患者的咬合垂直距离，明确能否为理想修复体设计提供足够的空间。对于咬合垂直距离下降的病例，其颌间距离不足，可能导致种植体上部支架和/或修复材料空间不足，从而增加术后发生机械并发症的风险。在这种情况下，应考虑咬合重建增加咬合垂直距离。

之前介绍的天然牙固定修复的咬合设计原则同样适用于种植修复体。种植修复的咬合设计中应高度注意避免咬合干扰，使咬合力尽可能沿种植体长轴传导和降低侧向力[8]。

与天然牙不同，种植体周围没有牙周韧带，所以缺乏保护性本体感受反馈。因此，建议医生在完成种植修复后对患者的咬合情况进行长期监测并采用适当的手段对种植体进行保护，例如可为患者制作𬌗板并嘱其夜间佩戴（第11章和第19章）。

为了保护骨-种植体界面，过去很多年里学者们一直推荐在种植上部结构中使用丙烯酸树脂等具有缓冲性能的材料。然而，丙烯酸树脂长时间使用容易发生磨损和折裂[10]。如图18.6所示，该患者的丙烯酸树脂人工牙就发生了𬌗面磨损。全瓷材料具有优异的耐磨性和美观性，因此建议将其作为单颗牙种植修复和种植体支持式固定局部义齿修复的首选材料。对于种植体支持式全牙弓固定修复，目前有包括金属烤瓷和最新的氧化锆材料在内的多种选择，但是依然有许多临床医生将丙烯酸树脂人工牙作为首选材料。

在磨牙症患者的种植修复（尤其是后牙修复）中，一些临床医生为了避免崩瓷等并发症的发生更倾向于使用𬌗面为金属的上部修复体，而不选择𬌗面为瓷材料的

图18.6 上颌全牙弓复合桥的丙烯酸树脂人工牙发生𬌗面磨损

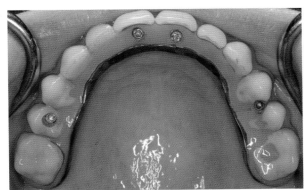

修复设计[8]。图18.7是一例金属𬌗面咬合重建的病例，关于磨牙症患者的种植修复中到底使用哪种材料恢复𬌗面形态最为理想，目前尚缺乏有力的证据，需要学者们开展进一步的临床研究来提供更明确的建议和指南。

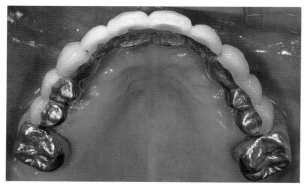

图18.7　磨牙症患者的上颌种植固定修复。患者上颌第一磨牙为金冠，其余牙为大范围种植体支持式固定修复。可见修复体设计为金属𬌗面

18.4　"以修复为导向"的治疗方案

所有的种植治疗计划和种植体植入都需要遵循"以修复为导向"的理念，应该首先对最终修复体及人工牙的理想位置进行设计，然后再以修复体的信息为引导，对种植体在骨内的理想三维位置进行规划和设计。本书前几章已经全面介绍了牙齿磨损治疗计划、数据收集、特殊检查和诊断程序等方面的内容。表18.4列出了种植修复治疗计划与工作流程示例。

表18.4　种植修复治疗计划与工作流程

- 将研究模型按照合适的咬合关系上𬌗架，或将数字化模型虚拟上𬌗架，为进一步的治疗计划制订做准备
- 决定是否维持原有咬合关系或行咬合重建。评估是否有充足的修复空间？如果没有充足的修复空间，确定如何获得修复空间（例如正畸治疗或增加咬合垂直距离）？
- 制作传统诊断蜡型或数字化虚拟蜡型，用于制作放射导板
- 如果临床评估后确定可行种植修复，佩戴导板进行原位CBCT扫描
- 根据理想的人工牙位置和形态确定种植体植入的最佳植点，并对种植位点的骨量进行3D分析。可以使用3D规划软件辅助设计
- 如果理想种植位点骨量不足，根据"以修复为导向"的理念，考虑是否需要行骨增量手术，或考虑调整手术/修复计划
- 基于3D规划软件制作手术导板，静态引导种植体植入；或采用动态导航技术引导种植体植入

　　图18.8～图18.13显示了模拟技术（图18.8和图18.9）和数字化技术（图18.10～图18.13）在种植治疗计划工作流程中的应用。

　　在单颗或多颗牙齿缺失的种植修复中，充足的种植体和修复体空间、健康的邻牙、良好的邻牙牙根排列、足量的软硬组织都是保证治疗成功的有利因素。这种固定修复方案在游离端牙齿缺失的治疗中特别有意义，能够为其他部位发生磨损牙列提供稳定的后牙支撑（图18.14）。

图18.8 模拟技术：将研究模型上𬌗架并制作诊断蜡型，制订种植治疗计划

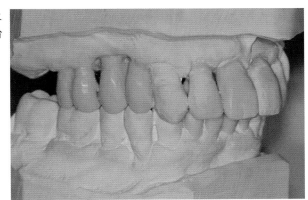

图18.9 模拟技术：制作牙支持式丙烯酸树脂放射/手术导板，以辅助种植体精准植入

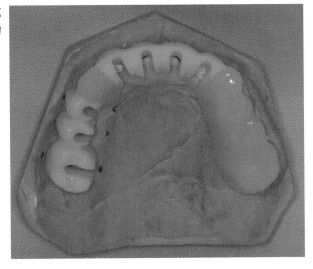

图18.10　数字化技术：使用CBCT
扫描设计种植体植入位置

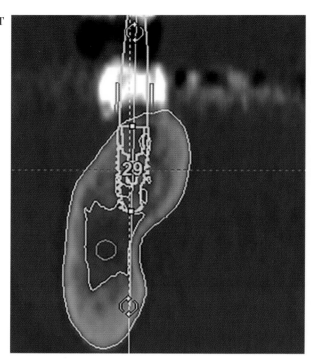

图18.11　数字化技术：利用3D规划
软件，"以修复为导向"对种植体
的植入位点进行优化设计。根据术
前设计制作手术导板

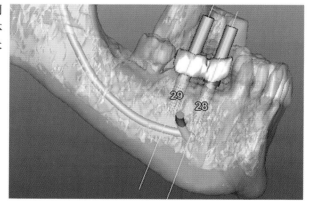

图18.12 数字化技术：用口内扫描仪（Trios 3-shape）制取种植体印模

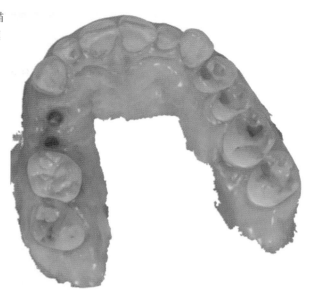

图18.13 数字化技术：使用CAD软件设计种植修复体

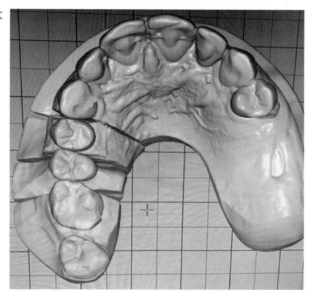

图18.14 本病例患者存在前牙磨损，同时下颌为Kennedy Ⅰ类牙列缺损。通过种植体支持式固定桥修复为患者恢复了稳定的后牙支撑

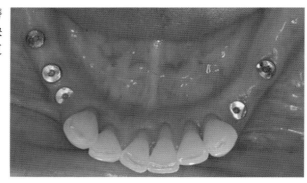

18.4.1　种植体植入时机

即刻将种植体植入到新鲜的拔牙窝中能减少复诊次数并缩短整体治疗时间。但是，即刻种植时，必须严格把握适应证，确保患者无活动性病变、有足够的骨量提供种植体稳定性并有足量的软组织保证良好的美学效果[11]。图18.15～图18.17显示了一例美学区即刻种植的临床案例。图18.18～图18.23显示了一例在拔牙6周后实施了种植体早期植入的临床案例。

图18.15 微创拔除折裂的上颌右侧中切牙残根

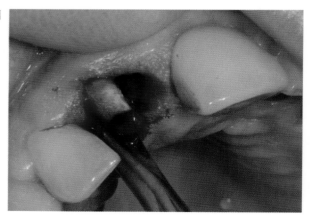

图18.16 即刻植入种植体，并用颗粒状异种骨移植物进行跳跃间隙植骨

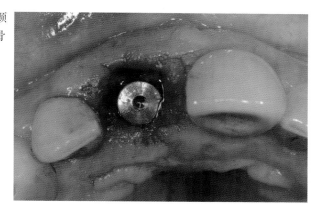

图18.17 种植体支持式全冠修复后的最终效果，可见良好的软组织形态和美学效果

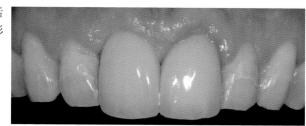

图18.18 上颌右侧中切牙拔除6周后的口内照片，缺牙区软组织闭合且软硬组织轮廓良好

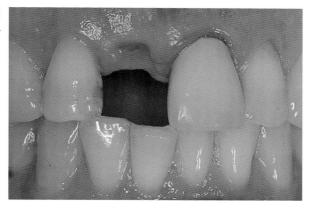

图18.19　遵循"以修复为导向"的理念，在手术导板引导下将种植体植入在理想的三维位置

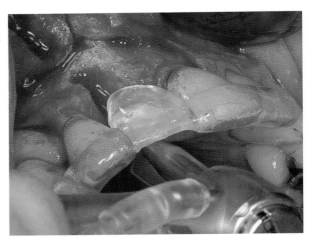

图18.20　注意观察本病例拔牙后出现严重的颊侧骨缺损，种植体植入后唇侧有螺纹暴露

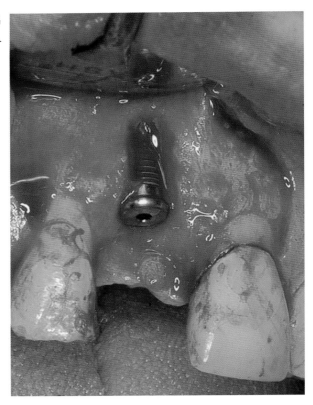

图18.21 将自体骨碎屑与颗粒状异种骨移植物混合，通过引导骨再生技术对唇侧的骨缺损进行处理

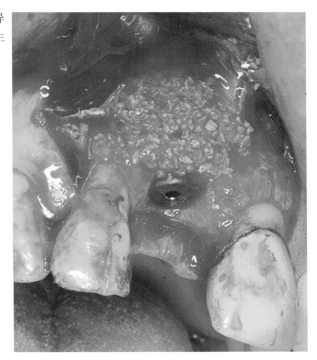

图18.22 在颗粒状异种骨移植物表面覆盖胶原膜

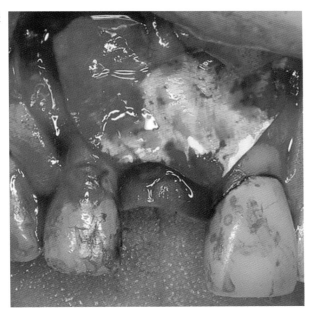

图18.23　无张力软组织关闭

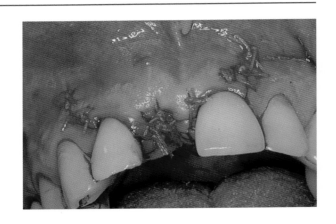

18.5　牙齿磨损患者牙齿缺失的种植修复

在牙齿磨损病例的综合诊疗计划中，可能需要借助种植体支持式修复体来恢复功能、美观和提供稳定的咬合。种植治疗可能涉及单颗或多颗缺失牙，甚至整个牙列。在某些情况下，当牙齿磨损的程度非常严重并影响到多数天然牙时，医生决定是否需要拔除一些或所有余留牙。图18.24[12]总结了用种植技术修复缺失牙的可选方案。

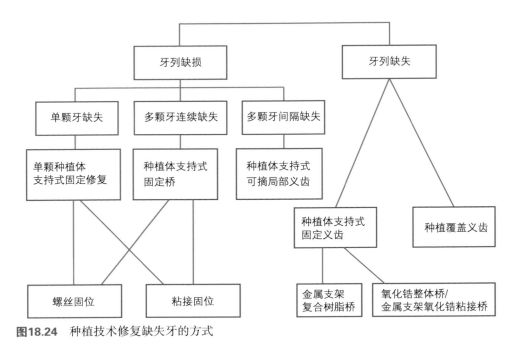

图18.24　种植技术修复缺失牙的方式

18.5.1 牙列缺损

18.5.1.1 单颗种植体支持式固定修复

在单颗牙种植修复中，上部修复体可以通过螺丝固位或粘接固位与种植体连接。对于粘接固位的修复体，需要先将基台通过螺丝连接到种植体上，再将修复体以与常规牙冠相同的方式粘固到基台上。图18.25和图18.26显示了一例粘接固位的种植修复病例。粘接固位的种植修复中，全冠通过基台与种植体连接在一起。螺丝固位的种植修复中，全冠和基台形成一个整体，并通过修复螺丝直接固定在种植体上（图18.3～图18.5）[13-14]。表18.5列出了可用的基台类型。

图18.25 基台就位

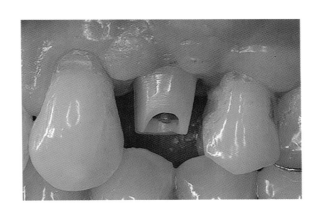

图18.26 全瓷基台支持的粘接固位氧化锆全冠

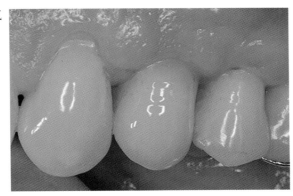

表18.5 基台类型

- 个性化基台：例如使用蜡型技术制作的UCLA个性化基台
- 成品基台：可调磨或不可调磨基台
- 全瓷基台：薄龈生物型病例中具有美学优势
- CAD/CAM切削基台

18.5.1.2 种植体支持式固定桥

原则上，这种类型的修复类似于传统的固定桥，通过固定修复体来修复多颗牙齿的缺失（图18.27和图18.28）。修复体可以通过前述与单颗牙种植修复类似的螺丝固位或粘接固位方式连接在种植体上。此类修复形式所需的种植体数量很大程度上取决于缺牙区的跨度大小，通常需要2～6颗种植体。

图18.27 三单位螺丝固位烤瓷桥

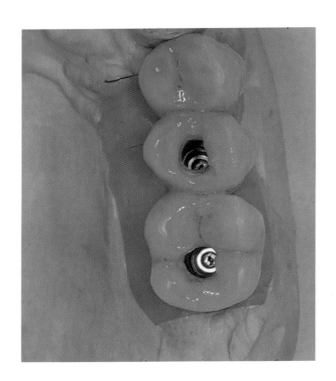

图18.28 种植体支持式金属烤瓷桥修复上颌左侧游离端缺失，提供后牙支撑

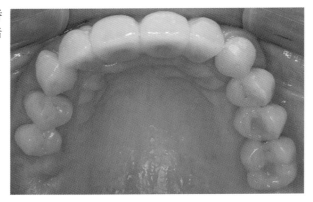

18.5.1.3 种植体支持式可摘局部义齿

有时，由于临床因素的限制，多颗缺失的牙齿可能无法用种植体支持式固定义齿进行修复。例如，有的病例中可能没有足够的骨组织为固定桥提供支持。其他因素可能还包括严重牙槽嵴吸收导致需要借助可摘义齿的基托来恢复唇部支撑和面部支撑。在这种情况下，利用余留天然牙进行可摘局部义齿修复是一种可选的治疗方案；也可以通过植入单颗或多颗种植体，并借助附着体系统，利用种植体改善可摘局部义齿的支持和固位。

18.5.2 牙列缺失

18.5.2.1 种植覆盖义齿

这种类型的修复体患者可以自由摘戴，其修复体通过合适的附着体系统与种植体连接，种植体为义齿提供辅助支持和固位。附着体是一类对义齿起到固位和稳定作用的机械装置，由两部分组成：一部分连接在种植体上（阳性部件/公构件），另一部分固定在修复体上（阴性部件/母构件）。表18.6列出了种植覆盖义齿常用的附着体系统。

种植覆盖义齿可分为两类：一类主要由黏膜提供支持，种植体仅提供辅助固位作用；另一类完全由种植体提供支持和固位。理解这二者之间的区别很重要，因为这两种不同类型的覆盖义齿需要不同的种植设计、修复体设计和附着体类型。

黏膜支持式覆盖义齿主要由剩余牙槽嵴为义齿提供支持，种植体仅提供辅助固位作用。因此，此类覆盖义齿需要与传统全口义齿相似，在支持组织表面获得充分覆盖和伸展。图18.29～图18.31显示了一例下颌黏膜支持式种植覆盖义齿。通常，下颌无牙颌的黏膜支持式种植覆盖义齿需要在下颌前部植入2颗种植体，而上颌则需要在上颌前部植入4颗种植体[15]。图18.32～图18.34显示了一例上颌黏膜支持式种植覆盖义齿。

表18.6 种植覆盖义齿常用的附着体系统

非夹板式（种植体未连接在一起）
• Locator附着体
• 球帽附着体
• 磁性附着体
夹板式（多颗种植体连接在一起）
• 杆卡附着体
• 切削支架附着体

图18.29 下颌黏膜支持式种植覆盖义齿，在下颌前部植入2颗种植体，由2个Locator附着体为义齿提供辅助固位

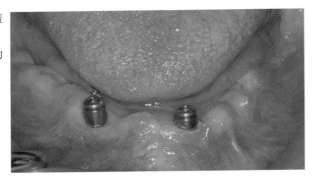

图18.30 下颌黏膜支持式种植覆盖义齿，义齿远中应充分伸展以获得良好的支持，义齿前部可见Locator附着体对应的阳性垫片

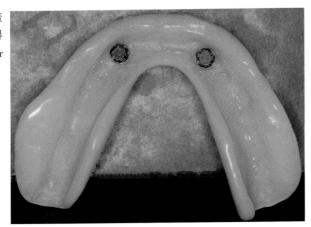

图18.31 下颌黏膜支持式种植覆盖义齿，2个Locator附着体为义齿提供辅助固位

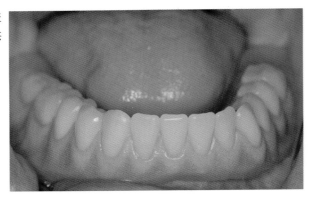

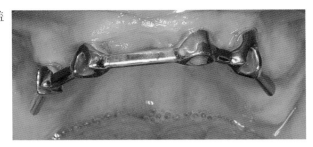

图18.32 上颌黏膜支持式种植覆盖义齿，含4颗种植体和杆卡附着体

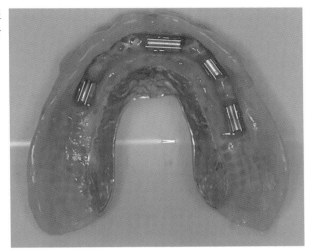

图18.33 上颌黏膜支持式种植覆盖义齿，种植体和杆卡附着体为义齿提供支持及固位

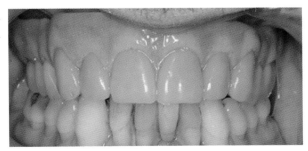

图18.34 上颌黏膜支持式种植覆盖义齿，4颗种植体和杆卡附着体为义齿提供支持及固位

　　种植体支持式覆盖义齿完全由种植体提供支持和固位，通常下颌需要4颗种植体，而上颌需要6颗种植体。此类覆盖义齿的固位和支持均完全由种植体提供，因此仅需少量覆盖软组织、义齿基托面积小[16]。

18.5.2.2　种植体支持式固定义齿

与上面介绍的种植覆盖义齿相反，种植体支持式固定义齿不能由患者自行摘戴，通常由4颗或更多颗种植体为修复体提供支持。与覆盖义齿相比，种植体支持式固定义齿体积和软组织覆盖范围均减小。有两种基本类型的种植体支持式固定义齿：一种为螺丝固位的整体复合桥，另一种为传统形式的固定桥[16-17]。图18.35～图18.38显示了一例用于上颌牙列缺失修复的螺丝固位种植体支持式复合桥。

种植体支持式复合桥通过螺丝固定，含有金属桥架，通常由钛支架、丙烯酸树脂饰面和丙烯酸树脂人工牙构成。图18.39～图18.41显示了一例严重牙齿磨损病例，患者的下颌植入了4颗种植体，并进行了螺丝固位种植体支持式复合桥修复。

种植体支持式固定桥可以是螺丝固位或粘接固位的。它们通常由金属支架和瓷组成，与传统的金属烤瓷修复体相似。包括氧化锆在内的全瓷材料目前也越来越多地用于制作固定桥。

图18.35　上颌牙列缺失后植入5颗种植体并连接复合基台

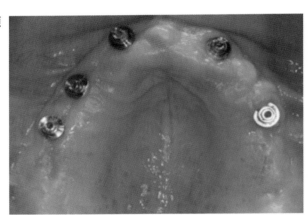

图18.36　上颌螺丝固位种植体支持式复合桥，由金属桥架、丙烯酸树脂饰面和丙烯酸树脂人工牙构成

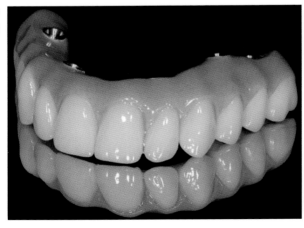

图18.37　上颌螺丝固位种植体支持式复合桥修复后的殆面照

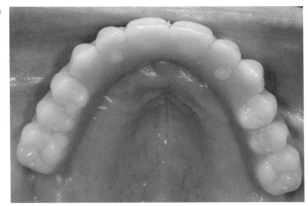

图18.38　上颌螺丝固位种植体支持式复合桥最终效果的正面照

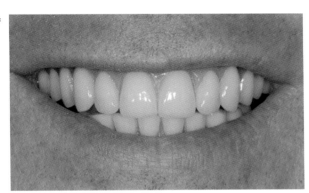

图18.39　本病例为严重牙齿磨损，需要通过大面积修复进行咬合重建

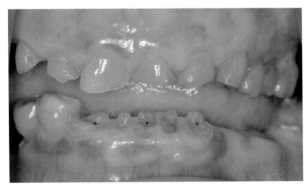

图18.40　在下颌植入4颗种植体，制作螺丝固位种植体支持式复合桥

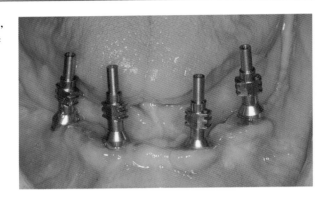

图18.41　下颌螺丝固位种植体支持式复合桥完成后

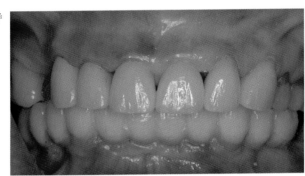

18.6　种植支抗在牙列缺损正畸患者治疗中的应用

种植体可以在正畸治疗中提供绝对支抗，因此种植技术的发展使正畸领域发生了跨越式的进步。支抗管理是成功正畸治疗的重要内容，而骨结合的种植体在外力作用下也不会发生移动，因此其目前在正畸治疗中被广泛作为支抗应用。1989年，Roberts等人描述了用种植体作为支抗，关闭下颌第一恒磨牙区较大拔牙间隙的成功案例[18]。

最近，随着正畸微型种植体（OMI）的出现和过去20年该领域相关研究的积累，种植技术在正畸治疗中的应用得到了进一步推进。目前，OMI已成为正畸医生常规使用的一种支抗选择。尽管不同商业OMI的设计有所差异，但大多数OMI主体部的直径为1.2～2mm，而长度为6～10mm。

与传统的牙科种植体不同，OMI依赖机械固位力锚定在骨内。由于OMI尺寸较小且依赖机械固位，故其易于植入和取出，并且可以植入于下颌骨和上颌骨中的不同位置以促进牙齿移动（图18.42、图18.43和图18.46）。

　　复杂牙列磨损的综合诊疗常需要多学科协作，通过复杂的牙齿移动为修复重建创造空间。对于这类复杂的病例，种植体是一个辅助牙齿按医生预期移动的重要支抗来源；医生可以利用种植支抗前拉或后推牙齿、纠正因前牙或后牙支撑丧失导致的牙齿排列异常（图18.42）、压低或牵出前/后牙（图18.43、图18.44和图18.46）、选择性引导一组牙齿发生不对称移动（图18.45～图18.47），或为牙周支持力不足的牙齿提供支抗。

图18.42　上颌后牙过度萌出，下颌后牙种植修复缺乏咬合间隙。正畸压低上颌后牙需要有合适的支抗，可以利用OMI获得支抗

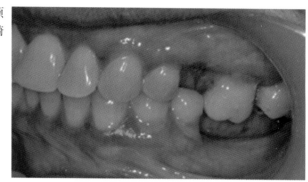

图18.43　用OMI作为支抗，正畸压低上颌磨牙，为下颌后牙种植修复创造空间

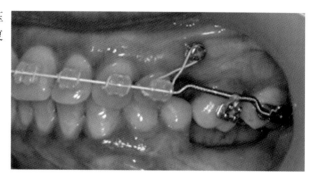

图18.44　成功压低上颌磨牙，为修复治疗创造了空间

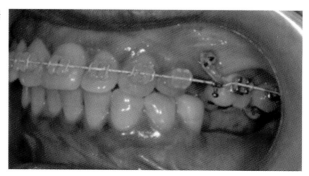

图18.45 牙齿磨损和不对称的代偿性萌出。牙齿磨损治疗前需要先将上颌𬌗平面整平并减小覆𬌗

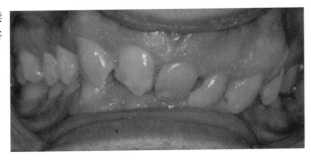

图18.46 开始修复治疗前，先进行正畸治疗，利用OMI作为支抗，压低上颌左侧牙齿

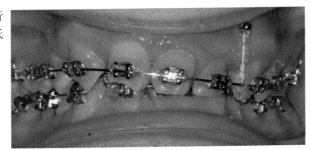

图18.47 使用OMI作为支抗，成功整平上颌𬌗平面，减少覆𬌗。患者接下来可以进行进一步的修复治疗

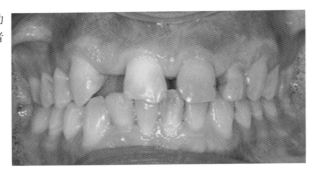

18.7 长期维护和𬌗板的使用

尽管种植成功率很高，但种植并发症和失败还是时有发生，前文已经讨论了谨慎地选择适应证和仔细地制订治疗计划对种植治疗远期效果非常重要。如果种植体在愈合阶段无法与周围的骨组织发生骨结合，被称为种植体的早期失败，即在种植体承担咬合负荷之前就出现失败。种植体也可能在修复完成后的数个月甚至数年后丧失骨结合并发生失败，被称为种植体的晚期失败。晚期失败可能由生物学并发症和机械并发症引起[19]。

18.7.1 生物学并发症

生物学并发症可能因细菌在种植体表面形成生物膜而导致种植体周围组织发生炎症[20]。种植体周围组织的炎症反应可能局限于软组织（种植体周围黏膜炎），也可能扩散并影响种植体周围的骨组织并导致骨吸收（种植体周围炎）。临床上，种植体周围黏膜炎的表现为牙龈发红、探诊出血和牙周袋深度增加，但没有骨吸收。严重的种植体周围炎则会表现为种植体周围"弹坑状"的嵴顶骨吸收（图18.48 ~ 图18.50）。

据文献报道，种植体周围病的发病率为2% ~ 62%。最近的一篇系统综述中报道种植体周围炎的加权平均患病率为22%[21]，这一数据可能随着全球范围种植体使用

图18.48 下颌右侧第一磨牙种植体的根尖片，显示种植体周围发生"弹坑状"的嵴顶骨吸收

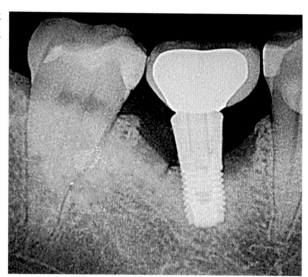

图18.49 上颌种植体的种植体周围炎，伴有化脓和软组织肿胀

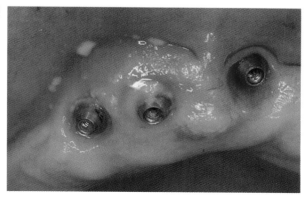

图18.50 上颌的种植体周围炎，可见严重骨吸收

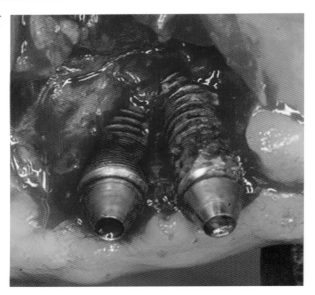

数量的增加而增大。临床医生需要按照适当的时间间隔定期对种植修复体进行临床和影像学监测，评估种植体周围组织的变化。如果发现问题，应在早期阶段开始干预。患者自身因素也对种植治疗的成功率有显著影响，因此患者必须在种植术后保持良好的口腔卫生习惯并遵守医嘱坚持良好的口腔健康维护。

关于种植体周围炎的治疗，目前学者们提出了多种手术和非手术治疗方案，但是目前仍缺乏明确的共识。目前提倡的方法包括机械清创术、使用抗菌剂、局部或全身应用抗生素、外科手术及再生治疗。

18.7.2 机械并发症

机械并发症可能是由于治疗计划不充分、修复体设计不良或咬合方案不当等导致修复体承担的咬合负荷过大引起的，这些在本章前面已经进行了介绍。一篇系统综述发现，与非磨牙症患者相比，磨牙症患者的种植体支持式固定义齿发生机械并发症的风险更高[22]。图18.51显示了一例下颌种植体支持式复合桥的机械并发症，该修复体的丙烯酸树脂牙发生折裂。与种植体支持式固定修复相比，可摘种植覆盖义齿发生机械并发症的概率更高，因此需要更频繁的长期维护。

如果出现反复发生机械并发症的情况，医生应对患者进行仔细评估以确定潜在原因，并对修复体进行适当的调整，以降低咬合超负荷的风险[8]。

检查和处理的方法包括术后常规复诊中对患者的咬合进行重新评估并根据情况进行必要的调整，或必要时对上部修复体的设计进行更改。

副功能运动（磨牙症和紧咬牙）会将过大的咬合力传递给支持骨，导致破坏性的侧向应力和咬合超负荷。夜间佩戴丙烯酸树脂粭板可以防止磨牙症对种植体的不良影响[22]。图18.52显示了一例种植术后佩戴颌丙烯酸树脂粭板的病例。这种夜间防护装置有助于将磨牙症以及紧咬牙产生的不良应力合理分散并使其更多地沿垂直向传导[23]。夜磨牙粭板可以使上下颌牙列正中咬合时的接触点更加均匀分散，从而降低种植修复体发生折裂的风险（第11章和第19章）。

图18.51 机械并发症：下颌种植体支持式复合桥的丙烯酸树脂牙发生折裂

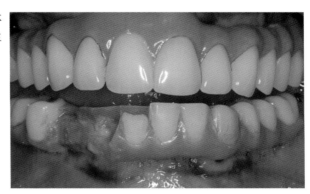

图18.52 为患者制作上颌丙烯酸树脂防护装置（"粭板"）以保护上颌种植体和下颌后牙种植体

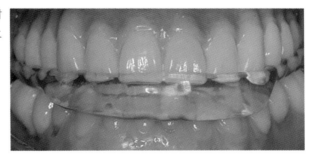

18.8 结论

牙齿磨损可以是广泛性的，影响整个牙列，也可以是局部性的，也可以由酸蚀、磨损或磨耗引起。就磨耗引起的牙齿磨损而言，其病因一般是多因素的，但通常磨牙症等副功能运动可能发挥了主要作用。虽然对于伴有牙列磨损的牙齿缺失病例的治疗，医生有多种修复方法，但为了获得满意的功能、美观和稳定的咬合，医生需要对部分患者进行种植修复。关于如何保护种植修复体免受磨牙症的影响，目前相关研究较少，仍需要进一步的探索。许多临床医生仍然认为磨牙症会使种植体承担不良的咬合负荷，导致种植治疗失败。考虑到上述所有因素，我们认为为了保证牙齿磨损患者种植修复的成功率，医生必须重视准确的术前评估、详细的治疗计划、合理的修复设计、精准的咬合控制和长期规律的术后维护。

牙齿磨损的预防、术后维护及问题处理
Prevention, Maintenance and Dealing with Failures

Judith Wickens

19.1 介绍

在过去的30年里，龋齿和牙周病等常见牙齿疾病得到了更好的控制，越来越多的人在老年时仍保留有部分或全部牙齿；伴随这一变化，医生和患者对影响各个年龄段的牙齿磨损认识也在不断提高[1]。目前已有纵向临床研究对牙齿磨损在不同年龄段人群中的流行情况进行了报道[2]，该研究的结果提示我们，不应将牙齿磨损看作一种主要影响老年人群的疾病，更要关注那些青少年时期就出现严重的酸蚀性牙齿磨损表现的人群（第2章和第12章）。社交媒体的宣传使患者对自己外貌越来越在意，这些因素促使患者对口腔治疗的期望值也发生了变化，进一步推动了临床牙科日常实践的发展。

目前学界已经公认，龋齿和牙周病通过适当的健康宣教和专业治疗可以得到有效控制，甚至在老年患者中也是如此。相比之下，对于活动性牙齿磨损，目前口腔医生对其预防、监测和处理的认识水平仍较低。本书的前几章中，我们详细介绍并强调了牙齿磨损的多因素病因、如何通过口腔医生与临床医生的团队协作控制和解决牙齿磨损问题，以及对牙齿磨损的动态影响进行管理的复杂性。牙齿磨损进展的监测方法以及用于牙齿磨损修复的方法和材料都会随着时间的推移而不断进步及变化，但是在牙齿磨损的综合诊疗中一个不变且最重要的认识就是：早期预防牙齿磨损比发生磨损后再进行修复更为重要。牙齿磨损的修复治疗往往比较复杂，牵涉口内多颗牙齿、费用昂贵[3]，且术后需要终生维护修理。

J. Wickens (✉)
Private Practice, Isle of Wight, Cowes, UK

© Springer Nature Switzerland AG 2022
A. Eder, M. Faigenblum (eds.), *Tooth Wear*, BDJ Clinician's Guides,
https://doi.org/10.1007/978-3-030-86110-0_19

19.2 牙齿磨损的预防

有效预防牙齿磨损首先需要准确识别磨损高风险因素的人群（第3章）。医生可以通过仔细检查发现一些与牙齿磨损有关的风险预测因素，例如较高的年龄、切缘磨损、覆𬌗过大和前牙对刃𬌗等[4]，这些因素可以帮助医生识别牙齿磨损高风险人群。牙齿磨损可能从乳牙列就开始发生。已有证据表明，乳牙列磨损与恒牙列的持续牙齿磨损有关联；例如，14岁时出现的上颌前牙水平磨损对18岁时这些牙齿继续发生磨损具有可靠的预测意义[5]。其他因素，例如前牙咬合力过大、低pH食物的摄入和下颌低角等，也与前牙磨损的总面积密切相关。牙齿磨损是一种渐进性缺损，随着年龄的增长，磨损的范围和程度会不断增加[2]。以往认为如果不加干预，牙齿磨损会以相对稳定的速度持续加剧。然而，文献并不支持这一观点。实际上，牙齿磨损的发展是一种活跃期与进展期交替的"间歇性"过程。牙齿磨损的速度会随着患者生活习惯和牙齿形态、心理状态的改变而改变。例如，混合牙列儿童的磨牙症一般会随着年龄的增长而加剧，随后又逐渐缓解[6]。牙齿磨损的有效预防和控制有时比较困难，因为即使患者已经在医生的帮助下纠正了引起磨损的主要病因，但已经受损的牙齿耐磨性已大大下降，容易在其他因素（例如饮食中的酸引起的酸蚀）的影响下进一步发生牙体组织缺损。因此，牙齿磨损的诊断、预防和控制是非常复杂的，这也提示医生必须对更大范围的人群进行全面和系统的牙齿磨损相关健康宣教。

有效预防牙齿磨损应包括：

- 医生早期识别牙齿磨损患者
- 需要时转诊到其他相关医学学科和牙科[7]
- 合理使用预测标志[1-2]（第3章）
- 牙科团队对患者进行健康宣教[8]
- 使用合适的方法记录牙齿磨损的进展：磨损指数、照片、模型、3D影像[9]
- 通过改变不良习惯控制牙齿的进一步磨损
- 保护牙齿表面免受致病因素的影响
- 以适当的时间间隔对患者进行复查，以保持患者在疾病控制中的积极参与

医患交流在病理性或加速牙齿磨损的预防中也具有重要作用。医生通过仔细询问患者的饮食情况、胃部症状或副功能运动习惯等信息，帮助推断牙齿磨损的主要病因。与未报告有夜磨牙习惯的人群相比，问诊中明确报告有副功能运动的成年人

中发生切牙切缘和牙齿殆面磨损的比例更高[10]。有学者认为，磨牙症是一种运动障碍，肌肉的亢进不仅局限于咀嚼肌，还可表现为全身运动的增加[11]。已有权威机构开始宣传伴有睡眠障碍的夜磨牙症的治疗。关于磨牙症的病因，目前有两种病因学模型：一种为结构性模型，认为咬合关系不良或上颌–下颌颌位关系不良是引起磨牙症的主要原因；另一种为功能性模型，强调压力、情绪紧张和性格特征在磨牙症发生中的作用[12]。然而，目前的纵向研究中尚没有发现任何一个与磨牙症有直接因果关系的因素，因此上述结构性和功能性致病因素均未得到证实。人群中，夜磨牙症的发生率约13%[13]。

> **增加牙齿磨损风险的因素：**
> - 幼儿期有牙齿磨损
> - 报告有副功能运动习惯
> - 过大的前牙咬合力，可能与下颌低角有关
> - 进食障碍，包括低pH饮料的过量摄入
> - 引起胃食管反流或自主诱发呕吐行为的疾病

医生能否收集到充足的与牙齿磨损病因相关的信息取决于医患交流中患者能否对这些相关因素进行全面汇报。很多时候患者在交流中会遗漏一些信息，因为他们认为这些问题与牙齿疾患无关。因此，医生需要高度重视通过口内检查发现牙齿磨损的迹象，随后再有目的地与患者进行交流，对与牙齿磨损相关的异常习惯或疾病进行仔细问诊。Bartlett的研究充分证明了这一点，他对26名上颌前牙腭面磨损患者进行调查，发现其中17名患者存在日间胃食管反流问题，但这些患者在问诊中并没有报告有胃食管反流症状或明确告知医生已诊断患有胃食管反流病[14]。这说明口腔医生在寻找牙齿磨损的病因时会面临很多困难，对患者的及时转诊和健康宣教产生负面影响。

19.3　预防的重要性

牙齿磨损的影响不仅局限于牙体硬组织缺损，还会影响到牙齿周围的组织健康。牙齿磨损发生后，牙列为了保持咬合接触和邻接面接触[15]，会发生移动。与此同时，牙槽骨和牙周复合体也会随着牙齿移动。因此，医生可以通过观察龈缘曲线是否协调一致来推断牙齿是否发生了移动及其移动方向。如图19.1所示的病例中，已发生重度磨损的乳尖牙滞留，引起对颌牙伸长和邻牙移位、侵占了乳尖牙的功能

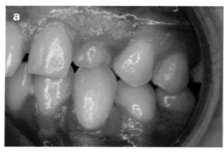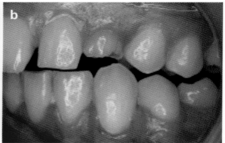

图19.1　（a和b）乳牙滞留引起的局部影响

和美学修复的空间。由于没有进行牙齿磨损的早期干预，牙齿的代偿性移动使本病例的治疗变得复杂。类似地，副功能运动引起的牙齿磨损也常伴有牙列的代偿性变化，这种变化使咬合接触和功能得以保持。

　　前牙磨损通常会引起美学缺陷，迫使患者寻求专业治疗。但是，这类患者通常同时存在咬合关系的改变，可能影响口颌功能并使修复治疗变得更复杂。医生在对此类患者进行治疗时，有时过度关注患者的美学需求，而对牙列的功能问题考虑不足。这种情况下，治疗中很容易因咬合设计不当或咬合负荷不合理导致修复失败或对颌牙磨损。

　　然而，很多时候牙齿磨损患者并不会及时求诊，直至颌面部发生了明显变化时，例如面部不对称（图19.2），才来医院就诊。如图19.2所示的病例中，由于上下颌骨关系不协调，导致前牙对刃𬌗，先引导患者下颌回到后退位。人体为了获得功能性"最佳咬合位"会产生出副功能运动习惯，导致牙齿发生磨损。如果该患者的情况能够在早期就得到诊断，可能就能避免后续牙齿代偿性移位，使相应的矫正性治疗更容易实施。

　　预防牙齿进一步磨损的理想方法是消除原因，但往往非常难以实现。因此，我们可以制订一套适用于所有患者的通用性预防方案、引导患者改变不良习惯、保护剩余牙体组织。一旦明确患者为牙齿磨损高风险人群后，牙科诊疗团队就需要为患者提供这样的预防方案，其内容应包括：

- 通过耐心教育和反复强调使患者明白口腔及牙列已经发生的潜在不良变化
- 针对饮食和刷牙等口腔卫生习惯进行健康宣教（例如刷牙方式和时间）
- 化学辅助剂的使用：含氟牙膏、漱口水和凝胶等制剂（可由患者和/或专业人员使用）
- 定期监测牙齿磨损的进展［使用磨损指数、照片[16]、模型（图19.3）和3D影像[7]］

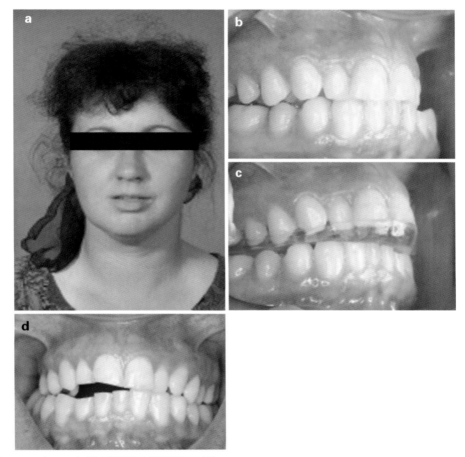

图19.2 （a~d）牙齿磨损引起面部不对称

　　如果怀疑某种因素是引起患者发生牙齿磨损的主要病因，可以针对主要病因制订个性化、具体的预防措施，例如：

- 副功能运动习惯（持续性或间歇性）：制作合适的保护性殆板（第11章）
- 外源性酸蚀：使用含氟牙膏、凝胶、漱口水和含护牙素的牙膏[17]。含护牙素的制剂通过生物可利用的钙离子和磷酸盐离子使羟基磷灰石晶体过饱和，进而抑制脱矿并促进再矿化（第6章）
- 内源性酸蚀：如果患者有自主诱发呕吐行为或疑似胃食管反流表现，建议与消化系统专业医生合作，为患者制订综合诊疗计划[7]

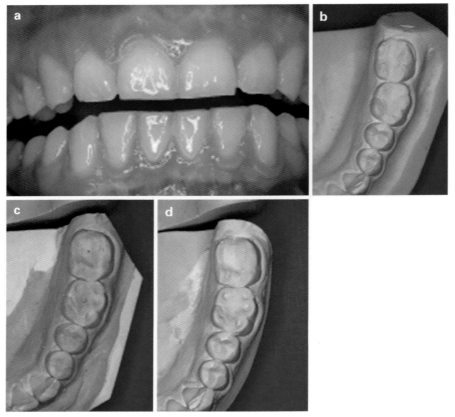

图19.3　唇面照（**a**）和17年间记录的系列研究模型（**b~d**）显示了对比模型在监测牙齿磨损进展和程度方面的价值

19.4　修复干预

　　修复干预的时机和方式受到许多因素的影响，不仅与患者本身有关，还与医生团队的专业技术水平相关。对酸蚀性磨损患者进行简单、保守的粘接性治疗（图19.4），可有效预防疾病的进展并对现有缺损进行修复，这种粘接性修复治疗术后维护简单，将其应用在非咬合力过大的区域，通常可以获得较高的存留率[18]，因此是一种快速、有效修复和保护磨损牙齿的方法。

　　另外，患者可能因出现不适症状或体征而前来寻求修复治疗，医生需要意识到这些症状和体征可能是由牙齿磨损引起的。更重要的是，医生需要警惕那些尚没有产生任何症状的牙齿磨损，并及时为患者制订预防方案，牙齿磨损成功预防的前提

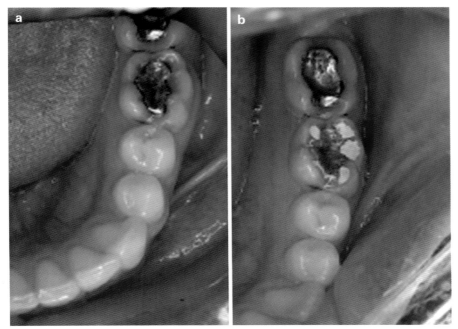

图19.4 （**a**和**b**）对酸蚀性磨损患牙进行粘接树脂修复是牙齿磨损预防性修复治疗的一项重要内容

是患者对预防措施的远期效益有充分认可。需要通过团队协作帮助患者维持较高的主动口腔健康维护意识，可以通过牙科卫生士定期对患者进行健康宣教并强化纠正不良习惯。如果不对牙齿磨损进行干预，切缘和𬌗面磨损的程度以及累及的范围都会随着患者年龄的增长而进一步加剧[2]。

修复干预的指征

- 牙齿磨损或现有修复体的失败正在对患者口腔健康和牙列稳定性造成伤害
- 牙齿磨损的症状和体征给患者带来不适和困扰；这些症状和体征不限于疼痛及敏感，还包括牙齿外形的变化

对磨损牙齿进行修复干预时，需要面对以下3个主要的挑战，这些都在前面的章节中有详细介绍，在此仅简要概述：

1. 牙列的功能性关系已发生改变。随着牙齿磨损的进展，患牙𬌗面变得宽大、扁平，导致患牙参与咀嚼功能的面积更大。宽大扁平的𬌗面难以获得稳定的咬合接触、会使牙齿承担不利的咬合负荷（第11章）和应力。

2. 生理性牙冠高度的降低。除非考虑增加咬合垂直距离，否则为了获得修复空间需要去除更多的牙体组织。修复材料厚度不足会降低材料的机械性能；如果计划采用传统机械固位的修复体，修复体的固位形和抗力形难以得到保证，这时医生需要依赖粘接机制为修复体提供足够的固位和抗力。即使计划通过可摘义齿进行牙列磨损的修复，如果修复材料的厚度得不到保证，修复体的成功率和寿命也会大打折扣。

3. 牙齿磨损后剩余牙体组织的质量发生变化（例如牙本质大面积暴露和牙釉质大面积缺损），会导致微创粘接修复的成功率无法得到保证。

牙齿磨损患者修复治疗成功的关键是实用、可靠的治疗方案和设计（第9章和第10章）。所有的治疗方案都要获得患者的知情同意（第8章）。医生必须有充足的专业知识储备，详细告知患者各种治疗方案（从什么都不做到复杂的修复治疗）的适应证和优缺点。牙列磨损修复治疗的效果很大程度上取决于修复体本身的寿命，但目前的研究仍无法就影响修复体寿命的因素给出确定性结论。绝大多数目前的研究和文献主要关注修复材料和修复体的失败，而不关注修复体的实际临床状态。现有的牙齿磨损[19]修复相关临床研究对不同材料的年失败率数据进行了报道，但不同研究间结果差异很大。因此，医生难以基于这些临床研究数据就修复体的远期寿命为患者进行解释和预测。在已发表的系统综述中，尚没有有力的证据支持任何一种修复材料的效果优于其他材料；直接或间接修复技术都可用于严重磨损牙齿的修复治疗[16,19~20]。

2017年发布的关于严重牙齿磨损病例管理的欧洲共识声明建议，当患者同意接受牙齿磨损的修复治疗时，应首选保守、微创的粘接技术[21]。另外，多数研究论文强烈建议，病理性牙齿磨损患者完成修复治疗（包括种植修复）后，需要佩戴夜磨牙𬌗板保护修复体和余留牙。如果软质夜磨牙𬌗板发生了磨损，可以重新为患者制作硬质𬌗板，类似牙列完整患者佩戴的硬质𬌗板。这样可以延长修复体和余留牙的寿命，但最重要的是，这种𬌗板可以减少修复体的差异性磨损并防止剩余牙体组织薄弱的余留牙发生咬合超负荷（第11章）。

19.5　寿命

已有大量研究论文报道了修复体在口腔环境中的存留率，其中龋齿和边缘破坏被认为是导致修复失败两个最常见的原因[22]。然而，这种观点过于简化了临床问题。例如，为间接修复体提供固位的水门汀在应力作用下发生破坏和分解后，修复体和牙体组织之间会发生渗漏，最终导致基牙出现龋坏。这种情况下，引起修复体失败的主要原因并不是龋坏，而是导致水门汀破坏分解的因素。

临床上，很多医生常选择复合树脂或玻璃离子对磨损的牙列进行粘接性"修补"和修复，因为牙齿磨损会导致医生无法按常规要求进行洞型制备。这类复合树脂或玻璃离子充填体的破坏或失败会导致咬合稳定性的丧失，而这一情况又会因牙齿磨损的进展而进一步加剧。

可能的情况下，建议尽量选择微创的牙体预备和粘接技术对磨损牙齿进行修复干预。对照研究发现修复材料不是影响修复结果的关键因素，但医生的能力和水平却对治疗效果具有重要影响[23]。虽然现代数字化技术加工的修复体可以用于牙齿磨损的修复[24]，但是如果口腔医生不具备所需的知识和临床技能，也无法通过这些先进的技术使患者受益。新材料和新技术的成功应用依赖于医生在橡皮障隔离下对口腔环境的控制能力、正确选择或联合使用修复材料的能力，以及合理安排治疗程序的能力。这些能力都不可能仅通过大学阶段的基础专业教育就掌握，医生需要在掌握牙体及修复基础原则的基础上通过继续教育来训练这些能力。举例来说，图19.5显示了拟制作粘接固位瓷修复体的石膏模型代型。患牙可能确实有一圈保证粘接效果的牙釉质[25]，但如果接诊医生不懂得如何合理设计咬合、抗力形或固位形，或不懂如何在戴牙时进行充分隔湿，修复体可能很快就会失败。

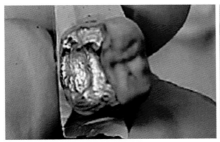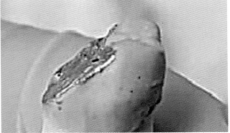

图19.5　制备陶瓷修复体的组合模具

19.6　修复失败的处理

修复治疗后一般需要定期维护；否则，修复体可能会发生生物学、机械或美学并发症。修复体失败的处理不是一件容易的事情，一般建议采用合乎逻辑的两步法按顺序来评估和处理：

第一步：评估

- 明确症状和体征（例如疼痛、牙齿/修复体松动或折裂、美学效果受损）
- 评估可能原因（例如活动性牙齿磨损、咬合不稳定、技术标准不达标、活动性牙齿疾病等）
- 评估咬合情况，必要时对咬合进行调整
- 评估剩余牙体组织情况，尽可能采取最小干预手段保护剩余牙体组织

第二步：处理

- 结合病史和口腔检查情况制订未来的修复计划
- 为患者进行最终修复
- 通过有效的预防措施防止进一步的失败和破坏

　　修复失败往往表现为牙齿或修复材料的损坏（图19.6）。患者口内的修复体可能是过去曾经流行或提倡的材料与技术，如今已经被淘汰。正确处理这类问题的能力在日常的临床实践中非常重要。

图19.6　下颌右侧第二前磨牙的银汞合金充填失败后使用复合树脂修复

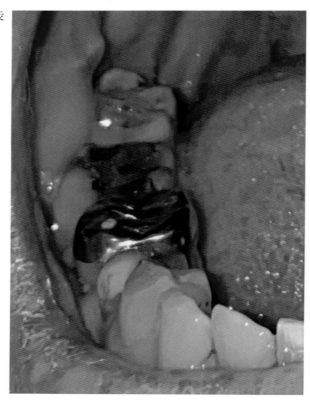

图19.7显示了一例更复杂的修复后失败。本病例为一例长跨度的固定桥，术后发生了继发龋和基牙根尖周病变。在本病例中，医生遵循前述的逻辑顺序对失败的修复体进行了处理。该固定桥设计复杂，有多个刚性连接的固位体；水门汀在应力作用下发生了破坏和溶解。

如果要重新对本病例进行修复，建议采用更简单的设计，例如可摘义齿修复或种植修复。可拆除原固定桥（图19.7b），评估剩余牙体组织结构；将拆下的固定桥重衬后再次粘固在患者口内作为临时修复（图19.7c）。对患者的咬合情况重新进行动态评估，因为磨牙的磨损或缺失会改变修复体的负荷。这种稳定的临时修复过渡状态使患者和医生团队以最小的花费获得了最大的收益。在戴用临时修复体期间，医患双方可以就未来的治疗方案和计划进行充分沟通，直至双方就最终修复方案获得共识和认可。这种情况下，口腔准备性治疗和治疗计划的设计及讨论都可以在舒适、可控的环境中进行，患者的参与度和满意度都会更高。

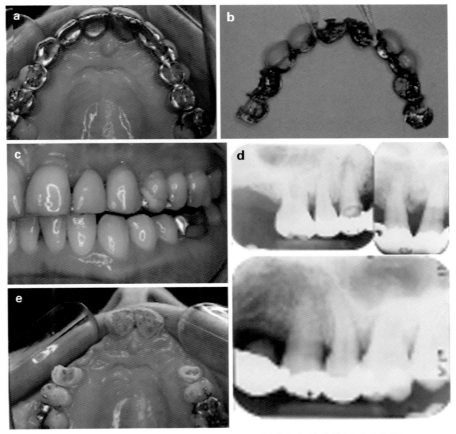

图19.7 （a~e）复杂固定桥的基牙发生继发龋和根尖周病变导致修复治疗失败

当修复失败与龋齿或牙周病没有明显关系时，需要高度注意是否存在咬合问题。在评估阶段或紧急处理阶段，任何处理都不可能使修复体获得最初那样的理想效果。例如，当种植修复体松动或固定修复体脱落时，仅简单地拧紧修复螺丝或将脱落的修复体重新粘固到患牙上，往往无法获得良好且持久的效果（患者的口腔条件可能已经较从前发生变化，或修复体的失败正是由咬合不良引起，这种情况下不对咬合进行检查和必要的调整就无法获得良好的效果）。因此，必须对患者再次进行咬合评估，同时对临时修复体的动态负荷进行控制。咬合检查应包括以下内容：

- 检查咬合稳定性，注意观察口内是否存在其他与修复失败相关的问题，例如近期发生的牙齿脱落、磨损加重或修复体/充填体更换等
- 检查对颌牙表面是否有对应的磨损面
- 检查下颌非正中运动的接触情况，确定各种咬合状态下是否有足够的修复空间。如果观察到非正中咬合状态下修复空间不足，提示修复体可能存在咬合干扰。这种咬合干扰通常可以通过调磨基牙预备体或对颌牙来消除。如果患牙在非正中运动中发挥引导作用，则应考虑将患牙周围的其他牙也纳入引导，使咬合力得到分散。然而，在口内进行任何咬合调整操作之前，最好先在上𬌗架的研究模型上进行规划和模拟操作，只有那些操作简单且可预测的调𬌗可以在没有口外计划的情况下完成

19.7　控制致病因素

患者仅会在有限的时间内遵从改变习惯的要求，并且通常只有在接受医护人员定期反复强调和复查的情况下才会这样做，这是人类的本性。因此，想要改变牙齿磨损患者的不良生活习惯，必须将复诊间隔控制在较短的范围内，这样才能保持患者的积极性和主动性。这往往需要调动整个牙科团队参与到患者的健康宣教中。在实际工作中，医生不太可能准确识别和控制所有的导致牙齿磨损的致病因素。例如，初次就诊时表现出副功能运动习惯的患者有极高可能未来会持续发生副功能运动。

如图19.8所示，一名青少年患者的上颌前牙腭面发生了磨损，已经接受粘接金属腭贴面修复。医生和患者都担心修复后下颌前牙有进一步磨损的风险。因此，医生为该患者制作了一个夜间佩戴的硬质丙烯酸上颌𬌗板（第11章），并要求患者每年定期复诊。口腔医生和口腔卫生士组成的牙科团队共同参与患者的健康宣教及复

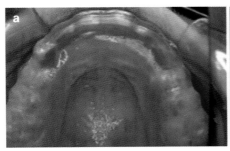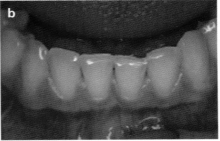

图19.8 （a和b）在怀疑继发于功能异常活动的牙齿磨损情况下，于夜间佩戴的殆板

诊监测是非常重要的，因为口腔卫生士可以更频繁地对患者进行复诊检查，一旦发现牙齿外形发生明显变化或患者有进一步的诉求或担忧，卫生士都可以及时记录并告知口腔医生。

图19.9中的牙齿磨损患者后牙区段接受了间接修复。修复刚刚完成时患者的前牙具有良好的引导功能，在侧方和前伸运动时后牙能发生分离。术后医生也为患者制作了硬质丙烯酸上颌殆板，但患者依从性很差，未按要求佩戴殆板。因此，患者的尖牙在术后持续磨损，导致前牙引导变浅，最后尖牙无法发挥有效的侧方运动引导功能，使下颌侧方运动时后牙一直保持接触（非正中运动咬合干扰）。最终，患者后牙的金合金修复体发生严重磨损，咬合稳定性也丧失。患者花费了昂贵的费用对后牙进行修复治疗，但却因不遵医嘱执行预防措施而导致修复失败。这一病例提示医生在为患者制订治疗计划时应注意修复方法和材料的选择与患者的需求、愿望、能力相符合。在牙齿磨损综合诊疗计划的制订中患者必须全程、全面参与，医生只有在完成全面评估后才可以开始治疗处理。

19.8　预约复诊

根据本章前面的介绍，为每名患者制订综合诊疗计划时都应不能忘记个性化复诊计划的纳入。复诊间隔时间应根据患者的个体风险评估结果确定。复诊时应至少检查：龋齿、牙周病、口腔卫生、口腔癌和牙齿磨损进展情况。对于大多数患者来说，医生检查复诊的时间间隔建议为6~12个月，而口腔卫生士检查和复诊的时间间隔一般为3~12个月。除了计划内的口腔诊疗操作以外，牙科团队在复诊中需遵循以下所述的"听、看、学"程序，对患者的口腔情况进行全面检查。

听：通过与患者进行初步的交谈，医生就可能发现牙齿磨损的原始病因是否得到控制。倾听和考虑患者的观点也很重要。例如，有的患者认为佩戴殆板会给他们

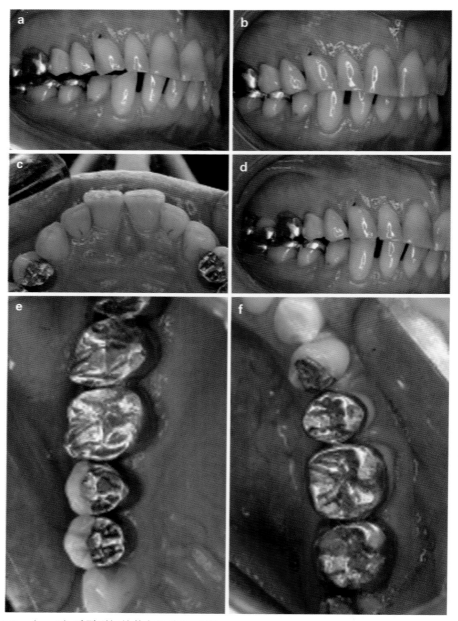

图19.9 （a~f）后牙列间接修复的磨损牙列

的正常社交带来障碍，因此就不会遵医嘱定期佩戴；又例如，重大生活事件也可能影响患者执行正常日常口腔健康维护的能力。因此，医生需要通过倾听患者的诉求并与患者协商做出合理、切合实际的调整。

看：一方面，口腔检查的发现可以与病史信息相互印证；另一方面，医生还需要对现在与以前的模型（图19.3）、照片等记录材料进行比较，分析牙列磨损的进展情况。这些模型和照片可以由口腔医生作为患者病历记录的一部分保存，也可以作为患者的财产和责任，由患者保存以鼓励患者在疾病控制中积极参与。与牙齿磨损指数相比，视觉刺激（例如研究模型、照片和3D影像）对患者定期随访复诊中的牙齿磨损监测更有价值。牙齿磨损指数对变化缺乏敏感性，可能会因牙齿脱落导致记录混淆，并且无法显示牙齿磨损的动态特征。

监测牙齿磨损是一项艰巨的任务，医生需要根据每名患者的个人情况确定合适的复诊监测频率。监测中，医生需要记录牙列发生的所有变化[26]，这不仅能够评估磨损预防方案的有效性，也能为医生的修复干预决策提供指导信息，帮助医生评估修复干预的必要性和时机。

对于那些已经完成修复治疗的牙齿磨损患者，术后可能会出现各种并发症，因此也需要进行密切的术后监测。间接修复体的边缘缺陷在粘固时都被可溶的、可渗透的水门汀（可以是羧酸锌、磷酸锌等各种酸基水门汀以及树脂水门汀）所充填。边缘间隙的检查通常非常困难，尤其是在边缘难以探及的情况下，因此影像学检查是一种重要的辅助检查工具，能为医生提供更多信息。在后牙修复体的粘固中最好选择具有X线阻射性能的树脂水门汀材料，以方便医生通过简单、可重复的影像学检查对修复体边缘进行监测。Wetselaar等人强调的牙齿磨损分级指数或类似指数有助于记录牙齿磨损和口腔情况的变化，可以将其作为患者病历记录的一部分妥善保存，以备将来比较分析需要[26]。

牙齿磨损患者的复诊检查中医生还需要高度警惕以下常见的体征和症状（图19.10）：

- 疼痛和敏感：这些症状提示牙齿磨损可能正在进展，且牙齿磨损的进展速度比牙齿的天然修复保护更快
- 牙齿或修复体的锐边（图19.11）
- 牙齿或修复体上的磨损面

学：作为牙科专业人士，我们通常是受到患者尊重和信任的。尽管目前有许多关于修复材料选择及性能的学术论文，但是尚缺乏高质量的纵向研究帮助医生为患者选择最适合的修复材料。虽然大多数患者希望在他们的余生中保持完整的牙列，但对医生而言，病理性牙齿磨损患者的诊疗是一项很大的挑战。口腔专业团队必须掌握牙体和修复的基本原则，并用这些原则指导临床操作[27-28]。医生需要不断学习，才能获得足够的技术水平，为患者提供这些不可逆的修复治疗。在牙齿磨损的诊疗

中，医生具有评估、诊断、制订综合诊疗计划、实施治疗程序的责任，同时每名患者也必须承担起控制牙齿磨损多因素病因的责任（例如遵医嘱改变生活和饮食习惯等）。

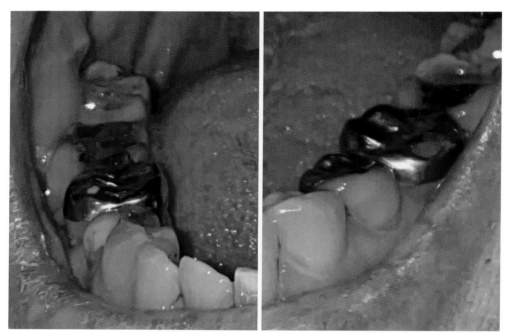

图19.10　60岁患者，主诉下颌左侧第二磨牙敏感，口内检查见多数牙有明显磨损迹象，导致咬合不稳定，患者和医生均对治疗效果存在担忧

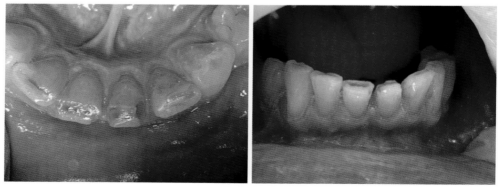

图19.11　前牙磨损未进行干预，导致下颌左侧中切牙Ⅲ类修复体的咬合负荷发生改变，引起修复失败

19.9 结论

虽然针对牙齿磨损的治疗有许多方案可供患者和口腔医生选择，但复杂的治疗可能需要由专业医生或二级转诊中心来完成。无论何时与何地、由谁提供治疗，都需要全面考虑到修复失败的可能。例如，如果关键基牙发生纵折，会导致修复治疗发生灾难性失败，随后医生将不得不考虑拔牙和重新制订新的修复计划或制作范围更大的修复体。

如图19.12所示的病例中，医生对上颌左侧尖牙进行固定修复时在远中设计了栓道，同时在腭面设计了导平面，这样即使相邻前磨牙的桩核冠发生失败，医生还可以利用尖牙为可摘局部义齿或固定义齿提供固位。根据修复体未来的预后对治疗计划进行策略性规划是值得称赞的，但这也并不是万无一失的。善于思考的临床医生在进行修复设计时会考虑到未来可能发生的问题，并通过提前思考和规划，对修复体进行合理设计，使未来修复体发生失败时，医生仍能通过尽量少干预余留牙或其他正常修复的方式为患者提供连续性的修复治疗。无论是天然牙还是种植体，修复治疗中咬合负荷的管理（或控制咬合超负荷）都是成功的关键。

图19.12 在上颌右侧尖牙修复体的远中和腭面分别设计"休眠"的栓道和导平面，为未来前磨牙修复体失败时进一步的修复提供方便

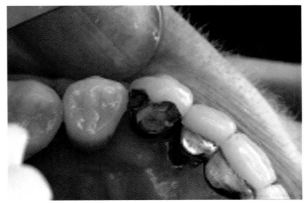

牙齿磨损：未来的考量

Tooth Wear: Future Considerations

Andrew Eder, Maurice Faigenblum

摘要

目前的文献反映出无论是医生还是患者都越来越关注牙齿磨损。本书不仅涵盖牙齿磨损的临床预防和治疗，还介绍了牙齿磨损的病因等相关科学研究，并强调了牙齿磨损治疗理念向微创方向的转变。然而，由于对牙齿磨损进行修复干预会不可避免地使患者进入终生维护和修复的循环，许多医生常会感到困扰，不知何时是开始牙齿磨损修复干预的最佳时机。因此，政府机构必须考虑如何培养出训练有素的全科医生和专科专家队伍，以及在牙齿磨损预防和治疗方面投入更多的资金支持。最后，希望所有医生和牙科学生都充分认识到我们应该为牙齿磨损患者提供及时、合理的处理，并且在诊疗过程中时刻注意从全局出发，为患者制订出综合、全面的诊疗计划。

提高医生和公众对牙齿磨损的认识

牙齿磨损是一种不容易被患者注意和发现的慢性疾病，最好在早期发现并及时预防。然而，这就引出了一个问题，在识别牙齿磨损的早期迹象方面谁应该承担更大的责任呢（第2章）？O'Hara和Millar[1]在他们的论著中指出，虽然并不是每名口腔医生都熟知牙齿磨损诊疗的最新指导原则，但口腔医生们一直以来都在努力尝试监测牙齿磨损（第8章）。另外，患者通常很难发现牙齿磨损带来的早期变化。事实

A. Eder (✉)
UCL Eastman Dental Institute and Harley Street Dental and Implant Clinic, London, UK
E-mail: a.eder@ucl.ac.uk

M. Faigenblum (✉)
UCL Eastman Dental Institute, London, UK
E-mail: m.faigenblum@ucl.ac.uk

上，牙齿表面变得光滑闪亮这一牙齿磨损的早期表现不但不会引起患者的警惕，反而会让很多患者误以为自己的牙齿变得更美了[2]。因此，牙科专业人士有责任提醒患者注意牙齿磨损的发生及其危害，并指导患者对牙齿磨损情况进行动态监测、及时提供适当的治疗。

自从2000年本书第1版出版以来，口腔领域发生了巨大的变化和发展。20多年前，牙齿磨损患者（通常为中年男性）一般都是等到磨损非常严重时才会来医院就诊（图A.1）。而当牙齿磨损发展到如此严重的程度时，医生往往只能选择拔牙和/或可摘覆盖义齿修复。

Manfredini等人在MedLine/PubMed中使用检索词"磨牙症（Bruxism）"对同行评议出版物进行检索，发现2000—2009年关于磨牙症和牙齿磨损的研究及论文数量大幅增加[3]，说明这一领域引起了越来越多学者的关注。同样，表A.1比较了1970—1995年及1996—2021年经同行评议的出版物中文献的发表情况，涉及的研究方向包括口腔美学、牙齿美白、粘接性牙科材料、牙齿磨损和龋齿，也发现了同样的趋势。

口腔美学和牙齿美白相关文献发表数量的增加可能是全球流行媒体（尤其是电视和社交媒体）带来的影响[4-5]。类似地，粘接牙科学的最新进展（第16章）使口腔全科医生可以开展很多新的粘接修复治疗，这些新的技术和材料以前可能并不存在或从未被医生们考虑过。

图A.1　中年男性患者，牙列发生重度磨损

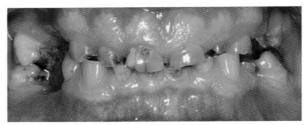

表A.1　比较1970—1995年和1996—2021年经同行评议的出版物中文献的发表情况（MedLine/PubMed）

	1970—1995年	1996—2021年	增长百分比
口腔美学	4080	14735	261%
牙齿美白	526	3091	488%
粘接性牙科材料	3838	19251	402%
牙齿磨损	2067	5794	180%
龋齿	20085	34047	70%

从表A.1中还可以看出，在过去的50年里，牙科专业人士对牙齿磨损的关注度显著增加。相关研究的进展促进了牙齿磨损诊疗知识的更新以及循证医学方法在牙齿磨损患者诊疗中的应用。也正是由于学者们对牙齿磨损关注的增加，本书最新版本在内容上进行了扩充，参与编写的专家人数也较上一版增加。相比之下，龋齿相关的研究和文献发表数量虽然数量一直很多，但在过去的25年增长率却并不高。

牙齿磨损诊疗方法的发展变化

对牙齿磨损进行成功诊疗的第一步是识别引起磨损的主要病因和潜在风险因素，并尽早采取预防措施，避免不必要的延误。如果做不到这一点，任何治疗都可能无法取得预期的效果，牙齿磨损可能会持续进展。但是，牙齿磨损的发生、发展常是多种因素共同作用的结果，因此确定主要病因有时非常困难，甚至具有一定的挑战性。

当牙齿最外层保护性的牙釉质丧失时，即使医生消除了引起磨损的病因并采取了适当的预防措施，可能仍无法阻止磨损的进一步进展，因为牙本质硬度更低、在没有牙釉质保护时极易在日常功能运动中因咬合接触而发生进一步的磨损。因此，在牙齿磨损的综合诊疗中，医生需要对患者进行定期的反复评估，并根据评估结果对预防策略和治疗方法进行适当调整。从以下介绍的临床病例中读者们可以看出牙齿磨损治疗向微创"加法"修复技术的转变。

本书的第1章中，我们已经介绍了牙齿磨损的诊断、控制和修复干预的挑战性。为了帮助读者更好地从临床角度对这些挑战获得认识，我们在此提出以下两点供读者具体考虑：

1. 微创修复干预的时机必须与牙齿磨损的进展间获得平衡。如果待牙齿磨损进展到比较严重的程度再进行干预，可能会导致修复治疗更加复杂和困难。

2. 如何评估可获得的修复空间并选择合适的修复材料，以实现最佳的功能和美学效果。

随着牙科专业人士在治疗严重牙齿磨损方面经验的增长与技术的提高，即使面对重度牙齿磨损患者（图A.2和图A.3），我们也会尝试以保留并修复磨损的牙齿为主要目标，努力避免拔牙和可摘覆盖义齿修复（图A.1）。然而，尝试保留患牙的牙齿磨损修复治疗往往非常复杂和昂贵，因此这些技术的开展通常仅限于专科诊疗中心（口腔医学院校）、牙体及修复专业医生或经验丰富且技术过硬的全科医生。

　　实际上，复杂的修复治疗也有失败或发生术后并发症的风险。如图A.4所示的病例，患者20多岁时曾患贪食症。约20年前，口腔全科医生为该患者进行了上颌前牙的贵金属烤瓷冠修复。为了对上颌前牙进行传统的烤瓷冠修复，医生必须对磨损的牙齿进行大量磨除，这就造成了牙体组织的进一步缺损。

图A.2　正面照，可见本病例前牙磨损，后牙大面积修复并磨损

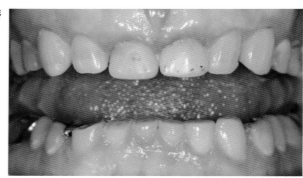

图A.3　完成牙冠延长术和修复治疗的正面照。患者后牙接受了咬合重建，前牙接受了牙冠延长术，随后在增加的垂直距离下完成了全牙列的全冠修复。术后为患者制作了夜磨牙粭板以保护天然牙和修复体免受副功能运动的不良影响

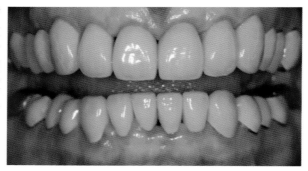

图A.4　正面照，可见该患者下颌前牙磨损，且上颌前牙已经因磨损接受贵金属烤瓷冠修复

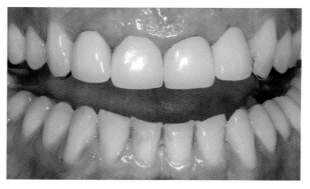

　　上颌前牙烤瓷冠修复5年后，该患者再次因上颌尖牙和前磨牙的磨损求诊，希望避免更多牙齿接受全冠修复。这一时期，基于学者们对牙齿磨损发生、发展过程认识的加深以及粘接科学的快速发展，牙齿磨损治疗的方法和材料较从前取得了巨大的进步，微创"加法"修复技术获得越来越多医生的认可和应用，综合诊疗理念中更要强调健康宣教和磨损预防的重要性。对于这一病例，医生检查发现患者的上颌尖牙和前磨牙（除了上颌右侧第二前磨牙外）均又发生了严重的磨损。因此，在这次修复干预中，医生没有选择传统的全冠修复，避免了对磨损牙齿进一步的磨切。最终，医生在微创理念的指导下，基于粘接技术用铂金腭贴面对磨损牙齿的硬组织进行了修复（图A.5）。

　　该患者的上颌前牙全冠使用了约20年，最终出现了临床症状和指征，医生决定拆除上颌左侧侧切牙全冠修复体并进行检查。对磨损的牙齿进行全冠牙体预备后可能会面临较大的并发症风险。相反，如果利用微创的粘接性腭贴面进行修复，即使修复体脱落，由于剩余牙体组织是完整的，医生仍可以将修复体重新在患牙上粘固使用。

　　在过去的15～20年，粘接性全瓷和复合树脂修复技术取得了巨大的发展。因此，正如接下来展示的病例所示，不同程度的牙齿磨损患者都可以通过粘接技术使他们的牙列恢复良好的功能和美观。一名35岁男性因常年饮用碳酸饮料和副功能运动习惯导致上颌前牙发生局部磨损（图A.6）。正面照可见上颌左侧中切牙磨损程度最显著，同时患者发生了牙-牙槽骨代偿性增生以维持前牙的咬合接触，导致前牙龈缘曲线不协调。

图A.5　殆面照，可见患者的前牙为贵金属烤瓷冠修复，而上颌尖牙和前磨牙为铂金腭贴面修复

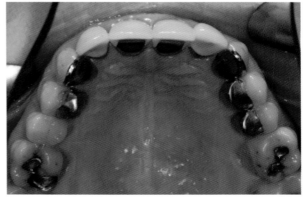

图**A.6** 正面照，可见该患者的上颌
前牙发生了差异性磨损，同时可见
上颌左侧切牙已经发生牙–牙槽骨代
偿性增生

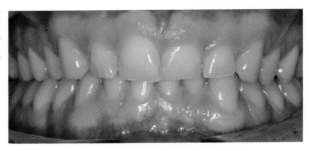

　　该患者坚持拒绝接受对牙体组织的磨切，要求通过微创方法达到最佳的美学和
功能效果（图A.7）。医生在和患者充分沟通后决定通过粘接技术修复磨损牙列。
最近20年里，学者们认识到在控制病因和采取预防措施的基础上，医生可以通过微
创修复帮助患者恢复磨损牙列的功能和美观。虽然对于这一病例我们也可以利用
"Dahl技术"在前牙创造出修复空间，但是考虑到患者为高位笑线，纠正患者的龈
缘曲线后再修复能获得最佳的美学效果，医生最终选择了传统的正畸技术。通过正
畸技术，患者的龈缘曲线得到纠正，同时在上颌前牙腭面创造了修复空间。拆除正
畸矫治器后，患者接受了家庭美白治疗。随后，医生用复合树脂直接粘接技术将上
颌前牙的切缘恢复到了正常高度，并用贵金属腭贴面对磨损的腭面和复合树脂充填
物进行保护。术后，医生为患者制作了夜磨牙𬌗板以保护天然牙和修复体。

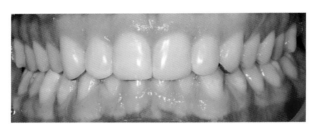

图**A.7** 正畸治疗、家庭牙齿增白和修复治疗后的正面照，添加了牙齿着色复合树脂以延长上
颌前牙的长度，并使用金粘接固位的腭贴面作为保护。密西根𬌗板用于夜间佩戴，以加强正
畸保持力，并有助于保护牙齿和修复体免受未来副功能运动的影响

结论

　　这本最新关于"牙齿磨损"的图书的编写历程跨越了27年。继1995年和1996年
在伦敦为牙科专业人士和口腔医学生举办的关于牙齿磨损管理的晚间讲座课程取得
成功之后，1999年在《British Dental Journal》上发表了一系列以这些讲座为基础的文

章。第1版《牙齿表面缺损》对这些文章进行了汇总，于2000年出版；第2版于2008年出版。现在，在2021年，这本全新修订和扩展的《牙齿磨损》得以出版，可供所有牙科专业人士和口腔医学生学习使用。书中对牙齿磨损领域最新的研究数据和诊疗理念进行了全面的介绍（表A.2）。

2021年最新发布的第4版《口腔健康促进：基于循证的预防方案》中对牙齿磨损这一慢性、进行性疾病的发病率和危害进行了强调，并将其与龋齿、牙周病、口腔癌和咬合功能障碍一起列为影响口腔健康的重要疾病[6]。提高所有牙科专业人士对牙齿磨损的认识，重点关注风险评估，在此基础上尽量做到早期诊断、预防和改变行为方式是牙齿磨损综合诊疗中的重要环节。牙齿磨损的早发现，早预防能够改善患者的生活质量，防止磨损的进一步发展，减轻患者的诊疗负担，减少需接受复杂且昂贵的修复干预患者的数量。

Burke在2021年发表于《Dental Update》上的编辑评述中关注了牙齿磨损日益增加的挑战，并进一步强调了相关研究论文数量的增长[7]。鉴于越来越多的牙齿磨损患者需要接受磨损的监测、预防和修复，这篇编辑评述提出了几个具有挑战性的问题。

Burke提出的问题包括在哪里对牙齿磨损患者进行综合诊疗（能够处理牙齿磨损的牙科机构是否充足）、由谁诊疗（医生的诊疗能力是否过硬）以及由谁为牙齿磨损的诊疗提供资金支持（资源模式）。今后，政府机构还需要支持面向所有牙科专业人士和口腔医学生的牙齿磨损相关教学及培训，以促进不同级别医疗机构中的口腔全科和专科医生都能为牙齿磨损患者提供最具成本效益的诊疗服务。

笔者代表所有编者，真诚地希望最新版的《牙齿磨损》将受到全球牙科专业人士和口腔医学生的欢迎，推进全局和综合诊疗理念在不同年龄段牙齿磨损患者诊疗中的普及（表A.3）。

表A.2　牙齿磨损的最新研究数据和诊疗理念

1. 大多数人（76%的成年人，>50%的儿童）都有牙齿磨损
2. 龋齿和牙周病的治疗和控制正在改善
3. 随着人口平均寿命的延长，更多的牙齿将使用更长的时间
4. 牙齿磨损会对美观、功能和生活质量产生负面影响
5. 重度牙齿磨损的诊疗会为患者和社会造成巨大的健康及经济负担
6. 用磨损指数对牙齿磨损进行分级评估是有意义的，但建议同时使用风险评估工具
7. 应开展临床研究评估牙齿磨损风险标志的有效性以及干预措施的效果
8. 应开展相关研究探索新材料的开发与应用以及干细胞再生技术在牙齿磨损治疗中的应用

表A.3 牙齿磨损患者综合诊疗的10个要点

1. 早期识别至关重要——部位（牙位、累及的牙面）和范围（牙釉质、牙本质）

2. 分享知识和经验——基于专家共识和可用的研究文献

3. 确定引起磨损的机制——磨损、磨耗、酸蚀、非龋性牙颈部缺损

4. 确定致病因素——通常是多因素的，医生需打破常规思考框架

5. 用全局思维指导诊疗过程——关注生活方式、饮食、酒精、压力、口腔卫生、副功能运动

6. 以SMART目标应对变化——具体的（Specific）、可衡量的（Measurable）、可实现的（Attainable）、实际的（Relaistic）、有时限的（Timely）

7. 监测牙齿磨损发展变化——通过模型、照片、3D影像监测，区别增龄性磨损和病理性磨损，评估风险

8. 知道何时需要转诊给上级或专业医生——简单与复杂，咬合变化，是否有修复空间以及是否有合适的修复材料

9. 综合诊疗策略——微创，尽可能做"加法"，维持咬合稳定性和提高患者依从性

10. 牙齿磨损的管理需要终生维护——长期监测生活方式、磨损动态变化和治疗效果